突发公共卫生事件期间
公众心理干预实践

Psychological Intervention During
Public Health Emergencies

主编　陈致宇　宋海东

ZHEJIANG UNIVERSITY PRESS
浙江大学出版社
·杭州·

《突发公共卫生事件期间公众心理干预实践》
编 委 会 成 员 名 单

序

FOREWORD

2020年新年伊始，一场来势迅猛的新型冠状病毒肺炎（简称新冠肺炎）疫情波及全球，其危害程度超出了预料。我国依据17年前战胜SARS和防范后来的甲型H1N1流感、西非埃博拉病毒病等突发疫情的经验，组织起了有力、有序、有效的突发公共卫生事件应急救援。通过卫生应急管理体系、预防体系和三级医疗服务体系，逐步控制了新冠肺炎疫情。但突如其来的疫情影响社会人群心理，民众恐慌情绪等随着疫情发展以各种形式显现出来，各地心理卫生专业人员通过多种途径，采用多种形式，面向各类人群进行心理危机干预，在疫情防控过程中发挥了重要作用。

2020年2月3日，习近平总书记主持召开中央政治局常委会会议，会议强调，加强心理干预和疏导，有针对性做好人文关怀，对于更加深入细致做好群众工作，深入落实科学防治要求，坚定信心打赢疫情防控的人民战争具有重要指导意义。目前，全国多地新冠肺炎病例清零，各地陆续复工复学，但我们仍然面临突发公共卫生事件的心理影响，同时还面临生产和生活方面的各类困难。在此背景下，浙江大学医学院精神卫生中心组织了精神心理专家团队，凭借既往在心理危机干预中现场组织实施、专业技术使用、应急知识储备等方面的优势，收集不同场景、不同人群在本次疫情期间的典型案例，编写了本书。书中各类案例充实，干预过程叙述清楚详细，展现了明显的干预效果，是心理危机干预专业人员很好的学习范本。多位作者是中国心理卫生协会危机干预专业委员会委员，理论功底扎实，实践经验丰富，充分发挥专业特长编写了此书。相信这本书的出版对于突发公共卫生事件期间公众心理重建将起到积极的推动作用。

我很愿意将此书推荐给大众阅读。

中国残疾人联合会副主席
中国心理卫生协会危机干预专业委员会主任委员　　黄悦勤
北京大学第六医院教授、博士生导师

2020年3月18日

前　言

P R E F A C E

庚子新春，一场新型冠状病毒导致的疫情席卷全国，这种病毒有高度传染性和危害性，不仅威胁着我们的生命安全和身体健康，也给大众的心理健康带来了较大的影响。身在战疫一线的医护人员、病患及家属身心承受着巨大的压力，一般人群中也或多或少有人出现了负性情绪。焦虑、恐慌、不安、愤怒等情绪也如病毒一样，在全国范围内不断传播、蔓延。

中共中央总书记、国家主席、中央军委主席习近平在《为打赢疫情防控阻击战提供强大科技支撑》一文中指出，要做好患者康复和隔离群众的心理疏导工作。患者心理康复需要一个过程，很多隔离在家的群众时间长了会产生这样那样的心理问题，病亡者家属也需要心理疏导。要高度重视他们的心理健康，动员各方面力量全面加强心理疏导工作。可见，有效地帮助大众应对因疫情引发的心理及情绪困扰，成了防疫工作中极其重要的一个环节。

为了给广大群众提供专业的心理支持服务，特别是为全国各地恢复经济和正常社会生活保驾护航，浙江大学医学院精神卫生中心（杭州市心理危机研究与干预中心）在中国心理卫生协会心理危机干预专业委员会的指导下，根据国家卫生健康委员会《关于印发新型冠状病毒感染的肺炎疫情紧急心理危机干预指导原则的通知》精神，在疫情期间为全国大众提供专业的心理援助服务，服务内容包括心理热线辅导、网络语音咨询和科普宣传等。为了进一步为大众提供心理援助，我们整理了大量的实用案例——来源于疫情期间临床的、热线以及网络语音咨询中的案例，最后经整理完善后推出了《突发公共卫生事件期间公众心理干预实践》一书。

本书分为六章，包括突发公共卫生事件概述和心理危机与心理危机干预概述以及不同群体心理干预实践案例。案例涵盖了企事业单位员工、在校学生、社区居民、医护人员、特殊人群等，大多以自述的形式呈现目前存在的问题，通过对话式的心理咨询过程呈现干预流程，其中运用大量精神心理学专业知识及技术，最后以干预分析的形式揭示心理学原理，通过分析供大众借鉴和交流，最终达到助人自助的目的。

希望本书能够帮助大家了解更多突发公共卫生事件相关的心理知识，能够学会自我调适心理与情绪，能更好地应对各种疫情，更快地回归到生活、工作及学习中去。同时，本书作者都是具有丰富临床实践经验的咨询师或者高年资精神科医师，书中大量案例实践也是心理咨询师从业者很好的参考。

本书得到了中国心理卫生协会危机干预专业委员会主委黄悦勤教授的鼓励和帮助以及浙江大学出版社的大力支持，在此一并表示诚挚的谢意！

本书编撰中难免会有不足之处，敬请读者批评指正。

陈致宇　宋海东

2020 年 3 月 12 日

目 录

CONTENTS

附　录

第一章　绪　论

CHAPTER 1

第一节　突发公共卫生事件概述

一、公共事件相关概念

（一）公共危机

人类向往和平、稳定、安全和发展的生活，然而，不断发生的危机事件总是冲击、破坏、消解甚至粉碎这些美好愿望。危机（crisis）往往是突发的，出乎人们预期的，是人类个体或群体无法利用现有资源和惯常应对机制加以处理的事件和遭遇。这样的危机有可能发生在社会成员个体、家庭或家族、族群、社区、国家或国际等不同层面。一般而言，涉及较大范围内的社会成员，对公共生活影响或危害程度较大的危机可称为公共危机。

近年来，全球范围内各种危害性极大的公共危机事件不断发生，例如苏联切尔诺贝利核泄漏（1986 年 4 月）、日本地铁沙林事件（1995 年 3 月）、美国“9 · 11”恐怖袭击事件（2001 年 9 月）、韩国大邱地铁纵火事件（2003 年 2 月）、美加大停电事故（2003 年 8 月）、重症急性呼吸综合征（SARS）疫情（2003 年 3–5 月）、禽流感疫情（2004—2005 年）、印度洋海啸（2004 年 12 月）、中国南方冻雨雪灾（2008 年 2 月）、中国汶川大地震（2008 年 5 月）、日本东部地震及海啸（2011 年 3 月）、中东呼吸综合征（2012—2014 年）、大西洋哈维飓风（2017

年 8 月）以及东非蝗灾（2019 年 12 月）等。显而易见，人类社会已经进入公共危机事件频发期。

（二）危机事件

危机事件指的是一类突发的、严重的和不确定的事件，其核心要义是超出了个体或组织的日常应对能力。定义某个事件为危机事件，需同时具备以上三个特征。比如，流行性感冒虽具备突发性的特征，但我们一般不会视其为危机性事件，但像 2003 年发生在我国的 SARS 疫情，2020 年上半年的新冠肺炎疫情，由于这些事件突发、影响严重，同时病因早期不确定，因此就属于突发的公共卫生危机事件。

《国家突发公共事件总体应急预案》把突发公共危机主要分为自然灾害、事故灾难、公共卫生事件、社会安全事件等四类。具体来看，自然灾害主要包括水旱灾害、气象灾害、地震灾害、地质灾害、海洋灾害、生物灾害和森林草原火灾等。事故灾难主要包括工矿商贸等企业的各类安全事故、交通运输事故、公共设施和设备事故、环境污染和生态破坏事件等。公共卫生事件主要包括传染病疫情、群体性不明原因疾病、食品安全和职业危害、动物疫情以及其他严重影响公众健康和生命安全的事件。社会安全事件主要包括恐怖袭击事件、经济安全事件、涉外突发事件等。

（三）突发公共卫生事件

突发公共卫生事件是指突然发生、造成或可能造成社会公众健康严重损害的重大传染病疫情、群体不明原因疾病、重大食物和职业中毒以及其他影响公众健康的事件。突发公共卫生事件有着成因多样、分布有差异、传播广泛、危害复杂、治理的综合性等特点，具有一定的破坏性，其影响范围可能导致国家范围内的危害，也可能超出一国的范围，已有处理这类问题或具体事件的分析与处理预案。具体事件如鼠疫、SARS、埃博拉病毒病及新冠肺炎等疫情都属于这一概念的范畴。

依据突发公共卫生事件性质、危害程度、涉及范围，突发公共卫生事件划分为特别重大（Ⅰ级）、重大（Ⅱ级）、较大（Ⅲ级）和一般（Ⅳ级）四级，依次用红色、橙色、黄色和蓝色表示。

1. 有下列情形之一的为特别重大突发公共卫生事件（Ⅰ级）

（1）肺鼠疫、肺炭疽在大、中城市发生并有扩散趋势，或肺鼠疫、肺炭疽疫情波及 2 个以上的省份，并有进一步扩散趋势。

（2）发生 SARS、人感染高致病生禽流感病例，并有扩散趋势。

（3）涉及多个省份的群体性不明原因疾病，并有扩散趋势。

（4）发生新传染病或我国尚未发现的传染病发生或传入，并有扩散趋势，或发现我国已消灭的传染病重新流行。

（5）发生烈性病菌株、毒株、致病因子等丢失事件。

（6）周边以及与我国通航的国家和地区发生特大传染病疫情，并出现输入性病例，严重危及我国公共卫生安全的事件。

（7）国务院卫生行政部门认定的其他特别重大突发公共卫生事件。

2. 有下列情形之一的为重大突发公共卫生事件（Ⅱ级）

（1）在一个县（市）行政区域内，一个平均潜伏期内（6 天）发生 5 例以上肺鼠疫、肺炭疽病例，或者相关联的疫情波及两个以上的县（市）。

（2）发生 SARS、人感染高致病性禽流感疑似病例。

（3）腺鼠疫发生流行，在一个市（地）行政区域内，一个平均潜伏期内多点连续发病 20 例以上，或流行范围波及两个以上市（地）。

（4）霍乱在一个市（地）行政区域内流行，1 周内发病 30 例以上，或波及两个以上市（地），有扩散趋势。

（5）乙类、丙类传染病波及两个以上县（市），1 周内发病水平超过前 5 年同期平均发病水平 2 倍以上。

（6）我国尚未发现的传染病发生或传入，尚未造成扩散。

（7）发生群体性不明原因疾病，扩散到县（市）以外的地区。

（8）发生重大医源性感染事件。

（9）预防接种或群体预防性服药出现人员死亡。

（10）一次食物中毒人数超过 100 例并出现死亡病例，或出现 10 例以上死亡病例。

（11）一次发生急性职业中毒 50 例以上，或死亡 5 例以上。

（12）境内外隐匿运输、邮寄烈性生物病原体、生物毒素造成我境内人员感染或死亡的。

（13）省级以上人民政府卫生行政部门认定的其他重大突发公共卫生事件。

3. 有下列情形之一的为较大突发公共卫生事件（Ⅲ级）

（1）发生肺鼠疫、肺炭疽病例，一个平均潜伏期内病例数未超过 5 例，流行范围在 1 个县（市）行政区域以内。

（2）腺鼠疫发生流行，在一个县（市）行政区域内，一个平均潜伏期内连续发病 10 例以上，或波及两个以上县（市）。

（3）霍乱在一个县（市）行政区域内发生，1 周内发病 10 ~ 29 例，或波及两个以上县（市），或市（地）级以上城市的市区首次发生。

（4）一周内在一个县（市）行政区域内，乙、丙类传染病发病水平超过前 5 年同期平均发病水平 1 倍以上。

（5）在一个县（市）行政区域内发现群体性不明原因疾病。

（6）一次食物中毒人数超过 100 例，或出现死亡病例。

（7）预防接种或群体预防性服药出现群体心因性反应或不良反应。

（8）一次发生急性职业中毒 10 ~ 49 例，或死亡 4 例以下。

（9）市（地）级以上人民政府卫生行政部门认定的其他较大突发公共卫生事件。

4. 有下列情形之一的为一般突发公共卫生事件（Ⅳ级）

（1）腺鼠疫在一个县（市）行政区域内发生，一个平均潜伏期内病例数未超过 10 例。

（2）霍乱在一个县（市）行政区域内发生，1 周内发病 9 例以下。

（3）一次食物中毒人数 30 ~ 99 例，未出现死亡病例。

（4）一次发生急性职业中毒 9 例以下，未出现死亡病例。

（5）县级以上人民政府卫生行政部门认定的其他一般突发公共卫生事件。

二、突发公共卫生历史事件回溯

近年来，世界范围内的突发公共卫生事件应急处置工作面临前所未有的挑战，不但传统的重大传染性疾病对人类社会构成重大威胁，一些新发传染病、输入性传染病、不明原因疾病频发，使突发公共卫生事件变得日趋复杂，卫生应急决策和管理困难重重。

（一）WHO 定义的国际关注的公共卫生紧急事件

国际关注的公共卫生紧急事件（Public Health Emergency of International Concern，PHEIC）是指通过疾病的国际传播构成对其他国家公共卫生风险，并有可能需要采取协调一致的国际应对措施的不同寻常的事件。

2009 年以来，WHO 共宣布了六起 PHEIC：

第一起是发生于 2009 年 H1N1 猪流感大流行疫情。

第二起是发生于 2014 年脊髓灰质炎疫情。

第三起是发生于 2014 年 8 月西非的埃博拉病毒病疫情。

第四起是发生于 2016 年的寨卡病毒疫情。

第五起是发生于 2019 年刚果民主共和国境内的另一起埃博拉病毒病疫情。

第六起是发生于 2019 年底的新冠肺炎疫情。

（二）重大甲类突发公共卫生事件

1. 霍乱

霍乱是由霍乱弧菌 O1 和 O139 群感染所引起的烈性肠道传染病，具有发病急、传播快的特点，是亚洲、非洲大部分地区引起腹泻的重要原因，属国际检疫传染病。在我国属于甲类传染病。典型患者因剧烈的腹泻和呕吐，可引起脱水、肌肉痉挛，严重者导致外周循环衰竭和急性肾衰竭。一般以轻症多见，重症及典型患者治疗不及时可迅速死亡。霍乱是一种让当时的人们闻风丧胆的急性传染病，它与天花、鼠疫并列为人类三大烈性传染病，被称为“19 世纪的世界病”。

霍乱最早发现于印度的恒河流域，大航海之后频繁的贸易活动把它带到了欧洲。在欧洲，霍乱有着更高的死亡率。英国第一次大规模暴发发生在1831年，造成数千人死亡；第二次暴发发生于1849年，两次暴发共有超过14000人死亡。然而在第三次欧洲大规模暴发时，英国的疫情得到了很好的控制。

2. 鼠疫

鼠疫是以鼠疫耶氏菌借鼠蚤传播为主的烈性传染病，系广泛流行于野生啮齿类动物间的一种自然疫源性疾病。临床上典型表现为发热、严重毒血症、淋巴结肿大、肺炎、出血倾向等。鼠疫在人类历史上曾有多次大流行，病死者数以千万计，我国在20世纪初也曾发生多次流行，病死率极高。

（三）冠状病毒引起的公共卫生事件

冠状病毒（CoV）是一个常见而又古老的病毒，是一类具有包膜、基因组为线性单股正链的RNA病毒，在自然界广泛存在。冠状病毒仅感染脊椎动物，与人和动物的多种疾病有关，可引起人和动物呼吸系统、消化系统和神经系统疾病。

流行病学研究发现，全球10% ~ 30%的上呼吸道感染由人类CoV-229E、CoV-OC43、CoV-NL63和CoV-HKU1四种冠状病毒感染所致，在普通病毒性感冒的病因中占第二位，仅次于鼻病毒。感染呈现季节性流行，每年春季和冬季为疾病高发期。潜伏期为2 ~ 5天，主要通过人与人飞沫或接触传播，人群普遍易感。

冠状病毒科分α、β、γ和δ四个属，其中β属的严重急性呼吸综合征冠状病毒（SARS-CoV）、中东呼吸综合征冠状病毒（MERS-CoV）和严重急性呼吸综合征冠状病毒2（SARS-CoV-2）在近年引起了3次全球性突发公共卫生事件。

1. 严重急性呼吸综合征（SARS）

SARS是由SARS冠状病毒（SARS-CoV）引起的急性呼吸道传染病，为法定乙类传染病，并规定按甲类传染病进行报告、隔离治疗和管理。SARS在发现之初也被称为传染性非典型肺炎，简称“非典”。SARS的主要传播方式为近距离飞沫传播或接触患者呼吸道分泌物传播。临床主要表现为起病急、持续高热、咳嗽，伴全身和呼吸系统症状。

SARS 疫情 2002—2003 年在广东暴发，全球共有 32 个国家和地区发现了 SARS 病例。根据 WHO 统计，截至 2003 年 7 月 11 日，累计发病 8069 例，死亡 774 例。据亚洲开发银行统计，全球在此期间经济损失总额达 590 亿美元。

2. 中东呼吸综合征（MERS）

MERS 是由 MERS 冠状病毒（MERS-CoV）感染引起的疾病。MERS-CoV 是一种人兽共患病病毒，中东单峰骆驼是主要的动物宿主和传播给人类的主要媒介，人与人之间传播能力有限。潜伏期为 2 ~ 14 天，人群普遍易感。该病毒在单峰骆驼中不会引起重大疾病，但通过无保护措施的鼻、眼分泌物，粪便，驼奶和尿液与该病毒接触，已多次传播给人类。这种病毒也可能存在于受感染动物的器官和肉中。这种人兽共患病主要见于阿拉伯半岛国家。目前在非洲、中东和南亚大部分地区的单峰骆驼体内也都发现了这种病毒。曾有证据发现单峰骆驼感染 MERS-CoV 的国家除阿拉伯半岛外，还有孟加拉国、布基纳法索、埃及、埃塞俄比亚、肯尼亚、马里、摩洛哥、尼日利亚、巴基斯坦、索马里、西班牙加那利群岛、苏丹和突尼斯。2012 年 9 月 1 日至 2019 年 10 月 31 日，按照国际卫生条例（2005）规定，全球共报告了 2482 例实验室确诊病例，死亡 852 例，粗病死率为 34.3%。

自 2012 年确认 MERS-CoV 以来，该病毒的流行病学模式一直保持不变：中东地区的单峰骆驼反复向人类传播和继发二次传播。2014 年在沙特吉达和利雅得、2015 年 6 月在韩国和 2015 年 8 月在沙特利雅得发生的 MERS 疫情暴发提醒我们，如果 MERS-CoV 不能充分控制，可能导致大规模疫情暴发，并造成重大社会经济损失。因此，需要采取措施减少各种人兽共患病的传播。

3. 2019 冠状病毒病（COVID-19）

COVID-19 由感染 SARS-CoV-2 引起，中国卫生健康委员会 2020 年初将 COVID-19 命名为新型冠状病毒肺炎，简称“新冠肺炎”。人被 SARS-CoV-2 感染后大多会在 3 ～ 7 天（潜伏期为 1 ～ 14 天）出现轻度呼吸道症状和发热等症状。典型症状和体征以发热、干咳、乏力为主，少数伴有鼻塞、流涕、咽痛、肌痛和腹泻等。新冠肺炎患者大多为轻症并可痊愈，重症和死亡高危人群为年龄 60 岁以上，以及患有高血压、糖尿病、心血管疾病、慢性呼吸道疾病和癌症等基础性疾病者。儿童病例病情较轻。

目前所知传染源主要是新型冠状病毒感染的患者，无症状感染者也可能成为传染源。从传播途径看，目前已经确定的传播途径主要是呼吸道飞沫传播（打喷嚏、咳嗽等）、接触传播（用接触过病毒的手挖鼻孔、揉眼睛等），气溶胶传播（飞沫混合在空气中形成气溶胶）尚有争议。新型冠状病毒是一种新发现的病原体，人群普遍缺乏免疫力，几乎人人易感。

2019 年 12 月以来，湖北省武汉市陆续发现了多例新冠肺炎患者。

疫情暴发时，恰逢中国最重要的传统节日——春节将至，这时全国人口流动量达十几亿人次，这对传染性极强的新冠肺炎的防控工作提出了很大的挑战。武汉新冠肺炎疫情发生后，党中央、国务院高度重视，立即启动国家应急响应，成立中央应对疫情工作领导小组，建立国务院联防联控机制，习近平总书记亲自指挥、亲自部署防控工作，明确提出防控新冠肺炎疫情是当前各级政府的首要任务；李克强总理任中央应对疫情工作领导小组组长，统筹协调各相关部门和全国各省（区、市）各项防控工作，并第一时间亲赴武汉现场考察指导；孙春兰副总理驻武汉前线指挥部，亲自领导和协调一线防控工作。

2020 年 1 月 20 日，新冠肺炎纳入中国法定报告乙类传染病和国境卫生检疫传染病，标志着我国的疫情防控工作由前期的局部防控进入依法全面采取各项控制措施的转变。武汉市新冠肺炎疫情防控指挥部发布通告，自 2020 年 1 月 23 日 10 时起，全市城市公交、地铁、轮渡、长途客运、机场、火车站等暂停运营，开始采取“封城”措施。同一天，浙江省、广东省、湖南省启动一级响应，其他城市也陆续开展防控工作，实施交通管制等措施。北京时间 1 月 31 日凌晨，WHO 宣布新冠肺炎疫情为 PHEIC。WHO 联合考察组 2020 年 2 月 16 日至 24 日在华开展考察调研，迅速就中国及国际社会如何进一步应对新冠肺炎疫情提供信息，并为尚未受疫情影响的国家和地区如何做好应对准备提出建议。

（四）其他重大突发公共卫生事件

1. 炭疽

炭疽（anthrax）是炭疽杆菌（*Bacillus anthracis*）引起的人兽共患的急性传染病。炭疽杆菌能产生强大抵抗力的芽孢。炭疽主要为食草动物（牛、羊、马等）的传染病。人接触患炭疽的动物后，可以受染而患病，病死率较高。由于经济的发展和卫生条件的改善，自然发生的炭疽病例已明显降低。

炭疽几乎不存在“人传人”，所以历史上始终没有大规模暴发，直到人类将炭疽杆菌投向战场。科学家发现炭疽杆菌易培植、生命力强、致死率高，1 克炭疽杆菌足以杀死 1 亿人，是“最理想的生物武器”。因此要警惕以炭疽为武器的细菌战。

2. 甲型 H1N1 流感

甲型 H1N1 流感病毒是 A 型流感病毒，携带有 H1N1 亚型猪流感病毒毒株，包含有禽流感、猪流感和人流感三种流感病毒的核糖核酸基因片断，同时拥有亚洲猪流感和非洲猪流感病毒特征。中国卫生部于 2009 年 4 月 30 日发布 2009 年第 8 号公告，明确将甲型 H1N1 流感（原称人感染猪流感）纳入传染病防治法规定管理的乙类传染病，并采取甲类传染病的预防、控制措施。

甲型 H1N1 流感病毒于 2009 年在墨西哥暴发，波及美国、加拿大、中国等地。截至 2009 年 12 月 13 日，全球已有 208 个国家和地区报告了甲型 H1N1 流感确诊病例。从 2009 年 4 月 12 日至 2010 年 4 月 10 日，美国发生大约 6080 万例感染病例（4330 万 ~ 8930 万例）、27.4 万例住院治疗病例（195086 ~ 402719 例）和 12469 例死亡病例（8868 ~ 18306 例）。截至 2009 年 12 月 22 日，中国内地一共确诊 12.3 万例新型 H1N1 患者，死亡 714 例。

3. 人感染的 H7N9 禽流感

人感染的 H7N9 禽流感是由 H7N9 亚型禽流感病毒引起的急性呼吸道传染病。

2013 年 3 月底，在上海和安徽两地率先发现 3 例感染 H7N9 禽流感病例。疫情先后波及中国安徽、浙江、上海、广东、江西、香港等地。H7N9 禽流感是全球首次发现的新亚型流感病毒，感染病例均在早期出现发热等症状。H7N9禽流感病毒为新型重配病毒，其内部基因来自 H9N2 禽流感病毒，潜伏期一般为 7 天以内。2016 年 12 月起，我国人感染 H7N9 禽流感病例数急速上升。据国家卫生和计划生育委员会疾病预防控制局发布的数据，仅 2017 年 1 月，全国共报告人感染 H7N9 禽流感发病数 192 例，死亡 79 例。

4. 埃博拉病毒病

埃博拉病毒（Ebola virus）是一种能引起人类和其他灵长类动物产生埃博拉病毒病的烈性传染病病毒，生物安全等级达最高级的四级（艾滋病病毒为三级，SARS 病毒为三级，级数越大防护须越严格），其引起的埃博拉病毒病是当今世界上最致命的病毒性出血热。感染者症状包括恶心、呕吐、腹泻、肤色改变、全身酸痛、体内出血、体外出血、发烧等，死亡率达 50% ~ 90%。目前，已确定埃博拉病毒分 4 个亚型，其中，扎伊尔埃博拉病毒感染后有高达 90% 的致死率。

2014 年 8 月 8 日，WHO 总干事陈冯富珍在瑞士日内瓦宣布，在西非暴发的埃博拉疫情已构成 PHEIC，并建议所有报告有埃博拉疫情的国家都应宣布进入国家紧急状态。2019 年 7 月 17 日，WHO 将刚果（金）埃博拉疫情定为 PHEIC，当时总病例 2532 例，死亡 1705 例，每周新发 80 例。3 个月后再次评估决定延续 PHEIC。截至 2020 年 1 月 20 日，刚果（金）总病例数已达 3416 例，死亡 2237 例。

第二节 心理危机与心理危机干预概述

一、心理危机及心理危机干预的基本概念

在人类历史长河中，会发生各种各样令人痛苦的危机事件。流行病、地方病的传播，火灾、泥石流、意外事故、人际暴力、战争、地震、危险物品爆炸等带来的危害，给世界人民的生命和财产造成了重大损失，个人、家庭或整个社区都有可能受到影响。人们可能会失去亲人或家园，可能与家庭和社区分离，或目睹暴力、破坏、死亡。尽管每个人都可能受到这些事件的影响，但人们对危机事件的反应和感受各不相同。大多数人会不知所措，对发生的事情感到困惑，或不了解到底发生了什么；有的会感到恐惧、焦虑、麻木，整个人处于游离状态；有的人可能会有轻微反应，有的人则会有严重反应。危机事件给人们的心理会带来何种影响，影响的大小会与哪些因素有关？20世纪初，许多心理学家开始针对危机事件中受到创伤的人进行研究，探究帮助其恢复心理健康的措施。

心理危机是指突然遭受严重灾难、重大生活事件或精神压力，导致生活状况发生明显的变化，尤其是出现了用现有的生活手段和经验难以克服的困难，以致当事人陷于痛苦、不安状态，常伴有绝望、麻木不仁、焦虑，以及自主神经系统症状和行为障碍。

心理危机干预是帮助处于危机的当事人弄清问题实质，重建信心，发挥自己的能力和潜力，恢复心理平衡并得到成长的过程。

二、危机事件影响

（一）危机事件产生的影响

1. 危机事件导致的财产损失和人员伤亡

危机事件往往会带来直接财产损失和人员伤亡。在1967年到1991年期间，全世界共报告7766起灾难，导致700万人死亡，损失近3兆美元（Green和Lindy，1994）；2013年全球范围内因灾害导致的经济损失总额达到1300亿美元，2014年为1130亿美元。近年来，灾难事件造成经济损失逐步减少，但灾难事件造成的人员伤亡却不见减少，反而增加。1976年，中国唐山大地震造成24.2万人遇难；2004年，印度洋地震和海啸导致超过29.2万人罹难（其中三分之一是儿童），海啸将很多在海边工作的当地人和在沙滩享受假期的旅客卷到海底导致失踪；2008年，汶川大地震共造成69227人死亡，374643人受伤；2015年，尼泊尔中部地区突发8.1级强烈地震，造成境内约9000人死亡，2.2万多人受伤。如此大规模的人员死亡往往意味着背后有数倍的人员正遭受失去家园、失去亲人、失去朋友的悲痛。因灾难导致的伤残将会给幸存者带来难以抚平的心理创伤。

2. 危机事件带来的精神卫生问题

一般来说，在危机事件后某些时点上，幸存者出现各种心理症状和因各种症状到保健中心或危机中心就诊或住院的比率较高。这些人的症状包括焦虑、躯体症状、抑郁、恐惧、应激反应、创伤后应激障碍症状和应激的生理症状。心理社会因素如果被忽视，有时还会导致“疾病”流行或“疾病”行为，如头痛、胸部压迫感、消化不良、睡眠问题、易激惹、注意力不集中和酗酒等。

社会经济地位较低的灾难幸存者更加脆弱，其精神疾病的发生率较高，且由于享受卫生服务的机会少，他们的心理社会问题更难克服，他们并不把自己看成是精神病人，而是认为自己属于承受压力的人。这些地区不能提供专门的灾难精神卫生服务。有些人能够渡过危机，而且还学会了应对危机的方法，有些人经历坎坷后变得更加坚强。但有些人渡过危机后留下的心理创伤可能会长期影响生活。

研究表明，重大灾难后存在着巨大的创伤效应和持续的应激源，在早期坚强面对和相互帮助的心理阶段过后，是幻灭阶段，时间大约为6个月到3年。这个时期的特点是气馁、怀疑和怨恨。因此，设计精神卫生危机干预措施和灾后援助规划应该着眼于灾后至少2年。

（二）心理危机中的应激反应

应激是机体在各种内外环境因素及社会、心理因素刺激时所出现的全身性非特异性适应反应，又称为应激反应。这些刺激因素称为应激源。在个体水平上，应激源可以分为8个维度：暴力性损失、生命威胁、遇到可怕的死亡、受到故意伤害、外伤、目睹暴力行为、接触有害试剂和对他人的死亡负有责任。

心理危机产生的相关应激障碍有以下三种。

1. 急性应激障碍

急性应激障碍（acute stress disorder），也叫急性应激反应（acute stress reaction），是由剧烈的、异乎寻常的精神刺激、生活事件或持续困境的作用下引发的精神障碍。多数患者发病在时间上与精神刺激有关，症状与精神刺激的内容有关，其病程和预后也与及早消除精神刺激有关。急性应激障碍主要表现为意识障碍、精神运动性兴奋和抑制等多种临床症状。

急性应激障碍可发生在各年龄期，多见于青壮年，男女发病率无明显差异。急性应激障碍常在强烈的精神创伤后数分钟至数小时起病，大多历时短暂，可在几天至一周内恢复，预后良好，通常在一个月之内未缓解者，不做此诊断。

2. 创伤后应激障碍

创伤后应激障碍（post-traumatic stress disorder），是指个体经历、目睹或遭遇一个或多个涉及自身或他人的实际死亡，或受到死亡的威胁，或严重的受伤，或躯体完整性受到威胁后，所导致的个体延迟出现和持续存在的精神障碍。

创伤后应激障碍的核心症状有三组，即创伤性再体验症状、回避和麻木类症状、警觉性增高症状。

3. 适应障碍

适应障碍（adjustment disorder）是一种主观痛苦和情绪紊乱的状态，通常妨碍社会功能，出现在对明显的生活改变或应激性事件（包括患有或可能患严重躯体疾病）的后果进行适应期间。起病通常在应激性事件或生活改变发生后1个月之内，除长期的抑郁性反应外，症状持续时间一般不超过6个月。个体的易感性在适应障碍的发生与表现形式上起更大的作用。适应障碍临床表现各式各样，包括抑郁、焦虑、烦恼（或上述各症状的混合），感到对目前处境不能应付，无从计划，难以继续。此外，还有一定程度的日常事务中的功能缺损。在儿童，可重新出现尿床、吸吮手指等退行性现象。

三、心理危机干预的组织实施

危机发生后，开展心理危机干预工作时应确保信息畅通和指挥有效。在确保安全的前提下，工作任务和要点包括以下四个方面：尽快恢复平衡、让受害者变成参与者、重新构建社会支持系统、提供心理危机干预。

（一）心理危机干预实施步骤

1. 干预前的准备工作

心理危机干预队伍是一支多学科领域的综合性团队，既要求有良好的专业特色，又要求具有团队作战精神。一般来说，心理危机干预队伍的组建应考虑以下几个方面：①人员队伍组建，包括评估需求、获得行政支持、联络其他队伍、招募成员、开展培训、制定协议、日常拉练、资料保存；②相关物资准备，包括生活物资、通信工具、必要的药品、心理健康教育读本、心理危机评估工具、相关的技术手册；③宣传教育资料编印。

2. 制订心理危机干预方案

心理危机干预方案应包含以下方面：①心理危机干预基本原则；②心理危机干预的目标；③心理危机干预的对象；④心理危机评估内容及工具；⑤心理危机

干预的技术，包括建立关系技术、心理支持技术、解决问题技术；⑥制订具体工作方案，包括应考虑的问题及应包括的内容；⑦制订现场工作制度，包括组织领导制度、工作规范、每天例会制度、心理查房制度、干预回访制度、简报机制、转诊机制、技术支援途径和后勤保障措施等。

3. 现场心理危机干预的实施

①构建工作环境，保障安全；②现场人员组织领导及分工；③提出危机事件处置的心理学建议；④开展心理危机评估；⑤实施现场干预，根据心理危机评估结果，对无明显心理行为问题者、一般心理行为反应者、严重心理行为问题者、精神障碍患者等不同人群，开展不同形式的心理干预；⑥报告与随访。

此次新冠肺炎疫情期间的心理危机干预不同于以往危机事件的干预。例如，汶川地震时，心理危机干预专家可以深入现场，与干预对象面对面开展心理辅导，甚至可以通过非言语信息给予支持，比如拍拍肩、握握手。但此次由于传染病的特殊属性，不适合现场干预，像后面案例中提到的，心理危机干预专家在武汉一线为病房里新冠肺炎患者做心理干预时，按照当时病房管理要求，只有必须进入的人员（主管医师、护士）才可以进入病房，而精神心理科医师不能进去，只能通过电话、视频等形式进行心理干预。在疫情暴发期，受影响区域广，各地域受影响程度不一致，且各地域提供心理干预服务的资源或能力不均衡。种种现实因素的影响需要我们根据疫情发展采取新的干预形式，例如可以通过网络平台、心理援助热线等方式，克服时间、空间的限制，便捷、高效、及时为受疫情影响的人群提供心理健康服务。

4. 注意事项

随着互联网的快速发展，至 2018 年底，我国网民规模已达到 8.29 亿，手机网民规模达 8.17 亿。此次新冠肺炎疫情发生后，相较以往危机事件，针对此次疫情的信息提供平台多种多样，信息接收覆盖人群也创历史新高，这也对心理危机干预工作在应对媒体时提出更高的要求。在心理危机干预工作需要对外发布时，首先要选定一个特定的人作为新闻发言人，所有信息由新闻发言人向媒体发布，保证信息的通畅、真实可信。

（二）心理危机干预的伦理要求

心理危机干预过程中会涉及相应的伦理问题：①应该遵循心理咨询与社会工作的基本准则与伦理要求；②心理危机干预者在说明自己的专业资格时务必真实准确，只能接受其专业能力范围内的个案，在干预过程中应严守自己资格的限制；③心理危机干预活动一般是由政府机构指派或者其他公益组织提供；④干预者应与被干预对象建立良好的关系，并尊重当事人的意见，不得为满足个人之需求而牺牲当事人的利益；⑤特别应注意结合当地文化对干预的负面影响。

（三）心理危机干预的目标

一般来说，心理危机干预的目标主要包含三个层次。

（1）帮助危机当事人减轻情感压力，降低危机中个体自伤或伤人等伤害性行为的危险；

（2）帮助当事人组织、调动支持系统应对危机，降低危机中个体罹患继发应激相关障碍的风险，恢复社会功能水平；

（3）提高当事人的危机应对能力，促其成长。

此次新冠肺炎疫情期间国家卫生健康委员会发布的紧急心理危机干预指导原则中提出的目的为：①为受影响人群提供心理健康服务；②为有需要的人群提供心理危机干预；③积极预防、减缓和尽量控制疫情的心理社会影响；④继续做好严重精神障碍管理治疗工作。

（四）心理危机干预的对象

心理危机干预对象的确定通常得根据危机事件的性质、影响程度、心理危机干预人员团队力量等多方面的因素综合考虑。

1. 一般心理危机干预四级人群

第一级人群：亲历灾难的幸存者，如死难者家属、伤员、幸存者。

第二级人群：灾难现场的目击者（包括救援者），如目击灾难发生的灾民、现场指挥、救护人员（消防、武警官兵，医疗救护人员及其他救护人员）。

第三级人群：与第一级、第二级人群有关的人，如幸存者和目击者的亲人等。

第四级人群：后方救援人员、灾难发生后在灾区开展服务的人员或志愿者。

第一级和第二级人群是心理危机干预的重点人群。干预重点应从第一级人群开始，逐步扩展。一般性宣传教育要覆盖到第四级人群。

2. 针对新冠肺炎疫情的心理危机干预四级人群

第一级人群：新冠肺炎确诊患者（住院治疗的重症及以上患者）、疫情防控一线医护人员、疾控人员和管理人员等。

第二级人群：居家隔离的轻症患者（密切接触者、疑似患者），到医院就诊的发热患者。

第三级人群：与第一级、第二级人群有关的人，如家属、同事、朋友，参加疫情应对的后方救援者，如现场指挥、组织管理人员、志愿者等。

第四级人群：受疫情防控措施影响的疫区相关人群、易感人群、普通公众。

（五）心理危机的评估

心理危机的评估不仅是危机干预的重要步骤之一，也贯穿危机干预过程的始终。危机干预者对评估技巧掌握的程度极大地影响危机干预效果。在有限的时间内，干预者必须迅速准确掌握求助者所处的情境与反应。

1. 评估目的和内容

危机事件发生后，作为心理危机干预工作者首先应开展评估工作，目的和主要内容包括：①确定灾难的严重程度；②确定受灾者的精神状态和能力水平；③确定可能的解决方法、应对方式、支持系统和其他资源；④确定自我或对他人伤害的危险性；⑤预测灾后精神卫生问题及服务需求；⑥评估本身也是干预过程。

2. 常用评估工具

在评估工具的选择方面主要根据评估干预对象的心理健康状况，目前常用的评估工具主要有：心理危机定式评估工具、心理健康自评问卷（SRQ-20）、急性应激障碍结构式访谈问卷、创伤后应激障碍结构式访谈问卷、压力自评量表、应对方式量表等。

在此次针对新冠肺炎疫情开展的心理评估中，杭州市心理危机研究与干预中心的两位专家在武汉一线抗疫过程中，采用杭州市第七人民医院的在线测评系统，对一线医务人员及新冠肺炎患者进行心理评估，使用的评估问卷包括：新冠患者心理筛查问卷、阿森斯失眠量表（AIS）、PHQ-9 抑郁症筛查量表、焦虑筛查问卷等。

杭州市第七人民医院心理体检中心专家结合实际工作经验，针对受疫情影响的四级人群分别面临的不同压力来源和可能存在的心理困惑，特推出“新冠患者心理体检”“新冠高风险岗位心理体检”“新冠公众心理体检”三项在线免费心理体检套餐，打破时间及地域限制，帮助大家对自身心理状态获得更清晰的认知，并及时进行调整。

3. Myer 和 Williams（1992）三维筛选评估模型

该评估模型从三个方面评估当事人的功能水平：认知、情感和行为。认知评估包括侵犯、威胁和丧失三项内容；情感评估包括愤怒 / 敌意、恐惧 / 焦虑、沮丧 / 忧愁三项内容。行为评估则包括接近、回避、失去能动性三项内容。这一评估模型被认为是一种简易、快速、有效的评估系统。具体评估表内容会在本书第五章“医护人员心理干预”中结合具体案例来介绍。

4. 心理危机干预评估的注意事项

评估时需注意：①危机评估要与危机解除相连接；②危机评估要求尽快完成；③评估关键是认清问题，不做人格分析；④评估需结合社会和文化因素。

危机干预服务人员必须完成两个水平的危机评估：水平 1 需要评估求助者是否存在生命危险，即自杀、冲动攻击、杀人；水平 2 评估当事人能否行使其寻常的社会角色，他们是否已与周围隔绝或离开所处的自然社会场所而处于危机之中，这一水平评估需要由经过训练的咨询师或精神卫生专业人员完成。

（六）心理危机干预模式和干预方法

心理危机干预的模式主要有三种，分别是平衡模式、认知模式和心理社会转变模式。这三种模式为制订不同的危机干预策略和方法奠定了基础。

1. 平衡模式

平衡模式（equilibrium model）强调处于危机事件中的个体或组织由于现有的应对方式和解决问题的方法不能满足危机事件的处置，处于心理和情绪的失衡状态。平衡模式认为心理危机干预的目标就是帮助危机事件中的个体或组织重新获得危机前的平衡状态。

平衡模式在实际的危机事件处置中具有极为重要的指导价值。例如，某学校因地震后校舍倒塌被迫停课。此时学校的组织模式处于失衡状态。这时心理危机干预的实施不仅要注重对有明显情绪反应的教师和学生进行心理辅导，从组织层面上还需要及时恢复学校的日常教学活动。只有尽早恢复正常的教学活动，大部分学生和教师的心理健康状态才能恢复到灾前状态。如长时间停课，可能造成更为持久的后续心理影响。

恢复平衡是心理危机干预的第一要务，所以平衡模式一般被运用在危机事件的早期处置中。

2. 认知模式

认知模式（cognitive model）强调的是非功能性的认知模式在危机事件中扮演的重要角色。认知治疗理论中常阐述如下观点：危机事件中情绪心理反应的核心不在于事件本身，而取决于人们看待该事件的思维方式。因此，只有改变不良的思维方式，消除非功能性认知中非理性的内容和自我否定的内容，危机中的个体才可能恢复理性和重新获得自我肯定，最后获得对危机的控制能力。

认知模式可以解释危机事件中不同个体情绪反应的差异，一般运用于危机事件稳定后伴有不良情绪体验和不良行为表现的个体的心理干预。但在使用中要巧妙地结合共情技术和认知矫正技术，一味强调认知的合理性，会让危机中的个体觉得专家是如此“不近人情”。

3. 心理社会转变模式

心理社会转变模式（psychosocial transition model）强调资源在个体危机处置中的作用。个体的资源既包括自身的能力，也包括其可利用的环境资源和社会支持。在心理危机干预中，心理社会转变模式着重对个体危机有关的内部和外部困难进行评估，然后帮助个体学会正确地利用环境资源，寻求可用的社会支持，并注意挖掘和调整自身的应对方式，从而重新获得自己对生活的控制。与认知模式一样，心理社会转变模式也常用于危机事件稳定后个体的处置。

（七）常用心理危机干预技术

心理危机干预技术可以分为一般支持性技术和专业干预技术。在危机事件早期其主要的目标都是重新建立或恢复平衡。在危机稳定期，心理危机干预的目标则是最大限度减少创伤带来的心理行为影响及促进个体成长。

1. 一般支持性技术

在危机事件早期，个体处于警觉、高唤起状态，其情感张力高、情绪反应激烈，早期提供心理支持极为重要。下面我们对常用的支持性技术进行简要叙述。

（1）建立良好的咨询关系。建立良好的咨询关系要求心理危机干预工作中能够做到以下几点：①充分尊重危机事件中的个体，无条件地关注其情绪和行为反应；②热情、耐心，不厌其烦地倾听当事人的叙述；③真诚的自我展现，而不是带着专家的面具；④感人之所感，急人之所急，共情贯穿整个干预过程。

不同于日常的心理咨询和心理治疗工作，心理危机干预工作由于治疗者更多地扮演主动介入、主动干预的角色，危机事件中的个体的心理防御一般都比较强，为此建立咨询关系的难度更大，这一点在本书第五章“医护人员心理干预”的“丧偶的新冠花甲老人”案例干预过程中可以体现。

（2）非指导性倾听。每个人都是解决自己问题的专家，干预者再努力也不可能完全理解对方。即便是心理危机干预专家，也无法确保每次的指导一定适用于对方。心理危机干预中，危机事件中的个体参与整个治疗过程，更多的是需要叙说自己的故事和情感，而不是来寻求解决问题的灵丹妙药。更多的时候，求助者在叙述的过程中，其实正是厘清思路的过程，他往往也会最终找到最适合自己的解决问题的方法。在干预中须避免以下问题：急于下结论；轻视对方的问题；干扰或转移对方的问题；各种主观的评价。

（3）充分的情感支持。危机事件早期的个体，其情感张力大，情绪反应激烈。心理危机干预中需要向其提供充分的情感支持，有利于其情绪的充分表达，也有利于干预者对其心理健康状态的准确把握。首先，干预者能够真正走进对方的内心世界，时刻提醒自己“如果是我，我的所感所想所为是如何的”；其次，干预者更需要自身真实情感的流露，躯体、语音、语速等非言语信号远比言语信号更具说服力；最后，干预时不仅要提供情感支持，还需要结合使用其他咨询干预技巧来影响和改变对方。

2. 专业干预技术

常用的专业干预技术除暴露疗法、行为认知疗法外，还包括稳定化技术、紧急事件晤谈技术和眼动信息再加工技术。

（1）稳定化技术。心理危机干预中稳定化技术包括放松训练、“蝴蝶拍”训练、保险箱技术、内在安全岛技术等。其中放松训练、“蝴蝶拍”训练将在本书案例中具体介绍。

保险箱技术的目的是帮助危机事件中的个体把危机事件中的创伤性记忆进行“打包封存”，不让创伤性记忆过度地影响自己。这一技术不仅可以用于危机干预中，也可以有效处理日常一般的压力和情绪问题。“保险箱”一定要物质化，如可以是一个有瓶盖的瓶子或者是可以上锁的箱子，在这个瓶子或者箱子里，放着个体关于此次危机事件的创伤性记忆。“保险箱”完全由危机事件中的个体来自行设计，其瓶盖或钥匙之类的开关完全由个体掌握，个体可以随时决定是否打开“保险箱”与干预者一起讨论创伤记忆的相关内容。

（2）紧急事件晤谈技术。紧急事件晤谈技术是一种团体心理危机干预技术，其通过支持性团体的建立，在团队内开展系统的交谈，从而建立团队性的应对压力的方法。适用于经历了危机事件存在一般应激性压力心身反应的人群。其干预目标是给予团队成员支持性的团队心理环境，鼓励团队成员相互安慰，注意调动团队成员共同调动可用内外环境资源，帮助团队成员消化危机事件造成的认知、情绪上的负面影响，引导团队成员积极地思考、积极地行动。一般干预在危机事件后的24小时至48小时是开展紧急事件晤谈技术的最佳时间窗。

（3）眼动信息再加工（eye movement desensitization and reprocessing，以下简称EMDR）技术又被称为“EMDR—眼动心身重建法”，基本原理可以用夏皮罗的适应性信息加工模型（adaptive information processing model）来理解。EMDR技术能够让当事人对创伤信息进行重新整理加工，并基于此建立正确的认知和积极的情感，有助于减轻创伤带来的创伤性痛苦记忆及伴随的焦虑、负性倾向、躯体生理反应，有利于增强健康积极的情绪体验、思维方式和行动。正确地实施EMDR除需要掌握其特定的快速眼动技术外，还需要治疗者能够熟练应用暴露治疗技术、放松治疗技术、认知重建技术等其他常用的一些心理治疗技术。从了解EMDR到能实际应用需要严格的从业培训。

第二章　企事业单位员工心理干预

CHAPTER 2

抗击新冠肺炎疫情不仅要面对病毒与疾病，还要经济社会保持稳定和发展。在一个“漫长而不平常”的假期过后，2020 年 2 月 8 日国务院应对新冠肺炎疫情联防联控机制印发了《关于切实加强疫情科学防控，有序做好企业复工复产工作的通知》，就切实加强疫情科学防控、有序做好企业复工复产工作做出了安排部署。在新的政策下，各地开始陆续复工复产，各大企业、公司、部门的员工陆续回到了工作岗位。2 月 11 日，国务院应对新冠肺炎疫情联防联控机制新闻发布会上，国家发展改革委介绍了企业复工复产工作情况，同时还提出了九个方面的举措，协调有序推动企业复工复产，尽早恢复正常生产。2 月 21 日，国务院应对新冠肺炎疫情联防联控机制又印发了《企事业单位复工复产疫情防控措施指南的通知》。

在恢复工作和发展生产的同时，企事业单位的管理者与员工还需要过一道“心理关”。复岗复工后，企事业单位员工一方面要应对防控疫情带来的心理影响，另一方面也需要逐渐适应复工复岗带来的生活方式与工作节奏的转变。可能有的员工会担心疫情状况、情绪不稳定，有的同事工作精力不集中、担心收入受影响，有的管理干部发现团队状态不太好、担心业绩难完成……这些现象很可能在复工之后出现，需要企事业单位采取有效措施来积极应对，需要及时开展适宜的心理建设工作，提升团队和个人的心理能力。

第一节　疫情期间企事业单位员工常见心理问题

（一）焦虑与应激反应

焦虑是对自己及重要他人生命安全、前途命运等的过度担心而产生的一种烦躁情绪。其中含有着急、挂念、忧愁、紧张、恐慌、不安等成分，焦虑与难以预测、难以应付的事件有关。应激反应指的是各种紧张性刺激物（应激源）引起的个体非特异性反应。疫情期间，由于担心感染病毒，民众很容易产生焦虑与应激反应。复岗后，对业绩难以达标的担心、对收入受影响的忧虑都会进一步加强焦虑与应激反应。

根据“耶克斯－多德森定律”，应激与工作效率之间的关系不是一种线性关系，而是倒U形曲线关系。中等强度的应激最有利于任务的完成，研究表明，比起那些完全不焦虑的人，有一定水平焦虑的人，看事情想问题的时候会更客观，而且这些人的工作效率更高，质量也更好。然而，一旦应激强度超过了这个水平，对行为反而会产生一定的阻碍作用。事实上，过于强烈的焦虑情绪令人们认知狭窄，削弱其执行功能，造成员工的工作效率降低，解决问题的能力减弱，出现低级错误。同时，长期的焦虑会消耗员工的心理资源，从而无法有效调节情绪，造成员工之间的容忍度降低。譬如：沟通时不如以往耐心，因为一点小事就开始大发雷霆，这会造成组织效能的内耗。

恐惧和焦虑，会使人急于摆脱困境并产生痛苦体验；而恐惧和焦虑的核心体验是危险和失控，人们急于重新获得可控感，因此会有不理性的应对行为。其中最常见的方式就是将这些恐慌、焦虑和压力传递出去。复岗后，企业成为人员聚集场所，员工之间的焦虑情绪很容易彼此传染，乃至过度地扩散和蔓延，从而导致放大效应。

（二）抑郁与无望感

抑郁和无望感是员工在面对负性事件时容易出现的一类情绪体验。在自我隔离、居家不出门的过程中，很多人会出现情绪低落，甚至悲观、绝望，对一切都似乎失去了兴趣，也难以感到愉悦。每天都十分疲劳，精神不振，也很难集中注意力或思考。在想到现在的疫情和生活时，忍不住心痛、哭泣，当疫情影响到自己的工作、家庭的重要安排时，甚至会觉得一切都完了。

在当前紧张的疫情防控形势下，不断跳动的确诊人数、网络上传播的悲观消息，以及身边其他人传递的沮丧情绪，都在向我们传递着一个信号：危险。这时，我们的大脑就快速、自动地启动了预警系统：负责为我们感知到的事物赋予情感意义的杏仁核、负责控制行为冲动压抑习得性恐惧反应的前额叶、下丘脑能够释放促肾上腺皮质激素释放因子以刺激垂体，垂体则释放促肾上腺皮质激素。垂体释放的促肾上腺皮质激素作用于肾上腺，促使皮质醇水平增高。皮质醇水平的增高使得全身肾上腺水平升高。大脑完成这些操作之后，我们可能产生一系列的生理和心理反应，其中就包括抑郁。而对疫情不知道什么时候能够结束，对家人朋友是否能够得到治疗也没有准信的时候，无望感就会产生。

低落抑郁的情绪如果持续时间过长，可能导致生活规律的紊乱，比如食欲减退或猛增，体重出现明显的波动，以及连续几天失眠或睡眠过多等。长期低落的心情还可能造成机体免疫力的下降等。抑郁和无望感会影响员工恢复正常的工作状态，严重情况下甚至引发自杀行为，对员工家庭和企业都会带来负面的影响。

（三）注意力涣散

注意力涣散，最主要的症状是频繁地、不自觉地走神。具体来说，员工会感觉比疫情发生前容易忘事，无法集中注意力，反应有些慢，工作效率明显下降。注意力不集中的原因可分内因和外因两类：①外部干扰。包括噪音、不舒服的椅子和桌子，不合适的灯光、电视等环境因素。②内部因素。包括饥饿、疲劳、疾病或缺少动力，感到厌烦，没有兴趣，焦虑，消极的想法等。在隔离不出门的日子里，我们的外部环境受到极大的压缩，与自然接触的机会基本上骤减为零；在内部因素上，有人时刻关注疫情，情绪不自觉地卷入，感觉到高压，这是身体在为压力做准备，以帮助身体更好地应对压力。但在忍不住刷消息的同时，可能会开始莫名感到厌烦，感觉不到刷消息的意义。在短时间内，高强度地接触大量与疫情相关的负面信息，使人长期处于压力中，而自己的行为无法很快缓解疫情的困难时，人们的心理资源会被很快耗光，而让人缺乏继续应对的能力，继而对压力感到麻木、共情疲劳，出现注意力涣散。而疫情引发的应激反应也会让我们的注意力发生变化，有的人会感到自己注意力很难转移，只关注疫情相关的内容而忽视了其他危险情况，容易发生意外；有的人会感到自己注意力不能集中，无法专注地学习或工作。注意力涣散时，我们可能会出现平时不太会出现的失误，发生意外。对于员工个人来说，判断力、工作记忆能力、执行控制能力都会一定程度下降。而对于整个企业来说，如果出现注意力涣散的局面，那么决策者的判断可能出现失误，执行者的执行力也可能会变弱变差。

（四）拖延

拖延症是指自我调节失败，在能够预料后果有害的情况下，仍然把计划要做的事情往后推迟的一种行为。复岗后的拖延通常表现为回避与任务有关的场所或场景，譬如：明明应该在办公室内赶项目书，却偏在任务交付日期迫近时，选择去就餐，这种行为可以在极短的时间内快速降低“因为想着还有任务没完成”而带来的紧张；或者表现为努力将注意力分散到其他事物上，譬如：需要写策划书时，却去打扫办公室卫生，让自己感到“有产出”，从而降低紧张和焦虑感。

工作拖延是职场中的常见现象，疫情期间，企业员工容易受到焦虑、恐慌等情绪影响，仅是调节情绪就会花费大量认知资源，故更容易产生拖延现象。拖延本身也会给人们带来焦虑和抑郁的情绪。不能按时完成任务，往往会让人觉得“自我挫败”。而自我批评带来的种种负面情绪，更加剧了拖延的行为，最后形成一个恶性循环。

在个体层面上，拖延容易造成焦虑、抑郁等情绪困扰，导致工作质量下降。

在组织层面上，如果团队中有拖延习惯的员工，团队精神面貌会受到影响，导致士气低迷，效率低下。

值得一提的是，指责自己对解决拖延没有任何帮助。自责会使我们自尊心下降，觉得自己一无是处，最终自暴自弃。要打破拖延的恶性循环，首先就是接纳自己的负面情绪，尤其是对疫情带来的恐慌感保持觉察，用原谅和接纳替代自我指责，这在心理学上被称为“自我关怀”。研究证明，那些懂得自我关怀的人，也会更自律、更好地控制自己。此外，设定可分解的、现实的任务，为每一个小任务的完成设置奖赏，强迫自己，用倒计日甚至是倒计钟来计时，都有助于缓解拖延现象。

（五）人际距离变化与信任感

人际距离在社会心理学中指关于人际交往中双方之间的距离及其意义。人际距离与信任感关系密切，人际距离的增加会导致信任感下降，继而导致人际疏离的现象。疫情期间，“不出门、不串门、不聚会”的防疫方法会造成人际距离的增加，这种变化会持续到复岗后。同时，工作场所的防疫措施（戴口罩、工位隔离等）会进一步增加人际距离。

一般来说，人际距离的适当增加有利于员工获得自主感，减少“过度协作”现象出现的可能性。在疫情期间，一方面，预防新冠肺炎的人传人特性使得疫情工作需要人们彼此隔离，正常的人际交流骤减。即使是回到工作岗位之后，许多人还是不敢与他人有正常的接触，觉得别人可能会携带病毒。另一方面，因为疫情被迫待在家里的人们需要了解疫情、需要与家人朋友进行沟通，在当面沟通不可能的情况下，网络交流成为最主要的一种交流方式。而过度地使用电子产品也会在一定程度上使人更容易体验到疏离感。

过远的人际距离，会导致员工的无力感、无意义感、自我疏离感及社会孤立感，继而造成工作态度消极，产生职业倦怠，并削弱员工的工作满意度、组织认同和组织承诺，同时也会诱发一系列消极的行为反应，如工作常规偏移行为，包括工作违规、人际冲突、酗酒、缺勤、迟到等。这种由人际距离的增加导致的负面效应在基层员工中尤为明显。对于企业来说，如果沟通存在问题，那么信息的传递会因为每个个体的主观原因发生一些难以预料的变化，最终导致沟通不到位，从而影响团队的效率，甚至导致团队的决策错误。同时，沟通不畅也会导致不信任的扩大，不利于整个企业团队的凝聚力形成和共同利益维护。

过远的人际距离造成消极后果，这些均提醒企业单位领导者要重视员工的人际距离管理。领导者应鼓励团队开放协作，认可整个团队的表现，促进共同学习。疫情期间，采取人性化的防疫措施，与员工开展不定时的有效沟通均可以缓解人际疏离感。值得一提的是，在人际距离管理中，远程沟通并不能替代面对面沟通的作用。一项全球范围内的调查结果表明，尽管一名员工每天至少有一半时间在使用科技产品沟通，但是超过一半的员工仍然有孤独感。同时，面对面沟通的效果比借助技术工具沟通要好。研究表明，员工面对面提出请求的成功率比通过电子邮件高出许多。

（六）团队精神面貌不佳

团队精神面貌是对团队心理资源和工作状态的整体描述，良好的团队精神面貌可以提升工作效率、增强团队凝聚力、释放团队成员的潜能；在疫情期间，良好的团队精神面貌也是抵御疫情造成消极影响的有力武器。复岗后，团队精神面貌亟待调整，生活方式的变化、工作节奏的加快、与人群聚集造成的焦虑与恐慌感，都会影响团队的精神面貌。管理者需要对不良的团队精神面貌保持警惕，通常来讲，团队精神面貌不佳有以下表现：

首先，疲惫感，包括身体、认知和情绪的疲劳。这会损害人们有效工作的能力，破坏人们对工作的积极心态。尤其是工作缺乏掌控感，或厌恶所做的工作时，疲惫感会更加明显，员工会出现无法集中注意力的现象，对工作也缺少全局思考。

其次，工作投入度变低，员工心理上与工作拉开距离，有一种徒劳感。疫情期间，由于员工的注意力有很大一部分投注在了疫情消息上，故无法全身心投入到工作中。同时，疫情造成的恐慌会导致人际冲突、对未来过分担忧等，都会导致工作投入度不如以往。

再次，无力感，指团队普遍感觉能力不足或下降，缺少成就感。疫病蔓延的负面消息会在一定程度上削弱信心，造成自我效能感降低，继而出现畏难情绪；同时，鉴于疫情对经济发展的消极影响，团队成员中容易出现对业绩不达标的担忧，并对团队发展前景有悲观预期。这些都会造成无力感，从而工作效率下降。

最后，值得一提的是，团队出现过分激进、过度工作，同样也是精神面貌不佳的表现。疫情造成的恐慌感容易引发应激反应，导致员工为达成目标而付出超限的努力，这实际上是针对内心焦虑感的防御反应。这种超限的努力会令团队成员精力透支，丧失全局性的观察，容易做出非理性决策，显然不利于团队的长远发展。

第二节　企事业单位员工心理建设

企事业机关单位的心理建设包括员工和团队两个层面，员工心理建设的主要目标为理性认知、调节情绪、增强意志和积极行动；团队心理建设的主要目标是达成组织共识、提振团队士气、设立共同目标和开展协同行动。

（一）心理评估与监测

新冠肺炎对于每个人来说都是一个强烈的应激源，病毒的存在对我们的身体健康造成了威胁，其较强的传染性和致病性也让我们感到恐慌和紧张。随着对疾病认识的深入，疫情相关信息的报道越来越多，公众对疫情的理性认识逐渐增加，“勤洗手、勤通风、少出门、戴口罩”等防护行为深入人心；但同时形形色色的信息不免对公众造成了许多困扰，过载的信息让人感到疲倦，好坏消息的报道让人情绪起伏，真假难辨的信息让人信任感降低。从延长假期在家办公，到正式返岗上班，企业员工可能出现各种适应不良的现象，需要及时进行心理评估并持续监测。

1. 焦虑情绪

疫情状态下，人们担心自己或他人一不小心被感染，为身体健康感到担忧，特别是到岗上班后，人们需要离开安全的居家环境，而出门则不可避免地会与他人接触，这种对生命安全的不可控感可能加剧内心的焦虑。适当的焦虑和担忧有助于让人们更加谨慎，注意个人防护；但是如果焦虑过度，则会让人不知所措，影响正常的工作生活。因此，可以采用焦虑自评量表（SAS）评估员工焦虑程度。SAS 要求员工根据近一周来的感受评价自己是否觉得比平常更容易紧张和着急，有没有无缘无故感到害怕等。结合中国常模，对员工焦虑水平进行划分，再有针对性地进行辅导或援助。

2. 抑郁情绪

在疫情面前，人的力量显得渺小，特别是看到确诊和疑似病例等数量的增加和死亡病例的报道，会感到悲观、伤心与无力；对于内心敏感的个体而言，更容易受抑郁情绪困扰。如果沉浸在痛苦悲伤的情绪中，人们会发觉自己对什么都不感兴趣，怎么都开心不起来，这个时候可以采用抑郁自评量表（SDS）对员工抑郁水平进行评估。抑郁自评量表要求员工根据近一周来的感受评价自己感到沮丧、郁闷的频率，想哭的频率等。根据员工日常表现，结合中国常模，对其抑郁水平进行评价，有助于及时发现危机从而进行干预。

3. 自我调节疲劳

疫情期间，个体处于长期应激状态，消耗了大量心理资源，容易出现自我调节疲劳，从而难以有效应对接下来的任务，出现注意力不集中、难以控制情绪等现象。在企业员工中可能表现为消极怠工、效率降低、情绪烦躁、对同事没有耐心等。员工的自我调节疲劳不仅影响工作效率，而且影响企业凝聚力。可以采用自我调节疲劳量表（SRF–S）对员工进行评估。自我调节疲劳量表共 16 个条目，通过要求员工对自己感到精力充沛的程度等题目进行 1–5 分的评分，分别从认知、损耗和行为三个维度对个体自我调节疲劳情况进行考察，根据员工在不同维度上的得分高低探讨其自我调节方面存在的问题，开展针对性辅导活动。

4. 人际信任降低

尽管返岗上班后员工需要共同工作，但由于新冠肺炎具有传染性，人与人之间仍要保持距离，这种同事间空间距离的远隔拉大了人与人之间的心理距离，可能降低企业内部的人际信任，进而对员工组织公民行为造成不利影响，降低员工工作满意度和对组织的情感承诺，甚至出现反生产行为。因此，企业需要对员工的人际信任加以关注。采用 McAllister 的信任量表对同事间信任度进行测量，该量表包含基于情感和基于理性的信任两个维度，要求员工对各条目的赞同度进行 1–7 分的评分。根据员工在两维度上的得分高低探讨企业当前在人际信任上可能存在的问题并进行干预。

（二）自我心理调适方法

新冠肺炎疫情诱发了个体的应激反应，加上整个春节假期，公众响应国家号召“不聚餐，不串门”，全体网民习惯于远离外人、足不出户、每天刷疫情聊疫情的生活，因此对于结束假期后到岗上班的企业员工而言，要尽快适应工作节奏，进入工作状态，需要他们对自我进行心理调适。

1. 注意力管理

大量信息的涌入消耗了人的认知资源，使人处于一种认知疲劳的状态，加上休假期间长期刷手机看视频，我们习惯于少量多次地接受碎片化信息；而在工作岗位上，我们所面临的问题往往需要沉下心来集中注意力耐心应对，这就要求我们对注意力进行管理。

一方面是避免分心，注意力很容易受分心刺激的诱惑而转移，不时弹出的新消息、突然想起的待办事项都可能将自己好不容易集中的注意力转向别的地方，这种时候要再回归手头任务又需要一番努力，所以我们要想办法减少工作时这些可能存在的干扰。比如在上班前通过设定闹钟的形式，定好自己工作和休息的时间段，在全身心投入工作的时间段内，将手机调至静音，放到自己看不见的地方，将电脑上微信和 QQ 提醒调至静音，并将窗口缩小到后台，避免图标的闪动。当突然想起某件事的时候，如果不是非常紧急，就先用手边纸笔记下，这段工作时间过后再集中处理；如果非常紧急，就先暂停手头工作，用纸笔记下当前作业进度和下一步工作，再着手处理该紧急任务。

另一方面，我们也可以运用一些标记技术，辅助自己高效利用认知资源，比如在看文件材料时，用高亮、画线、批注等方式，突出重点；结合纸笔和电子设备，将问题和想法写在纸上或通过语音备忘录进行记录，以利于及时整理。

2. 认知解离训练技术

认知解离训练技术强调要站在旁观者的角度看自己。当处于事件中心时，我们只能看到事物的某一方面，而忽略了其他方面，这种第一视角强化了人固有的观念，容易让人陷入不良情绪的反刍；而当我们从事件中心后退一步，转换为一个观察者的视角，再来看自己时，我们可以更好地觉察自己与事件之间的关系，情绪变得更加平和稳定，也有更多资源面对各种问题。

在感到苦恼烦躁，难以有效完成手头工作时，企业员工可以采用认知解离训练的技术，先闭眼放松，然后想象有一个自己从当前坐在工位上场景中后退几步，就像看视频一样，观察情境中那个坐在工位上的自己，以旁观者的角度看此时此刻自己是一种怎样的状态，是疲劳无力、愤怒气恼，还是怎样，感受眼中那个自己的体验，识别那个自己的情绪，然后看看进度条，分析一下手头的工作目前处于什么阶段，平静之后再慢慢回归继续工作。也可以在纸上以旁观者角度记录自己当天的心情和感受，并尝试分析原因，简单地写写“××（姓名）今天感到……，因为……”就可以起到自我调节的作用。

3. 放松训练

疫情下，出现焦虑、愤怒等各种情绪反应均是正常的，企业员工可以进行自己喜欢的活动，通过运动、听歌、瑜伽、冥想、绘画、看书等方式让自己放松。此外，也可以通过简单的呼吸放松训练，进行自我调节。

（三）团队建设与整体干预

新冠肺炎对公众的影响包括如下层次：一是病毒侵入被感染者身体细胞引发肺炎疾病甚至死亡；二是被感染者的社交行为引发更多被感染者；三是被感染者的病情、政府以及社会团队和个人对抗病毒的行动以信息方式影响全体公众。第一层影响是生理层面，以医药治疗为应对；第二层既是生理层面，又是健康行为层面，以“少出门，戴口罩，勤洗手”的防护行为来应对；第三层则是心理层面，也是引发问题比较复杂持久的层面，重点以心理建设来应对。

1. 隔面不隔心

戴口罩是预防疫情传播的最优选项，其次是减少人群聚集。这些防护要求对于一个生产车间的影响可能不大，因为大家本来就戴口罩，但对其他非生产类企业的活动可能就会产生影响，比如销售公司、文演公司等。在解决该矛盾的过程中，企业管理者应当发挥创造力，争取做到能线上会议解决的最好线上解决，最大限度减少物理接触，以此减轻员工的心理负担；每个员工脸上的口罩如果能有企业 logo，也许能提升品牌曝光度。

2. 疫情专题会

春节期间，全体网民都在刷疫情，这个行为模式可能会继续延伸到工作期间。如果企业担心这些关注行为影响工作效率而命令禁止，往往会适得其反。让一个人尽可能别想白熊，结果白熊的画面却会总浮现在脑海，这就是心理学中著名的回弹效应。与其堵，不如疏通。建议在企业群里专门开辟板块或者确定专门的时间为大家推送疫情热搜，鼓励员工利用专题时间发表讨论。其实这也许是个良好的机会，全体员工好不容易都关注在一件事情上了，应该利用这个机会提升队伍的凝聚力。

3. 防控疫情行动

相关的调研发现，疫情防治工作的直接参与者更不容易产生悲观情绪，而且对疫情的发展持有更为理性的态度。企业组织员工对疫情防控做力所能及的贡献，可以让广大员工产生道德提升感和控制感，这些感觉会增强个体应对疫情恐惧心理的力量。

（四）重点个体督导与干预

疫情持续期间，部分个体可能出现强烈情绪反应，一般是以紧张焦虑为核心情绪，有近亲好友感染者的可能还会伴随伤感担心，这些情绪问题可能会影响个体的工作效率。

针对此部分群体需要给予重点关怀和干预。首先，要精准识别受疫情影响较重的个体，一般以下两种情绪状态应该重点关注。①紧张性情绪：个体表现得刚愎自用，固执己见，毫无耐心听取别人的意见和劝解，躁动不安，心情无名的紧张，时常体验到肌肉的震颤，手脚发抖冰凉，呼吸急促，极度敏感，一点小小的刺激就会导致其暴跳如雷。②忧虑性情绪：个体表现的整日愁眉苦脸，对任何事情都提不起兴趣，不能专注于一件事情，注意力泛散，常常向人诉说自己的不幸，但又无法描述自己到底有什么不幸，忧心忡忡，总是唉声叹气，老是担心会有什么不好的事情或不幸的事情发生在自己身上。

其次，针对识别出的个体，可以提供如下行动建议：①放松训练：在众多的放松技术中，腹式呼吸放松技术比较容易掌握。练习时，每次 5 ~ 15 分钟，做 30 分钟最好。②认知调整：一般我们会认为是生活中的遭遇（疫情）直接引发了不良情绪（紧张）。然而，合理情绪理论指出，人们常有的一些不合理的信念才使我们产生情绪困扰。情绪 ABC 理论中，A 表示诱发性事件，例如疫情；B 表示个体针对此诱发性事件产生的一些信念，即对这件事的一些看法、解释，例如，我要是被感染了可就完蛋了；C 表示自己产生的情绪和行为的结果，例如焦虑紧张。要想避免情绪失调，就应多检查一下自己的大脑，看是否存在一些“绝对化要求”、“过分概括化”和“糟糕至极”等不合理想法。如有，就要有意识地用合理观念取而代之。③适当运动：运动能有效地释放被压抑的情感，增强心理承受能力，保持心理的平衡。按预防、健身、健美的运动处方运动，可保持良好的情绪，使工作、学习更积极、更轻松。疫情期间，建议在安全的前提下，开展体能运动，每天运动时间不少于 30 分钟。④心理咨询：如果个体无法自主调整情绪，可以诉诸专业的心理咨询服务。建议疫情期间以线上咨询为主，目前，国内已经有一些心理服务平台提供线上心理咨询服务，可以作为解决疫情重点个体心理问题的补充力量。

需要指出的是，复岗复工后做好心理评估和监测，尤其是特殊工种、特殊岗位要把控员工的心理风险，对有需要的个体进行心理辅导和干预也是非常重要的。企事业单位的员工心理建设与团队心理建设应双管齐下。员工心理建设的重点在于合理看待疫情对生活与工作造成的影响，分辨在疫情期间自己可以改变与不能够改变的因素，掌握更多应对方式，对未来审慎乐观；识别与调节情绪，调动情绪进行自我激励，并学会在工作中实现与他人的有效沟通；管理意志力资源，建立目标感，保持专注力，不拖延；建立有益于身心健康的生活习惯，杜绝危险行为，遇到心理危机时及时求助，主动进行自我调适等。团队心理建设方面，疫情期间，需要明确工作目标、方法和考核等方面的组织共识，结合团队建设与个体辅导等方法开展团队心理建设，树立、强化团队的共同目标并提升团队协同开展工作的能力，保障应激状态下决策的可靠性和执行的有效性。

战胜疫情需要全社会的努力，复岗复工后的“心理关”需要机关和企事业单位采取有效措施来积极应对，需要及时开展适宜的心理建设，通过心理管理工作提升团队和个人的心理能力，从而提振团队精神面貌，昂扬士气，在恢复工作和发展生产的战斗中旗开得胜。

第三节　案　例

返岗途中的阴影

案例呈现

我是一名生产制造行业的企业人员。春节前回到家里，随着疫情的加重，就待在家里休息，春节期间本来安排的一些走亲访友的活动都取消了，村子封闭了，企业也通知延缓复工。开始有些不适应，经常会有一些烦躁，担心随着疫情发展，企业是否裁员，自己能否回企业上班，影响自己的收入。一个多月待在家里不出门，感到安全，可以避免感染新冠肺炎。但是 2 月 18 日企业开始通知复工，我就乘高铁回到了单位。心里一方面想终于可以回到单位上班了；另一方面开始担心，本来自己在家没有接触外边大的环境，不太会被感染病毒，但是，企业一复工，我回单位途中坐了高铁，看到周围人人都戴着口罩，晚上也做噩梦，担心甚至怀疑自己是否会被染上病毒，感到不安全，工作时注意力涣散，没有心思工作。我该怎么办?

干预流程

咨询师: 您好，我是刘医生，今天你来心理咨询主要是什么问题?

求助者: 刘医生，您好。我是企业单位一名工人，回单位复工了一周，自己总担心是否会被感染病毒，晚上也睡不好，做噩梦。

咨询师: 哦，您很担心自己感染病毒除了使您晚上睡不好，做噩梦外，还有其他的影响吗?

求助者: 有，比如工作效率下降，经常分神，看到周围人戴口罩就心慌;有时还经常想自己返回路上是否有密切接触的“患者”。

咨询师: 您返程乘坐的高铁防护情况怎样?单位工作的防护情况怎样?

求助者: 其实，我也知道，坐高铁人员都分开座位，路上也没有接触什么人，单位上班也测体温、戴口罩，应该没有问题，但心里就是会控制不住担心“路上的人或单位的人他们是否安全”，我也不清楚，哎!

咨询师: 哦，您自己怎么看待您目前的情况?

求助者: 我觉得是心理问题，是不是得了什么心理疾病?那可就糟糕了，别人会怎么看我?想想就睡不着觉。

咨询师: 哦，您担心的时候，都会有什么一些表现?

求助者: 会紧张，怕别人看到，会离别人远一些。有些时候也会觉得自己头不舒服，怀疑是否发热等等。

咨询师: 您出现这些情况的时候通常是怎么处理的?

求助者: 不去想它，转移自己注意力。

咨询师: 效果怎样?

求助者: 没什么效果，自己工作做不好，注意力不集中，也会担心工作出错，那可就出大事了。

咨询师: 目前疫情还在控制中，您的同事、工友像您这种情况的有吗?

求助者: 我也没问过，我看着他们还好吧。

咨询师: 您觉得在这个复工的时候，你们单位为什么会开设针对员工的心理服务工作站呢?

求助者：嗯，这是单位给我们员工提供的心理帮助吧！怕我们出现什么心理问题。

咨询师：是的，面对这场疫情，大家都在参与其中，感受是相似的。一方面经过前段时间在家休息隔离，每个人虽有些不适感，但也形成了居家生活的日常节奏。现在疫情还在防控过程中，每个人的复工复岗也是一种新的生活方式与工作节奏的转变，这些因素叠加在一起就会给我们每个人带来心理上的困扰。既有担心疫情状况，引发情绪担心、恐惧；也会担心工作精力不集中，工作成效；还会担心收入受影响、担心业绩难完成……，这些现象都可能在复工之后出现。

求助者：嗯，有道理。那大家都会出现这样和我类似的反应？那我该怎么办呢？

咨询师：好的，我们首先理解了当下疫情还在防控，我们复工后又面临人际流动和互动，担心被感染，是一种正常的心理反应，同时也会伴随着自己身体的生理反应，出现像您一样的紧张、担心、注意力不集中、失眠，甚至做噩梦等，这些都是目前每个人一些正常的反应，不是心理障碍。假如您现在没有这些反应，您觉得会怎样？

求助者：哦，那也不正常（笑了）。刘医生，那我怎么办呢？

咨询师：好的，现在我们学习一些正念冥想的放松训练，感受一下。

求助者：好的。

咨询师：让我们放松地坐在椅子上，身体自然挺直，双脚平放地面，双手自然地放在大腿上或膝盖上，深呼吸。把注意力放在自己腹部，感受腹部的起伏，吸气的时候知道自己在吸气，呼气的时候知道自己在呼气（1-2-3-4-5 次）。在呼吸的时候，觉察一下自己头脑会游离，感觉头脑会冒出一些念头，这个时候，可以尝试着去看看这些念头，它们就像从头脑中冒出的一朵朵白云一样，可以飘到空中，每一朵白云都写着自己担忧的“病毒感染”、“不安全”、“怀疑心理有问题”等一些文字，在空中飘来飘去，我们自己仿佛就是天空一样，让这些白云飘在空中，我们仅仅是温和的看着它们……。我们把注意力再回到呼吸上，去感受一下腹部的起伏，吸气的时候知道自己在吸气，呼气的时候知道自己在呼气（1–2–3–4–5次）……。好的，我们慢慢睁开眼睛回到房间里。感觉怎样?

求助者: 刘医生，我现在感觉较平静，没有刚开始那样紧张和担心了。

咨询师: 好的，我们刚才的正念观呼吸、观念头的训练，使得我们可以较快地进入到一种平静放松的状态。同时，我们也会产生一种与头脑中的想法分开的感觉。

求助者: 是的，我看到了天空中的一朵朵白云，它们飘来飘去，这些也是头脑里冒出来的一些想法。

咨询师: 是的，这种训练可以较快地使我们产生一种我们与头脑的想法“拉开距离”的感觉，这是一种认知解离技术，可以每天睡觉前都训练5–10分钟。

求助者: 好的，我感觉轻松了很多，没有这么担忧和紧张了。回去我就可以练习。

咨询师: 好的，今天先到这里，下周再见。

干预分析

求助者是疫情还在防控阶段复工的企业人员，由春节期间的居家隔离生活转成目前复工上班，看到周围人员都戴口罩、单位加强消毒和防控工作，害怕被感染，引发焦虑，导致出现身体、心理和情绪反应等症状。面对该求助者，首先要理解、共情他目前的状况，进行合理化，避免叠加心理障碍的担忧和困扰；其次，帮助他去觉察和分析他的心理担忧的想法有哪些，引发哪些身体或心理的感受，有哪些情绪困扰等；再次，引导求助者感受这些都是“合理的自我保护的反应”形式，可以通过正念相关的训练，进行进一步稳定化训练。也可以从接纳承诺疗法（ACT）视角训练认知解离，帮助求助者将自身的反应（担忧的想法、身体的感受等）与自己拉开距离，减少影响。

对于危机情境造成的心理困扰，在理解、共情的基础上采用快速稳定化技术调整后，再开展后续的心理咨询服务工作。

时间都去哪儿了

案例呈现

我是一名事业单位的人员，因为疫情，春节期间就待在家里休息，每天都通过手机网络或电视查看全国各省市新冠肺炎疫情及抗疫信息。现在复工回到了单位，各机关部门人员分散办公，同事间见面交流非常少，日常工作就是通过电脑网络或钉钉办公软件进行传达或沟通，自己每天还经常不断地刷手机或电脑网络了解疫情的信息。时间一晃就过去了，自己一方面感觉影响工作效率，有些消极怠工；一方面不踏实，不看疫情信息心里会空空的感觉，甚至怀疑自己是否心理上有什么问题？我该怎么办？

干预流程

咨询师：您好，我是刘医生，今天你来心理咨询主要是什么问题？

求助者：刘医生，您好。我是一名事业单位的人员，回单位复工了一周，自己工作上总是会不停地刷手机和电脑网络，查看新冠疫情的信息，没有心思工作，担心这样下去工作也会出问题。

咨询师：哦，这段时间全民都在关注新冠肺炎的信息，您也与大家一样通过刷信息了解情况。您可以说一下你每天的工作状态吗？

求助者：好的，我每天上班工作不是太忙，有些业务因为疫情也没有完全开展，每天在办公室整理分析资料、向客户发送一些信息。目前大家都分散办公，不怎么见面交流。

咨询师：您在办公的时候，您的感受、情绪怎样？会经常想一些什么？

求助者：其实，我在上班的时候，心情也是比较平静的，知道自己和单位应该也是安全的。我们上班、下班回家，两点一线，也没有什么害怕紧张感受。但就是心里总感觉空空的，无事可做，总会不停地拿起手机或电脑网络查看新冠肺炎疫情方面的信息，如每个省的确诊人数、各省市的防疫工作、医护人员的救治工作信息、密切接触者隔离事件等，一浏览就停不下，时间半天就过去了。唉！

咨询师：哦，您自己怎么看待您目前的情况？

求助者：我觉得不正常，是不是得了什么心理疾病？那可就糟糕了，这样下去我的工作会不会受影响？

咨询师：哦，您今天来到这里，通过心理咨询，您希望得到什么帮助？

求助者：一方面我想知道我现在这种情况是不是心理问题，另一方面想知道我该怎么办。

咨询师：哦，在整个春节期间，每个人基本上每天都会刷与疫情相关的消息，这是正常的反应。与此同时，不断攀升的确诊人数、疑似病例个案报道等疫情消息引起了我们强烈的情绪反应，而我们的大脑对于这种强烈的刺激是没有抵抗能力的，它会不断地渴求这种刺激一次次地重复出现。

求助者：是的，我就是春节在家，不能出门，每天除了看手机、看电视，就是吃饭、睡觉，满脑子都是看疫情怎么样了。

咨询师：是的，在这种对疫情强烈关注的渴求下，我们会不自觉地去按动那个让我们兴奋的开关——反复查看寻找与疫情相关的消息。刷疫情消息这一行为经过春节短时间内的多次重复，已经形成一种习惯。

求助者：是的，我过十几分钟不去刷一下信息，心里就空落落的；有时也努力让自己转移注意力。

咨询师：效果怎样？

求助者：稍微好一些，但没有根本改善，心里不舒服。

咨询师：身体有什么反应吗？

求助者：有时感觉胸口空空的感觉，像是丢了东西似的。

咨询师：首先，你现在的情况，是在目前新冠肺炎疫情特殊时间段形成的一种“心理不安全→关注信息→掌控感（心理安全）→心理不安全→关注信息→掌控感（心理安全）”这样一种恶性循环。

求助者：嗯，是的，好像不刷信息心里不踏实，刷了之后好一些，但过段时间又开始了。

咨询师：那我们怎么改变刷疫情消息这个习惯呢？面对疫情信息“成瘾”的大脑，我们可以怎么做呢？习惯的建立回路为“暗示、渴求、惯常行为与奖赏”，当我们受到了疫情的“暗示”后，就开始“渴求”知道疫情信息，这时候我们就会以刷疫情消息作为“惯常行为”，最后，知道了疫情消息，有了掌控感就是一种“奖赏”。从以上习惯回路来看，需要改掉的是刷疫情消息这个惯常行为，可以在暗示和奖赏这两个环节进行相应的改变。

求助者：嗯，那我该怎么办呢？

咨询师：好的，你在工作过程中，将暗示尽可能屏蔽掉。例如，工作时尽量避免接触疫情信息等容易导致分神的内容；执行关键任务时则彻底杜绝无关信息，确保注意力聚焦在工作中。在非工作期间屏蔽暗示，转移注意力，给大脑提供新的刺激，以替换疫情信息的刺激，比如给家人做可口的美食、看喜剧片、听听音乐、阅读喜爱的书籍、做手工等。控制奖赏次数，如每天定时定量查看疫情信息，这样不会错过重要消息，也能恢复我们的控制感。

求助者：哦，我要对工作生活有时间计划地安排，分时间段工作，疫情信息按时间定时看。那我控制不住怎么办？

咨询师：好的，现在我们学习一个认知解离的训练技术，感受一下。

求助者：好的。

咨询师：假如你现在坐在办公室，正在工作，头脑中出现了要看疫情的想法，比如，各省确认人数是多少，我们市里有否新增？等等。这时把注意力放在呼吸上，深呼吸，把注意力放在自己腹部，感受腹部的起伏，吸气的时候知道自己在吸气，呼气的时候知道自己在呼气（1–2–3–4–5 次）。在呼吸的时候，觉察一下自己头脑冒出一些念头，把自己的大脑想象成一台收音机，正在播放一些疫情节目，就像窗外的风声或偶尔的汽车声一样，仅仅是一种声音，是我们环境的一部分，它可以出现也可以消失。我们把注意力再回到呼吸上，去感受一下腹部的起伏，吸气的时候知道自己在吸气，呼气的时候知道自己在呼气（1–2–3–4–5 次）……好的，我们慢慢睁开眼睛回到房间里。感觉怎样？

求助者：刘医生，我现在感觉较平静，没有刚开始那样紧张和担心了。

咨询师：好的，我们刚才进行的正念观呼吸训练可以较快地使我们产生一种我们与头脑的想法“拉开距离”的感觉，这是一种认知解离技术，目的是将想法与行为分开。可以每天睡觉前训练 5 ～ 10 分钟。

求助者： 好的，我感觉轻松了很多，没有这么担忧和紧张了，回去我就练习。

咨询师： 好的，今天先到这里，下周再见。

干预分析

求助者在整个春节期间，基本上每天都会刷与疫情相关的消息。不断攀升的确诊人数、疑似病例个案报道等疫情消息引起了心理反应，而我们的大脑对于这种强烈的刺激会渴求重复出现。刷疫情消息这一行为经过春节短时间内的多次重复，已经形成一种习惯。面对疫情信息"成瘾"的大脑，我们习惯地建立回路为"暗示、渴求、惯常行为与奖赏"，当我们受到了疫情的"暗示"后，就开始"渴求"知道疫情信息，这时候我们就会以刷疫情消息作为"惯常行为"，最后，知道了疫情消息，有了掌控感就是一种"奖赏"。从以上习惯回路来看，需要改掉的是刷疫情消息这个惯常行为，可以通过正念相关的训练和接纳承诺疗法（ACT）的认知解离技术，帮助求助者将头脑的"渴求"反应与自己行为拉开距离，减少影响。

情感疏离的同事们

案例呈现

我是一名企业员工，因为疫情，春节期间就在家里休息，原有的同事间、朋友间的聚会也取消了。现在复工回到了单位，人员都分散上班，就餐也分时间段，同事间的见面交流非常少。这段时间与以前同事见面后或安排一些工作时，感觉比以前疏远了。大家并不是因为彼此之间有了隔阂，但心里总是有种陌生感，并有种空空的感觉，我该怎么办？

干预流程

咨询师： 您好，我是刘医生，今天你来心理咨询主要是什么问题？

求助者: 刘医生，您好。我是一名企业员工，现在复工回到了单位，人员都分散上班，就餐也分时间段，人员间的见面交流非常少。这段时间与同事见面后，感觉比以前疏远了。并不是因为彼此之间有了隔阂，但心里总是有种陌生感，有种空空的感觉，我该怎么办?

咨询师: 哦，疫情期间，“不出门、不串门、不聚会”的防疫措施会造成人际距离的增加，这种变化会持续到复岗后。同时，工作场所的防疫措施（戴口罩、工位隔离等）会进一步增加人际距离。您可以说一下你与同事见面后的状态吗?

求助者: 好的，我每天上班同事间都分散工作，就餐也分散，每天见不了几面。偶尔见面后，心里总感觉好像陌生了一样，不知道该说些什么；也怕别人会担心自己，不敢近距离地交流，存在一种距离感。

咨询师: 由于担心疫情的人际传播而产生的焦虑、无助等消极情绪，也会削弱人际交往的意愿，使得我们与同事之间的人际距离更加遥远。与同事之间的有效沟通可以增强人际信任感，从而抵御人际距离增加导致的消极影响。

求助者: 是的，一方面希望上班了好多同事可以聊聊天，另一方面会担心人际距离近了不安全，要戴口罩，时时感觉在提醒我们不要交流。唉!

咨询师: 哦，其实你的感受与其他同事差不多，他们也会有这种感受或担忧。你觉得目前你的这种感受产生的心理影响说明了你内心的愿望是什么?

求助者: 我还是希望回到从前可以自由交流、交往的时候，不希望变成现在这种“你防我——我防你”的境况。

咨询师: 是的，我们每个人都希望有良好的人际交流和互动，尤其是面对面的感受，这也是我们人类社会交往和社会支持的需要。首先，目前如果有机会在与同事沟通中，可以找到共同关注的话题。比如，疫情成为了大家共同关注的话题，与同事在闲暇时适当表露自己对疫情的感受，可以拉近与同事之间的距离；同时，把对疫情的担忧与不安等消极感受表达出来还有利于我们平息情绪。即使与疫情无关，只要是彼此之间都关心的话题，都可以起到破冰的效果。

求助者: 哦，可以谈论疫情的这些话题? 我以为不可以，别人会不高兴呢。

咨询师： 我们每人都在经历同样的疫情，我们大家“同呼吸、共命运”，彼此交流疫情感受，也是一种情绪的宣泄和理解。

求助者： 哦，知道了。

咨询师： 增加肢体语言，目前不串岗交流，可以通过视频，也可以远距离通过彼此间惯用的特殊含义的“手势”等肢体语言打招呼，增加一些特殊情趣。

求助者： 哦，对了，我们几个哥们平时就用暗语交流，挺搞笑的。我可以试试。

咨询师： 你还可以学习一些“反思性倾听”，反思性倾听指的就是当对方说完一件事，你做一个总结，让对方能够继续把事情讲清楚。这种技巧可以让对方感受到你的理解和关心。当你说“我明白你现在感觉很受伤”或者“我理解对你来说这是一段艰难的时期”，会鼓励对方告诉你更多信息。但是，如果你说“我无法理解为什么你会这样”或者“这件事对我来说没有意义”，你的朋友将会大受打击。此外，在倾听时可以使用口头助兴，这是比点头更进一步的行为，目的是鼓励说话的人继续讲话。口头助兴包括“我知道了”“接着说”等发言确认标签，以及“嗯”“哦”等填充词。口头助兴能让对方明白，你不仅在听，还在以口头确认的形式证实对方的讲话内容。

求助者： 好的，我试一下，谢谢。

咨询师： 好的，每天晚上还可以做一下正念观呼吸放松训练，让我们的大脑得到休息和放松，可以每天睡觉前都训练 5 ～ 15 分钟。

求助者： 好的，谢谢。

干预分析

求助者在疫情期间，“不出门、不串门、不聚会”的防疫措施会造成人际距离的增加，这种变化会持续到复岗后，工作场所的防疫措施（戴口罩、工位隔离等）会进一步增加人际距离。由于担心疫情的人际传播而产生的焦虑、无助等消极情绪，也会削弱人际交往的意愿，使得我们与同事之间的人际距离更加遥远，有效沟通和信任感受到影响。我们每个人良好的人际交流和互动是我们人类社会交往和社会支持的需要。首先，可以找到共同关注的疫情话题，不要回避，与同事在闲暇时适当表露自己对疫情的感受，可以拉近与同事之间的距离，体现彼此间的关心；同时，对疫情的担忧与不安等消极感受表达出来还有利于我们平息情绪。

钱袋子、米袋子的困扰

案例呈现

我是一名企业管理人员，现在复工回到了单位。因为疫情，我们部门的业务受到了较大的影响，有些客户单位复工进度不一致，因此担心客户合同今年能否完成，整个团队的业绩和收入会影响到什么程度，什么时候可以完全恢复业务的正常运转等。这段时间整个人都非常紧张、担心，晚上想起来就失眠。我该怎么办？

干预流程

咨询师：您好，我是刘医生，今天你来心理咨询主要是什么问题？

求助者：刘医生，您好。我是一名企业管理人员，现在复工回到了单位。因为疫情，我们部门的业务受到了较大的影响。客户单位复工进度不一致，担心客户合同今年能否完成，整个团队的业绩和收入会影响到什么程度，什么时候可以完全恢复业务的正常运转等。这段时间整个人都非常紧张、担心，晚上想起来就失眠。我该怎么办？

咨询师：哦，疫情期间，“不出门、不串门、不聚会”的防疫措施短时间是让企业单位的一些业务开展受到了影响。你们现在单位虽然已经复工、复岗，但真正的业务还没有完全恢复。你比平常感受到更大的压力，比如担心你们部门的工作业绩、工作收入会受影响。当出现这些担忧的时候，你通常都会产生哪些反应？比如，会有什么想法？什么样的情绪？什么样的身体反应？

求助者：哦，我会担心我们团队业绩下滑，影响每个人的收入，影响大了我的团队人员是否会有流失，那明年怎么办，有时就会非常生气——这是什么人，乱吃野味，传播病毒？就会有一种无名的怒火。有时也会胸口发闷、失眠。

咨询师：目前，你现在的状况是由于担心疫情造成的业务下滑、收入下降、团队人员流失而产生的一系列心理反应，包括头脑中一些糟糕的想法、一些愤怒的情绪和身体的一些反应，这些反应您怎么看待？

求助者：我现在这样一个状态，感觉什么事都做不了，就更加担心：我这是怎么了？会不会心理上出现了问题？如果这样下去，我们的业务就更加糟糕，这场疫情简直就是一场灾难。

咨询师：哦，你现在感受到非常糟糕和担忧。这些想法和感受对你来说，如果要打个比方，像什么东西一样？

求助者：我觉得就像一块大石头压得我喘不过气来。

咨询师：好的，我们现在做一个心理的体验训练好吗？

求助者：好的。

咨询师：现在，选择一个舒适的姿势坐在椅子上，轻轻闭上眼睛，请想象一下你坐在一个空旷的地方，你看看你眼前压在你胸口的大石头是什么样子的？什么颜色的？是什么材质的？静静的看着它，慢慢试着可否移动一下？

求助者：褐色，大理石，冰凉的感觉，推动有点难。

咨询师：好的，慢慢看着它，看看它会有什么变化？

求助者：好像可以变化了，小了一点，滚动了一下。

咨询师：好的，现在你试着再推动一下，让它慢慢远离一下，让它变小一些。现在你面前有一个保险箱，仔细地看着这个保险箱：它有多大（多高、多宽、多厚）？它是用什么材料做的？是什么颜色的（外面的、里面的颜色）？壁有多厚？箱门好不好打开？关箱门的时候，有没有声音？然后，你可以再检查一遍，看看你所选的材料是否正确，壁是否足够结实，锁是否足够牢实。现在请你打开你的保险箱，把所有给你带来压力的东西，比如你刚才感受到的压在胸口的大石头，统统装进去，轻轻关上保险箱的门，并锁上，轻轻移动一下这个保险箱，看看移动到什么地方，多远的地方，把它放在你认为安全、合适的地方。如果完成了，就回到这个房间，睁开眼睛。感觉怎样？

求助者：刘医生，我现在感觉较平静，没有刚开始的那样焦虑和愤怒了。谢谢。

咨询师： 好的，刚才我们是做了一个想象的保险箱的体验训练，你可以每天晚上做一下，先使自己身心得到放松。

求助者： 好的，那我的业务和团队问题怎么处理？

咨询师： 好的，你一方面通过我们刚才的训练稳定好你的情绪和头脑中的压力感。接下来，首先，可以尝试去看看你的头脑给你说了些什么担心的内容？看看这些内容哪些是“可以解决的”，哪些是“不可解决的”。多关注可以解决的问题。比如，“我的收入会受影响吗？”是无解的，但“我可以怎样积极地投入后续工作，尽可能减少影响”是可以解决的；其次，可以试着问问自己：自己担心的问题是实际存在的吗？它发生的概率大吗？比如，如果复工时间不会推迟太久的话，工作的业绩和收入并不会受到特别大的影响，即使有些影响，也是可以控制、可以逆转的。如果担心的事有可能发生的话，我可以做什么去应对？比如：如果复工时间推迟较多，业绩、收入受到影响的话，可以尝试和同事和上级进行更多的沟通交流，共同探讨应对处理的解决措施等。最后，可以尝试用对待好友的方式和自己进行对话：想象假如你的好友在你面前，当他向你表达他的担忧和压力时，你会和他说些什么话来安慰他、支持他？

求助者： 是的，我会帮朋友梳理一下，看看我现在可以做些什么？先把眼前可以做的事情做起。

咨询师： 好的，把目前的自己当作需要帮助的“好友”来对待，理解他、关心他、支持他，也可以具体做一些解决问题的事情。

求助者： 好的，谢谢，收获很大。

干预分析

求助者在疫情期间，“不出门、不串门、不聚会”的防疫方法短时间是让企业单位的一些业务开展受到了影响。求助者比平常感受到更大的压力，比如担心部门的工作业绩、工作收入会受影响。因为压力的反应造成求助者认知、情绪和身体的反应。比如担忧、糟糕至极的想法，愤怒的情绪以及胸闷、失眠的生理反应。首先，可以采用稳定化技术，比如“保险箱打包”技术，稳定来访者情绪，缓解压力影响；再次采用自我关爱的技术，进行认知分析和调整，根据现实的情境进行问题解决和行动计划，产生自我的控制感，建立积极有效的行动。

团队阳光的呼唤

案例呈现

我是一名企业人力资源管理人员，疫情后复工回到了单位。虽然大家都回到岗位了，但总体感觉大家还是有些情绪反应的，工作效率不高，注意力较涣散。我担心时间长了会影响员工的凝聚力和未来业务开展。作为我们人力资源管理部门希望开展员工团队的心理调适，有什么建议?

干预流程

咨询师: 您好，我是刘医生，今天你来心理咨询主要是什么问题?

求助者: 刘医生，您好。我是一名企业人力资源管理人员，现在复工回到了单位。虽然大家都回到岗位了，但总体感觉大家还是有些情绪反应的，工作效率不高，注意力较涣散，我担心时间长了会影响员工的凝聚力和未来业务开展。作为我们人力资源管理部门希望开展员工团队的心理调适，有什么建议?

咨询师: 哦，复岗后，团队精神面貌亟待调整，生活方式的变化、工作节奏的加快以及人群聚集造成的焦虑与恐慌感，都会影响团队的精神面貌。你现在了解到的整体情况有哪些?

求助者: 每个人或多或少的都存在一些问题，我们也做了一些问卷调查，比如疲惫感、注意力涣散、工作投入度变低，员工的注意力有很大一部分投注在了疫情消息上，故无法全身心投入工作中；团队普遍感觉能力不足或下降，缺少成就感，继而出现畏难情绪、工作效率下降。

咨询师: 哦，确实，复工后怎么帮助员工恢复心理工作状态非常重要，你们人力资源部门已经开始了一些调查问卷的工作，非常好。

求助者: 我们通过调查问卷，发现了这些现象，怎么从心理建设的角度组织开展一些工作?

咨询师：企事业单位的心理建设包括员工和团队两个层面，你们目前开展的调查问卷就属于心理评估与监测的工作，非常及时。返岗上班后，企业员工可能出现各种适应不良的现象，需要及时进行心理评估并持续监测。从员工个体层面可以推送一些有关单位疫情防控的具体措施，做到人人知晓，避免信息不清楚而担忧；也可以推送一些有关个体自我身心调节的训练技术的音、视频素材，鼓励大家学习训练，做好自身身心调节，比如腹式呼吸放松技术、自我安抚技术——蝴蝶拍、保险箱技术、正念冥想、正念观呼吸、正念身体扫描技术等，这些技术可以较好地提高员工自我关爱并放松。

求助者：好的，我们通过单位员工的钉钉管理群可以开展推送“关爱自己身心”主题的音、视频资料，那对于团队建设方面有哪些做法？

咨询师：针对团队心理建设工作，可以开展以下项目：①“隔面不隔心”的宣传活动，企业管理者应当发挥创造力，争取做到能线上会议解决的最好线上解决，最大限度降低物理接触，以此减轻员工的心理负担；每个员工脸上的口罩如果能有企业 logo，也许能会提升品牌曝光和员工间的凝聚力。②在企业群里专门开辟板块或者确定专门的时间为大家推送疫情热搜，不要回避员工讨论疫情，其实这也许是个很好的机会，全体员工好不容易都关注在一件事情上了，应该利用这个机会提升队伍的凝聚力。③有序地组织单位员工参与单位疫情防控力所能及的事情，让广大员工通过参与活动产生道德提升感和控制感，增强个体应对疫情恐惧心理。

求助者：好的，非常感谢刘医生的指导和建议。我们回去就做好相关的工作方案。

干预分析

求助者作为企业人力资源管理部门人员，针对复工返岗的员工开展心理健康状况的评估和调查，了解员工的心理情绪反应，结果发现工作效率不高、注意力较涣散，担心长时间会影响员工的凝聚力和未来业务工作开展。指导人力资源部门从员工心理建设的角度开展包括员工个人和团队组织两个层面的心理建设工作，通过有关个体自我身心调节训练技术的音、视频素材，鼓励大家学习训练，提高员工自我关爱和放松；针对团队组织层面开展“隔面不隔心”、主题疫情防控会和业务发展建言献策等工作，让员工通过参与活动产生道德提升感和控制感，增强个体应对疫情恐惧心理，有利于提升团队的心理凝聚力。

绿码变红码的困惑

案例呈现

我是江西人，一直在杭州工作，春节期间回江西老家过年，2月初就返回杭州了，杭州健康码一直都是绿色。前天我开车去见了一下住在另外区县的妻子，因为我是江西车牌，途中被交警拦下了，一刷健康码竟然是红色，必须去隔离点隔离14天，我想不通。警察也调出了我的行车轨迹，虽然没去过疫区，但是确实需要隔离。知道这个消息，我特别恐惧，害怕家里人担心，也不敢告诉他们。我感到我好像要被世界遗弃一样，胸闷，一直在出冷汗，别人说什么我都听不见，心跳得特别快，有种要死了的感觉。医生，求求你帮帮我，我该怎么办，我真的没办法待在隔离点。

干预流程

第一次咨询

咨询师：您好，我是陈医生，今天希望咨询哪方面的事情？

求助者：您好，陈医生，我觉得很憋闷，气也透不过来。

咨询师：从什么时间有这感觉的？

求助者：从昨天进隔离点后，我就感觉不舒服，胸闷。

咨询师：哦，您昨天经历了什么？你怎么想的？

求助者：春节期间回江西老家过年，2月初就返回杭州了，杭州健康码一直都是绿色。前天我开车去见了一下住在另外区县的妻子，因为我是江西车牌，途中被交警拦下了，一刷健康码竟然是红色，必须去隔离点隔离14天，我想不通。

咨询师：哦，您是害怕去隔离点吗？

求助者：是的，很害怕。

咨询师：那你有没有相关疫情接触史，有没有进行聚集性活动，是否有发热等症状？

求助者：没有，只是行车轨迹可能与疫区道路重合。

咨询师：那你是担心在隔离点染上病毒吗？

求助者：也不是。

咨询师：是害怕隔离点的生活吗？

求助者：是的，我觉得可能与坐牢是一样的，在一个密闭的环境里，失去了自由，见不到家人。

咨询师：像您这样的案例，我接触过很多的，不止你一个。

求助者：是吗？原来也有人与我一样。

咨询师：大家对未知的环境有担心也是很正常的。平时，您可能遇事情会焦虑，才会有这样的表现。

求助者：是的，以前换工作或者换住处，我就会担心。

咨询师：疫情隔离点都是单间，很干净、整洁，政府给大家的日常生活准备得很充分，确保大家不会交叉感染。而且可以用手机，也有电视，可以与家人视频，所以您不会孤单。还可以利用隔离的空闲时间做一些平时想做而没时间做的事。

求助者：您这么一说，我心情好多了，好像不那么担心了。

咨询师：你可以试着做呼吸放松技术，就像你做深呼吸一样。好，你选择一个舒适的姿势平躺在床上，左手放在胸部，右手放在腹部肚脐处，自然地呼吸，感觉双手上下起伏地运动，并比较双手的运动幅度。缓慢地通过鼻孔呼吸，吸气时让腹部慢慢地鼓起来，呼气时让腹部慢慢地凹下去，体会腹部起伏的感觉，呼气（1–2–3），吸气（3–2–1），充分感受身体和腹部的感觉，不管有什么样的感觉产生都让它存在。我们再做一遍……现在感觉怎样？

求助者：感觉比较平静和放松，想睡觉（笑了）。

咨询师：好的，回到房间，每天坚持训练一下，通过隔离 14 天可以学习一种心身放松训练。

第二次咨询

求助者: 陈医生，我感觉不太好，晚上总是睡不着，还是有一种坐牢的感觉。

咨询师: 是担心被感染新冠肺炎吗?

求助者: 不是，我是相信医生、护士的，隔离对我是有好处的，我也坚信自己没得肺炎。

咨询师: 那是什么原因呢?

求助者: 我害怕家里人担心，亲戚、朋友知道我被隔离，大家都会躲着我们，他们要承受很大的心理压力。一想到这个我就心疼得不得了，都哭过好几次。

咨询师: 你有与他们联系过吗?

求助者: 我与我老婆视频过，也告诉她我很好，她虽然也说很好，但我觉得她很憔悴。她肯定遇到困难但不对我讲，怕我担心。

咨询师: 整个疫情暴发期间，为了保护人民健康，遏制疾病传播，最好的方法就是隔离，隔离既能保护自己，也能保护家人。就隔离而言，大家都能理解。

求助者: 是的，我能够认识到的。可我老婆没有经受过这些，家里的事情一直都是我做主的，让她独当一面我于心不忍。

咨询师: 您是一位好丈夫，对家庭很负责任。但是大家都是成年人，家庭成员有义务也有责任维护家庭正常运转，也刚好利用这个机会，好好锻炼一下妻子对家庭事务的处理能力，就像锻炼小孩子一样，要放手让她去做。况且，你还可以手机遥控指挥呢!

求助者: 您说的对呢。

咨询师: 退一步讲，现在政府支持系统都很完善，比如买菜等不方便，还可以联系社区党员或者志愿者帮忙的，

求助者：是的，您这么一说，我心里好像就放下了。也是，这个机会难得，是要好好锻炼一下她。

咨询师：您的担心少了，一般情况下，睡眠就会改善了，您也可以尝试一下改善睡眠的方法。比如，睡前喝点热牛奶，或者听一下轻音乐，用热水洗脚，这些都可以改善睡眠。

求助者：隔离点的设施和后勤是很好的，所以这几个方法都能做的。

咨询师：选一到两种方法尝试并坚持下去。

求助者：好的，我肯定可以做到的，希望有效果。

咨询师：您也可以像以前一样电话联系您妻子，了解一下她的生活，把您的隔离情况向她汇报一下。这样您可以避免担心。

求助者：我尽量去做，还有像上次您讲过的一样，我手机下载了很多与自己专业相关的知识，准备静下心来，多学习，提升一下自己的专业技术，等到隔离期满了，就可以立即复工了。

咨询师：您坚持做下去，一定会看到效果的。

求助者：真的十分感谢您，在我最脆弱无助的时候给了我帮助。

咨询师：祝您早日回归正常生活。

干预分析

随着复工复产进程的推进，越来越多的外地企业人员会返回杭州，在大数据的监控下一部分人也会出现健康绿码变红码的情况，部分容易焦虑的人会因为被隔离产生焦虑，出现躯体不适。而且这种焦虑感因为各种情况会加重，就像本文这个案例一样。其实出现这样的心慌、担忧、身体不适等现象属于正常的心身反应。只要大家察觉到这种现象后，进行一定的自我调整，是完全可以得到缓解的。

热线中的温情

案例呈现

我是安徽人，年前在杭州的一个工厂里做包装工人，年后工厂里通知我要回去复工了。由于疫情的原因出不去，老板说杭州政府包车到我们县城来接我们。可是我还是担心在返回杭州路上被感染上新冠肺炎，不知道怎么办。

干预流程

咨询师：你好，我是今天接热线的志愿者，我的职业是一名精神科医生，有什么可以帮助到你吗？

求助者：你好，我是安徽人，年前在杭州的一个工厂里做包装工人，年后厂里通知我要回去复工了。由于疫情的原因出不去，老板说杭州政府包车到我们县城来接我们。可是我还是担心在返回杭州路上被感染上新冠肺炎，不知道怎么办。

咨询师：刚听你说，你现在在安徽老家？

求助者：是的。

咨询师：你现在担心返回杭州的路上被感染新冠肺炎？你是怎么判断的？

求助者：我总觉得在同一个车里的人不安全，有一个人患病，我们全车都完蛋了。

咨询师：你同车一起返回的人有谁被检测出新冠肺炎病例吗？

求助者：没有。

咨询师：老板是怎么对你们一起乘车的人员进行安全检测的？

求助者：所有人都详细了解了春节期间的活动情况，进行了登记，还让我们申请了健康码。

咨询师：与你同车的人都一起进行的登记调查，并监测了体温。老板也是希望大家返工都健康哦，这样做好了防护，是不会感染的。

求助者：嗯。

咨询师：现在政府就怕有感染者返程工作，所以才包车接你们回来工作的。

当下疫情还在防控，复工后的人际流动，担心被感染，是一种正常的心理反应，出现像您一样的紧张、担心、注意力不集中、失眠等情况，这些都是目前每个人一些正常的反应，不是心理障碍。假如您现在没有这些反应，您觉得会怎样？

求助者：那也不正常了（笑了）。听你这么一说我放心多了。

咨询师：现在回杭州工作的场所都是封闭式管理，单位疫情防控还是没有放松。这段时间可以多做一些自己喜欢的事情，比如听听音乐，在房间里做做运动，转移自己的注意力和关注点，可以改善你目前的担忧状况。

求助者：好的。

咨询师：现在这段时间可以登录杭州市第七人民医院的网络医院进行咨询或心理评估，有问题可以随时咨询我们或者在线咨询。

求助者：好的，谢谢医生。

干预分析

新冠肺炎疫情对企业生产造成了很大的影响，停工停产后面临着复产、民工返程等问题。很多人出门时都会担心被感染新冠肺炎。研究表明，进城务工人员的心理弹性在希望与心理适应之间起着部分中介作用，这个时候民工会出现困惑、紧张情绪，诸如此类问题要加以关注并及时心理干预，以免造成严重的心理问题。在返程前要加强防疫健康知识宣教，在返程途中及到达目的地后要关注民工的心理变化。

开不了业的餐馆老板

案例呈现

我是在杭州开小餐馆的个体小老板，本来想着过年不回安徽老家了，过年期间做做年夜饭生意，其他餐馆都关门了，好好做一下生意。结果谁想疫情来了，生意没做成，现在本来要回家过年的十几号工人都没事做，工资还得照发，面临的压力太大了。我现在心情非常差，有的时候感觉做人都没什么意思。

干预流程

咨询师：你好，我是今天接热线的志愿者，我的职业是一名精神科医生，有什么可以帮助到你吗？

求助者：你好，我是在杭州开小餐馆的个体小老板，本来想着过年不回安徽老家了，过年期间做做年夜饭生意，其他餐馆都关门了，好好做一下生意。结果谁想疫情来了，生意没做成，现在本来要回家过年的十几号工人都没事做，工资还得照发，面临的压力太大了。我现在心情非常差，有的时候感觉做人都没什么意思。

咨询师：这场疫情确实影响了你饭店的经营。

求助者：现在都已经一个月了，店不能开，就做一点外卖，生意也不好，十几号工人要养，面临的经济压力非常大，一个月亏了五六万。

咨询师：针对现在这个局面，你做了些什么应急工作？

求助者：我也与房东联系了，房租方面有可能会减 2 个月，经营税方面税务局也好像有支持政策，我就是担心着急，这个疫情什么时间过去。哎！

咨询师：你已经做了一些努力了，政府也出台了一些帮扶政策，这些都是一些利好的东西。我们在这个情景下，餐馆有哪些业务可以继续做？

求助者：可以外卖，但量也不大。

咨询师：除了外卖生意，目前还可以拓展什么业务把员工合理地用起来？

求助者：嗯，我可以尝试与其他平台业务合作，安排暂时没有活的人员去承担其他平台的业务，至少让我的员工有收入，也可以减轻我这边餐馆的压力。这样想想心情会好一些。

咨询师：是的，目前遇到疫情经营压力，你可以觉察一下，你担忧的哪些是可以改变和控制的，比如收入减少情况你无法控制，但是安排员工做些可行的业务是可以的。

求助者：有时候想想这些影响和后果，都感觉做人没有意思。

咨询师：睡眠怎么样？

求助者：不怎么好。

咨询师：有想死的想法吗？

求助者：这倒是没有。

咨询师：大家目前都处于非常困难的时期，政府也在出台一些政策来减轻你们经营者的经济负担。困难是暂时的，个人、社会和国家一起面对，共渡难关。

求助者：嗯。

咨询师：现在不光你，整个国家都面临着巨大的考验。

求助者：嗯，是的。

咨询师：一切都会很快过去的，现在政府已经逐步安排复工复产了，希望你可以再拓展出一些其他业务工作，暂时渡过难关。

求助者：好的。

咨询师：现在这段时间可以登录杭州市第七人民医院的网络医院进行咨询或心理评估，也可以学习一些自我减压的放松训练方法，改善一下自己的情绪状态，有问题可以随时咨询我们或者在线咨询。

求助者：好的，谢谢医生。

干预分析

新冠肺炎疫情对生产、生活造成了很大的影响，各行各业都面临着十分巨大的考验。这位餐馆经营者是餐饮业的典型例子。他们面临着巨大的经营压力及生存压力，往往会出现睡眠问题进而引发心理问题。诸如此类问题要加以关注并及时心理干预，以免造成严重的心理问题。

第三章　在校学生心理干预

CHAPTER 3

第一节　疫情对青少年学生的影响及心理调适

突如其来的新冠肺炎疫情暴发对每个人来说，都是一种强烈的应激情境，尤其是对处于“超长寒假”的青少年学生来说，除了面对疫情相关的应激情境外，还需要面对学习、开学等问题，面临各种环境威胁和挑战。处于这种应激情境中难免会出现各种焦虑、恐慌、抑郁等心理不适，尽管我们认为这些心理变化是“正常的”，但出现这些情绪会给我们带来困扰，影响学习和生活。因此，作为青少年学生，应当学习心理调适技巧，管理自己的情绪，保持理性、平和的健康心态。同时，还可以帮助更多的亲人和朋友理解疫情、稳定情绪、做好防护。

（一）青少年学生面临的主要应激情境

疫情下青少年学生面临的应激情境主要包括以下几个方面：

1. 自身与疫情相关的情境

有的被要求医学隔离感到害怕，有的担心被感染而紧张，还有对疫情传播者感到愤怒，对因到处了解行踪致使自身信息泄露感到生气，也有因买不到口罩而恐慌等等。还有部分学生本身就存在焦虑、抑郁等心理疾病，由于疫情出行不便，中断在服药物，导致病情复发。

2. 与学习有关的情境

担心延期开学影响学习、毕业，担忧开学后学校的防疫措施，或害怕因疫情影响就业等等。在家学习期间，有的学生不适应只能听、不能提问的网络教学，害怕耽误自己的学习效率。

3. 社会支持网络相关的情境

担心被隔离的、或在一线工作的家人和朋友，因疫情影响了正常的人际交往，疫情对家庭经济带来重大的影响等等。个别学生由于家人感染患病或是重症死亡而处于极度悲痛之中。

（二）疫情压力下常见的心理应激反应

不管处于什么样的应激情境，很多学生都会出现不同程度的应激反应。疫情中比较突出的心理应激反应有以下几种：

1. 焦虑

焦虑是最常出现的一种情绪性应激反应。由于本次疫情传播源的隐蔽性和病毒感染的不确定性，人们如果不知道如何进行有效防范，就会感到高度紧张、焦虑。表现为对未来过度担心、对外界刺激敏感、注意力难以集中、易受干扰、情绪不稳定、易激惹、心神不安、睡眠变差、有失控感等，有的人还会出现汗多、心跳加快、尿频尿急、口干、胃部不适等神经功能紊乱的症状。

适度的焦虑对个体来说是一种保护性反应，可以提高个体的警觉性，激发个体内在的生理功能来积极应对危机，如购买和使用口罩、避免不必要的外出、不去高危的场所、积极获取相关的医疗信息等。如果长期处于焦虑状态，则会对机体免疫系统造成显著干扰，导致机体抗感染能力下降，反而更容易患病，同时也可能引发非理性行为。尤其需要注意的是，焦虑往往会让人呼吸急促、胸闷、身体乏力、肠胃不适，这些身体反应与肺炎的某些症状相似，会加剧负性思维，让人的焦虑感加倍。

2. 疑病

对自己身体的各种感受特别敏感，时常会将身体的各种不舒服与新冠肺炎联系起来，怀疑自己生病了。

在当前的形势下，我们关注自己有无发热、咳嗽、呼吸困难等身体感受是很正常的。从这一点来看，疑病也是有积极意义的，它让我们关心身体，对自己、家人和社会负责。但是，在疑病状态下，个体会放大身体的一些不适感，于是注意力就聚焦于此，形成恶性循环。虽然很多人在理性上知道此时无需草木皆兵，但难以摆脱这种感受。

3. 恐惧

面对患病的危险和生命安全的不确定，人的生存本能会让我们感到恐惧，特别是在信息爆炸的今天，我们很多时候都被淹没在与新冠肺炎相关的信息流中。关注着网络，翻看着朋友圈，越看越担心，越看越害怕，这种恐惧、焦虑的情绪将会激活我们的交感神经系统，可能导致原有症状加重，甚至出现继发性心慌气短、头晕乏力、“濒死感”等躯体症状。

4. 不确定感

不确定感与一个人对其所处情境的掌控有密切的关系。当我们不能控制对自身有威胁的危险刺激，或者认为自己在某种环境中会失控时，就有可能进入应激反应状态。在新冠肺炎疫情尚未得到完全控制的当下，形势随时都会发生变化，存在着非常多的不确定性。例如，我们不能确定自己或周围的人是否会被传染，被传染的是新冠肺炎还是一般流感，疫情会如何演变。随之而来的威胁会使每个人的控制感都下降。

在这场抗击疫情的战役中，疑似患者和被隔离者的不确定感体验是最为强烈的，他们不仅承受着身体上的痛苦，同时也面临着巨大的焦虑和恐惧——对生命安全的焦虑。一些人为了获得确定感甚至会过度关注各类疫情信息，不断寻找看似确定的信息，却又怀疑信息的准确性，这就导致其情绪在悲喜之间来回转换，形成负性循环。

5. 替代性创伤

“替代性创伤”这一概念最初是指专业心理治疗者因长期接触患者，受到咨访关系的互动影响，而出现与来访者类似病症的现象。简单地说，当某人在了解他人所经历的灾难时，由于对那些引起压力的内容过分关注，从而感受到巨大压力，即便与悲剧中的受害者没有直接的联系，也会产生替代性创伤。

在本次新冠肺炎疫情中，对大多数青少年学生来说，这种替代性创伤更多地表现为一种媒介式替代性创伤。在信息时代，由于新闻媒体、网络、自媒体等的滚动报道和推送，我们大量接触和暴露在与疫情有关的各种创伤性信息之中，就像“在现场”一样，从而有可能出现一线工作者才有的“替代性创伤”。

是否会产生媒介式替代性创伤，既有媒体的原因，也有我们自身的原因。同理心强、共情力强的人，更容易出现替代性创伤。减少替代性创伤的一个有效办法是：在自己的生活中，放下手机，正常作息，控制对新闻信息的接收。过度接触负面消息只会产生消极作用。

（三）青少年学生应对情绪问题心理调适技巧

应对这些心理应激反应，除了要有科学的疫情防控知识外，还要学习和掌握积极有效的心理调节措施，必要时寻求专业心理医师帮助。

1. 认知心理调节

（1）学会觉察、识别自己的想法。要知道我们的情绪并不是由事件本身决定的，而是由我们对这个事件的评估、判断和想法决定的。在一个固定的情境下（如自己所在的小区发现了疑似病例），我们的认知（如“我可能也在小区散步时被感染了”）、情绪（如恐慌）和行为（如反复测体温）之间会相互影响，其中任何一个要素的变化都可能会带来其他要素的改变。当我们能够相对精准地识别自己的情绪时，就可以试着去探索导致这些情绪的想法。能够找出这些想法（即自动化思维）是我们进行下一步认知调节的基础。尽管情绪是由自动化思维导致的，但相比隐藏起来的后者，我们更容易感知的情绪成为最常用的寻找自动化思维的线索。

（2）对自己的想法和事实进行比较、区分。面对外界侵入的信息，人们有时会不加分析地信以为真，在面对外在压力具有较高的负性情绪时更容易出现这一情况。从积极的角度看，这种特质有利于人们快速分析、处理信息并做出决策；但囫囵吞枣式的盲目相信也会造成消极后果，我们的大脑容易响起假警报，并夸大自己所面临的危机，从而增加我们的焦虑、恐惧和失控感。想法可以是假设、描述、观点、判断甚至猜测等，它们可能被证实或者证伪。所以，如何区别想法与事实，进而分辨想象中的危险与现实中的危险，是我们避免陷入负性情绪旋涡、重获对生活掌控感的关键。

因此我们面对外在威胁，出现焦虑或恐惧情绪时，要暂停惯性思维，学会区分想法与事实。可以问自己几个问题：我究竟在担心什么？我所担心的这些事情究竟是事实还是我自己的想法？如果是事实，情况是否如我想的那样危险？如果真的那么危险，我有应对的办法吗？如果自己应对不了，可以向谁求助？通过对这些问题的回答，可以帮助我们作出更符合客观事实、更具有适应性的行为与情绪反应。

（3）替代和重构不合理的想法。不是所有的自动化思维都是歪曲的，也不是所有的负性情绪都是在杞人忧天。如果你面对的是“真老虎”，认知上警报大作，情绪上恐惧紧张，那都是正常的适应性反应。遗憾的是，在面临高度压力的应激状态下，人们特别容易犯“见猫成虎”的认知错误，夸大面临的危险。

什么情况下可以认为自己的想法出了问题呢？主要看功能。如果你因为负性的自动化思维及其导致的情绪，出现了坐立不安、夜不能寐、食不知味的现象，既做不了想做的事，也做不了该做的事，同时还与周围大多数人的反应不同，就说明你的想法出了问题，需要改变自己的想法。

如果你已经找出了自己在一定情境下的自动化思维，可以通过以下几个小方法来评估和改变它。①正反证据法。列出支持你想法的现实证据，再列出反对你想法的现实证据，从中获得新的想法和新的认识。②具体化描述。减少不具体的描述（如外面很危险），将其替代为更符合现实状况的描述（如那些已经发现确诊病例的小区和医院的风险很高，但门口的超市已经做好防护，还是可以去的）。③去灾难化。有时候我们不妨问自己两个问题：“我担心的事情发生的概率是多少？”“最坏的情况是什么？”如果多渠道获得的真实消息告诉我们，原本担心的事情发生的概率其实没有我们认为的那么高，即便发生了，也有治疗和应对的方法，那么我们原本过度的焦虑自然会得到缓解。④建立应对卡。对于不得不待在家里的大多数人来说，我们每天面临的情境相对稳定，那些会激发我们情绪的事情也能较好地预测到。在这种情况下，建立与典型情境相对应的“应对卡”就很有效。在卡的一面写上情境，在另一面写上应对方法，可以把它贴在冰箱上，或者做成手机锁屏画面。在情境再度发生时，就可以利用应对卡提醒自己。

但不要忘记，在非常时期，风险仍然存在。我们要避免因为不适当的调节行为，把自己放到了“真老虎”的嘴边。一切的前提仍然是减少外出、做好防护、规律作息、提高免疫力。

2. 积极思维训练

积极思维，可以改善对现实悲观的看法，而不是改变事实。积极思维训练其实也是认知心理调整的一个方向，以正性的、积极资源为导向，作为青少年学生更应从积极的角度去训练自己，更有利于解决问题。积极思维训练包括想象、专注此刻、积极的自我暗示和权衡利弊等。

（1）想象。如想象“蓝天白云下，我坐在平坦的绿茵草地上”“我舒服地泡在浴缸里，听着优美的轻音乐”，在短时间内放松、休息、恢复精力，你会觉得安详、宁静与平和。适度的想象可以带来希望，让人充满力量，获得宁静。

（2）专注此刻。很多抑郁、焦虑的人之所以痛苦，大多是因为悲观地回忆过去或不看好未来。殊不知此时此刻的状态，才是我们真正拥有和可以把握的。专注此刻，包括全神贯注地做正在进行的事，如阅读、写字、洗衣服、整理文件、打扫房间、修理东西等。

（3）积极的自我暗示。自己给自己加油打气、自我鼓励，可以调节自己的心境、感情、爱好、意志乃至工作能力。例如，遭遇挫折时，安慰自己：“我一定能战胜困难”“这种情况不会持续太久”，如果能辅以一些例证，效果会更好。

（4）权衡利弊。很多过去有不良经历或严重心理创伤的人在痛苦、压力和危机面前会不考虑后果，容易采取自我伤害或冲动伤人等行为。我们主张用一张纸和一支笔画出四格表，比较某种行为的利与弊，并且多从长远利益来比较，然后采用利多的行为去摆脱痛苦。

3. 日常生活行为调节

（1）维持生活的原样。在应激状态下，焦虑和恐惧情绪的诱发点是对现状和未来的失控感。实际上，人类是从日常生活的点点滴滴中获得对生活的控制感的。因此，尽管处于在家禁足、不敢外出的状态，在生活其他的方方面面维持原状对一个人的心理稳定就变得尤为重要。青少年学生可以做到的是保持规律的作息时间、营养均衡的饮食，在家进行各种运动和娱乐，在关注身体健康的同时也要关注自己的心理状况。

（2）建立行为活动安排表。对于焦虑程度较高或已经出现了与抑郁症相关的低能量表现的人来说，单纯地要求他们维持生活原状往往不能解决其担忧情绪或者激发其行动。此时，需要他们利用行为活动安排表来规律地安排自己的生活，必要时家人、亲戚或好友对其完成的情况进行监督。

4. 放松训练

放松训练，又称松弛反应训练或自我调整疗法，是指通过机体主动放松来加强对机体自我控制的一种方法。放松状态是一种平静的心理状态。放松训练，主要是通过冥想，使人的主观意识控制神经系统，达到控制肌肉、降低肌肉紧张度，从而使情绪变轻松的目的，表现出的效果就是主观意识控制情绪。长期进行放松训练可以增强记忆，稳定情绪，提高学习效率，改善焦虑症状，消除不良行为，并且对一些生理疾病有辅助治疗的作用。

（1）腹式呼吸放松。腹式呼吸是一种常用的呼吸放松方法，可以依照以下指导语来进行自我放松训练：

舒适地坐在椅子上，将右手轻轻地放在你的腹部，然后缓缓地闭上双眼。将注意力集中在自己的呼吸上，按照如下要求呼吸：①先轻轻地吸一口气，然后把气体从口里慢慢地吐出，边吐气边使腹部凹进去，在心中默默从“1”数到“10”；②待气体完全吐出后，轻轻地闭上嘴，用鼻子慢慢地吸进空气，边吸气边将腹部慢慢鼓起来，从“1”数到“10”；③吸足气之后屏住呼吸，从“1”数到“5”，然后再将气体从口和鼻中轻轻地吐出来，边吐气边让腹部凹进去，每次吐气时要集中精力默默地数数，从“1”数到“10”。按照以上的步骤，连续做 5 次同样的呼吸，完成后慢慢地睁开双眼。

（2）蝴蝶拍练习。蝴蝶拍是一种简单可行的、让我们自己感觉更好的放松方法。具体的操作是：首先双臂在胸前交叉，右手在左侧，左手在右侧，轻抱自己对侧的肩膀。双手轮流轻拍自己的臂膀，左一下、右一下为一轮，6 轮为一组。然后，深吸一口气，体会自我感觉如何。如果好的感受不断增加，可以继续下一组蝴蝶拍 。

注意：在进行蝴蝶拍的时候速度要慢，就好像孩提时母亲安慰孩子一样，轻而缓慢。通过这个动作，我们可以安慰自己，使心理和躯体恢复，进入一种“稳定”状态。

我们可以在应用蝴蝶拍的同时，增强自己好的感受。①寻找积极资源：如愉快的体验、自信心、能力、成就等积极体验记忆；或是照料者、亲友、老师、同伴、宠物等社会支持力量；也可以是图书、故事、电影电视中的人物、动物、形象等精神世界内容；还可以是日常生活中的一些积极的经历等。②强化积极资源：通过某些事件，寻找到积极资源后，通过这个资源去联想到相关的事件及事件的画面等；通过这些资源，提取一些重要元素，如画面、积极认知、积极情绪、积极的躯体感觉定位等。③训练并学会顺其自然：操作过程中不需要刻意做什么，只需要顺其自然地感受自己。如有负性体验，尽量关注正性的方面，或终止并放入一个假定的容器中；如果是积极体验，则可继续。

（3）自由联想放松。首先请你平躺在床上，使自己的身体十分舒适，闭上眼睛，缓慢地呼吸，要使自己能感受到气流经过鼻孔的感觉，以及吸入空气的清凉和呼出空气的温暖。这样缓慢呼吸 3 分钟，逐渐使自己的意念集中在肺部，想象自己的肺部像一片黎明时分的森林，现在有些雾气，有些阴暗，随着自己的缓慢呼吸，雾气被你从鼻孔一点一点地呼出，太阳一点一点地从黑暗中升起，霞光透过雾气和黑暗照耀着森林，鸟儿开始鸣唱，露珠开始闪光，你慢慢可以看清森林的绿色和花草的缤纷。仍然深深地慢慢地呼吸，仍然想着雾气和黑暗都被你一点一点地呼出体外，森林越来越清晰，花草越来越鲜艳，飞鸟越来越多地在林间飞翔欢唱，露珠像珍珠一样在草尖上、叶片上闪光。慢慢地深深地呼吸，想象着你肺部的森林也在微风中呼吸，清风吹散了迷雾，阳光驱散了阴霾，你的心情像鸟儿一样，在清风中飞舞……你继续缓慢地呼吸、深深地呼吸，想象森林也在呼吸，微风是森林的呼吸，氧气在森林中流动，溶在森林的小溪中，想象着小溪就像你的血管，氧气使小溪更加清澈、更加欢快，鱼儿在水中自由游弋，吞食着水中腐败的东西，净化着小溪，就像你体内的免疫细胞在吞食病毒颗粒一样，你的血液得到净化，更有活力……你继续缓慢地深呼吸，想象森林在随着你的呼吸而拂动，想象着小溪随着你的呼吸而流淌。当你感到十分舒服的时候，可以静静地体验这种感觉，然后慢慢地睁开眼睛，结束这一次联想练习。

第二节　案　例

担心被感染的大学生

案例呈现

我今年20岁，大学二年级。疫情期间一直在家，家里人天天看新闻，越看越紧张。近日妈妈变得更紧张，总是怀疑可能被传染，搞得我也紧张起来了，担心会不会真的被传染，还担心这样的紧张情绪也会影响家人，整天提心吊胆地不敢出门，出门怕被传染。感觉吃饭也不香，晚上也睡不好，有时还会出现胸闷、心悸等身体不适。想咨询该如何解决。

干预流程

咨询师：感谢来电咨询，听上去你妈妈和你都因为疫情有些焦虑，请问除了上面提到的担心、怀疑外，还有其他什么表现？

求助者：还有就是晚上睡眠有影响，不容易入睡，胃口也不是很好，有时会出现胸闷、心跳快，主要是担心。

咨询师：那请问这些问题对你的生活有什么影响？

求助者: 倒没什么大的影响，看书有时注意力不能集中，人感觉没精神，其他好像还好。

咨询师: 按照你了解到的疫情知识，不随便出去接触其他人，做好个人防护，被传染的可能性怎样?

求助者: 我仔细想想也是不太可能会被传染，只是总控制不住去担心，可能是我多想了吧。但是越紧张就越担心，越容易这么想，不知该怎么办?

咨询师: 其实你还是知道自己多想了，知道被传染的可能性不大，主要还是太紧张的原因。这是一种焦虑的表现，一旦焦虑紧张，就容易多想，越多想就越焦虑，如此恶性循环。所以关键是要控制焦虑，放松心情，你觉得呢?

求助者: 确实是的，那有什么办法可以放松心情呢?

咨询师: 你想想看，平常做些什么可以让自己放松的。

求助者: 运动、看电影、听音乐可以放松，但现在出不去啊。

咨询师: 其实在家也可以有很多放松方法啊，比如你可以和妈妈一起做些家务劳动、看看喜剧片、听听音乐，还可以和家人一起做些健身操之类的室内运动。此外，可以经常和家人从不同的角度探讨新冠肺炎疫情，去发现一些积极的、正能量的东西。

求助者: 除了这些以外，有没有更直接的放松办法?

咨询师: 可以通过深呼吸来缓解焦虑。主要的步骤是: 第一步，通过鼻腔慢慢地深吸气，同时慢慢从 1 默数到 5。把你的手放在腹部，当你吸气的时候，会感到腹部慢慢鼓起来。第二步，屏住呼吸，慢慢从 1 默数到 5。第三步，通过鼻腔或口腔，缓缓呼气，同时慢慢从 1 默数到 5。第四步，重复上述步骤，每次持续 3 ～ 5 分钟。

求助者: 好的，那么这种焦虑情绪会传染吗?

咨询师: 不良的情绪在亲密的人之间是会互相影响的，那是因为亲密的人往往会主动地去分享对方的情绪和压力，并不是真正的传染。

求助者: 谢谢!

干预分析

疫情在流行期间，人们容易产生焦虑，甚至有些人还会出现“疑病”，怀疑自己患病，这种猜测和担心往往会让人出现胸闷、心悸、胃不舒服、失眠等。这都是“过度焦虑”的表现，这种情绪会影响人的日常生活，影响健康。有时候，不良情绪是会在亲密关系的人之间“传染”的，因为人们天生就有感受他人情绪的能力，即“共情”的能力。共情是人们在遇到困难时彼此支持的基础，是与他人一起分担紧张和压力，并不是真正意义上的情绪传染。缓解这种情况通常可以和家人一起做些放松的活动，如运动、家务活动、娱乐活动、深呼吸放松等；可以从不同角度共同讨论疫情事件，客观科学地解读“新冠肺炎”，从中找到一些积极的、可能为生活带来改变的信号；也可以学习一些专业的放松技巧来缓解焦虑紧张的情绪，其中较简单的是呼吸放松方法，具体见干预流程。

委屈抑郁的武汉学生

案例呈现

我今年 19 岁，大学一年级学生。老家江西，刚考上大学，在武汉读书，疫情暴发后寒假没有办法回家。与老家的亲人、同学聊天时，感觉他们排挤、歧视我。“还好你没回来，否则会被你传染”“最近最好都不要回来”等等之类的话让我觉得非常委屈。另外我一直在武汉，待在房间，哪儿也去不了，只听到、看到大量的疫情消息，每天很多的感染、死亡者，最近晚上睡不着，心情不好，想做作业提不起劲，想出门又担心个不停。该怎么办?

干预流程

咨询师：你好，刚听了你的描述，得知你身在武汉，一方面不被家人、同学理解，感到委屈、难受；另一方面，由于疫情暴发，影响到了自己的情绪，导致睡眠不好，没心情，提不起劲，是这样吗?

求助者：是的，我都快郁闷死了。

咨询师： 除了刚才提到的这些不好的表现外，还有没有其他的不适？比如身体上的不适。

求助者： 有时会心跳快、胸闷，有时会头痛，吃饭胃口也不好，整天感觉没什么力气，还有就是没什么兴趣。

咨询师： 那么这些问题对你的日常生活有哪些影响？

求助者： 肯定有影响啊，我最近作业都没法做，整天也不知道该干些什么，生活都弄得一团糟。

咨询师： 我能理解你的感受，本身你也是“受害者”，在武汉一定正忍受着担心、着急、害怕的复杂情绪，很希望能得到好友的安慰和支持。遗憾的是，同学们的反应让你失望、伤心，感觉“被排挤”，甚至有可能你会因此也“讨厌”自己，埋怨他人。

求助者： 就是，就是，我因此非常郁闷。

咨询师： 不过，换位思考，假如你的同学被隔离在了武汉，你会产生哪些想法呢？也许你也会有一丝担心和忧虑吧？这可都是人之常情呀！

求助者： 说的也是。

咨询师： 所以我建议，还是得与你的家人、同学多沟通，告诉你的同学们：“你们放心吧，我会‘乖乖’待在武汉，你们也要少出门。”还可以把你所看到的、感受到的事情与他们分享。我想，你的同学们一定非常好奇，慢慢也会理解、支持你的。

求助者： 好吧，我听你的。可是我最近情绪很不好，有什么办法可以缓解吗？

咨询师： 你身处武汉，接受大量的疫情消息，又不能出门，正常的生活被打乱了，目前出现焦虑紧张、心情不好的情绪，完全可以理解，也是正常的心理反应。但还是需要想一些办法缓解这些情绪。你可以通过网络，多与你的家人、好朋友沟通，充分表达自己目前的状况，获得他们的理解和支持。自己在校调整好心态，明确自己现在的处境只是暂时的，只要做好个人防护、不去外面人多的地方就不会被传染，也给疫情防控做出贡献。相信政府、卫生部门会很快战胜疫情的。此外，采取一些措施来缓解情绪，比如先把自己每天的生活作息规律些，安排一些自己力所能及的娱乐休闲活动，可以做些室内运动，也可以多做呼吸放松训练等。

求助者：好的，我尽量按照你的意见去做。其实仔细想想，也确实是自己心态不好导致的，有没有什么办法可以调整好自己的心态？

咨询师：调整心态确实非常重要，但是，调整心态不是一朝一夕的，需要不断地进行自我认知训练。具体的步骤大致是：首先，要把注意力放在自己的想法上，并学习去区分自己的想法与事实有什么不一样，把那些“不一样”的想法罗列出来；然后，对这些想法进行评估、分析，找出不合理的依据；最后，得出针对这些不合理的想法的“替代性想法”，这时你就会明白该怎么做了。

求助者：好的，我先试试看，但愿能尽快调整好自己。

咨询师：放心，只要认真地调整，这些情绪会很快改善的。

求助者：那我就放心了，谢谢医生！

干预分析

有数据表明，疫情暴发后有大约 10% 左右的人会出现焦虑、抑郁情绪，表现为对生活失去兴趣，什么都不想做，失眠、食欲减退、心情低落等。身处疫区的人可能更加明显。如果你正处于这种状态，有以下建议：

（1）寻求社会支持。与家人、好朋友电话聊天，表达和宣泄自己的情绪，分享自己的见闻，或分享一些有趣的笑话，获得心理支持。

（2）保持规律的生活作息。尽量维持原有的生活作息，尤其是保证充足的睡眠，保持一个较好的身体和精神状态。

（3）调整自我心态。第一步，学会觉察、识别自己的想法。要知道我们的情绪并不是由事件本身决定的，而是由我们对这个事件的评估、判断和想法决定的。在一个固定的情境下，我们的想法、情绪和行为之间会相互影响。当我们出现某些情绪时，可以试着去探索导致这些情绪的想法。第二步，对自己的想法和事实进行比较、区分。面对外界侵入的信息，人们有时会不加分析地信以为真，在面对外在压力具有较高的负性情绪时更容易出现这一情况。因此我们在面对外在威胁出现焦虑或恐惧情绪时，要暂停惯性思维，学会区分想法与事实。可以问自己几个问题：我究竟在担心什么？我所担心的这些事情究竟是事实还是我自己的想法？如果是事实，情况是否如我想的那样危险？如果真的那么危险，我有应对的办法吗？如果自己应对不了，可以向谁求助？第三步，替代和重构不合理的想法。对于那些不合理的想法，我们需要采取一些策略进行调整。通常的方法有：①正反证据法。列出支持你想法的现实证据，再列出反对你想法的现实证据，从中获得新的想法和新的认识。②具体化描述。减少不具体的描述（如外面很危险），将其替代为更符合现实状况的描述（如那些已经发现确诊病例的小区和医院的风险很高，但门口的超市已经做好防护，还是可以去的）。③去灾难化。有时候我们不妨问自己两个问题："我担心的事情发生的概率是多少？""最坏的情况是什么？"如果多渠道获得的真实消息告诉我们，原本担心的事情发生的概率其实没有我们所认为的那么高，即便发生了，也有治疗和应对的方法，那么我们原本过度的焦虑自然会得到缓解。④建立应对卡。在卡的一面写上情境，在另一面写上应对方法，可以把它贴在冰箱上，或者做成手机锁屏画面。在情境再度发生时，就可以利用应对卡提醒自己。

（4）增加放松活动。适当运动、娱乐、休闲活动，增加身体活力，提高抵抗力，排解抑郁心情；或给自己设定一些小目标，给自己列一个计划表，丰富当下的生活。

（5）寻求专业的帮助。如果以上方法都不能帮你改善心情，记得拨打心理咨询热线，向专业的心理咨询师寻求帮助和干预。

困惑的实习生

案例呈现

我今年23岁，是一名即将毕业的大学生，目前在一个酒店实习做前台，这个寒假由于疫情原因没有上班。因为好久没上班，也不能外出，一直待在家中，也没什么事情可以干，心情有点乱，总感觉紧张害怕，心慌，人不舒服。我觉得实习酒店比较复杂，换了很多老板，遇到很多阻碍，本来想着回家休假调整一下再回去好好工作，没想到就遇到这种事情（指疫情）……

干预流程

咨询师：你好，我姓黄，你可以叫我黄医生。

求助者：你好，黄医生。

咨询师：刚刚听你说，你最近感觉心情有些乱，不知道该如何面对如此复杂的事情？

求助者：是的。

咨询师：能具体说说么？

求助者：就是最近在家闲着，容易胡思乱想，又没有办法做一些事情去改变，就在那等着，心里很烦躁。

咨询师：所以说你认为是自己想的比较多，而没有办法自己去改变？

求助者：是的。

咨询师：能说说你期待一些什么事情吗？

求助者：期望这两个月内能升一级，能和新店长相处融洽一点，在工作中自己与他人沟通更加平易近人，用更平稳的状态面对他人，工资收入和付出对等。

咨询师：你刚刚提到了一个你希望的状态，请问你认为怎么做可以达到这样一些状态呢？

求助者：想要岗位升一级，可以通过学习来提高自己的专业技能；和人沟通的话，自己在情绪比较好的时候会好一点，但是在情绪不好的时候就做得比较差。所以在日常生活中，学会控制情绪，平和情绪比较重要。

咨询师：那对此你有什么计划和安排呢？

求助者：可以利用疫情在家多看看书，提高知识储备。

咨询师：非常好，这个对你来说目前有困难么？

求助者：应该还好，在家看看书，找点事情做。

咨询师：那情绪这一块呢？

（求助者停顿很久，欲开口，咨询师等待……）

求助者：其实有件事情，我不知该不该说。

咨询师：很感谢你对我的信任，已经跟我说了这么多，之前我也跟您提到，您的个人信息和我们交流的内容我会严格遵守保密原则，严格为您保密。但是按照我们的职业伦理要求，如果您有自我伤害或伤害他人的想法或计划，我就不能为您保密，我会寻求其他人对您的帮助，毕竟生命安全是第一位的，请您理解。那么您有什么可以想和我说的呢？如果你没有准备好，也可以先放一放。

求助者：其实我上大学挂了两门课，很有可能拿不到毕业证，这是我会压抑的地方，因为这个事情承担比较大的压力，没有跟其他人说，自己也在努力地调整。

咨询师：你是怎么看待拿不到毕业证这件事情？

求助者：我认为拿不到毕业证是件很遗憾的事情，当朋友问起来这件事情的时候还是会难受。

咨询师：明白，读了几年大学，最后因为挂科拿不到毕业证确实是一件让人难过的事情。我不太了解你们学校的毕业政策，现在是肯定拿不到毕业证了么？我知道有些学校还会有补考或者清考的机会。

求助者：好像是有，我也不太了解政策，今年学校的通知还没有出来。

咨询师：明白了，所以，目前你还是有机会可以拿到毕业证的，对么？

求助者：是的，但是通知没出来，我也不确定。

咨询师：那有没有什么办法可以询问今年的政策呢？

求助者：好像可以问问我们的辅导员。

咨询师：明白了，您可以问问辅导员，从他那里获取一些关于今年毕业的政策。

求助者：是的。之前其实问过辅导员，他说今年政策还没有下来，让我等通知。

咨询师：了解了，在目前情况下，你是因为想很多关于拿不到毕业证的事情会给你增加压力，但其实并不是肯定拿不到毕业证，还是有补考的机会的？

求助者：是的。

咨询师：那如果现在通知可以补考了，你觉得有多大的把握能够通过呢？

求助者: 之前一直在上班很忙，没有时间，如果通知考试肯定通不过。

咨询师: 那现在有时间复习么？

求助者: 现在因为疫情在家，很闲，有时间看书。

咨询师: 很棒，那正好用这段因为疫情被隔离的时间，看看书以应对接下来的考试。

求助者: 好的，我试试看。谢谢黄医生。和你说完，我好像知道该做什么事情了，不然越想越乱。还有，如果我感到紧张、烦躁时，有没有什么简单的办法可以改善？

咨询师: 一般来说，紧张、烦躁时要尽量想方法自我放松，放松的方法很多，比如运动、听音乐等，也可以做深呼吸放松，还有一种办法称之为“蝴蝶拍”，简单有效，你也可以试试。

求助者: 好的，具体怎么做呢？

咨询师: 双臂在胸前交叉，右手在左侧，左手在右侧，轻抱自己对侧的肩膀。双手轮流轻拍自己的臂膀，左一下、右一下为一轮，六轮为一组。然后，深吸一口气，体会自我感觉如何。如果好的感受不断增加，可以继续下一组蝴蝶拍。注意，在进行蝴蝶拍的时候速度要慢，就好像孩提时母亲安慰孩子一样，轻而缓慢。通过这个动作，我们可以安慰自己，使心理和躯体恢复，进入一种“稳定”状态。

求助者: 好的，谢谢医生。

咨询师: 不用谢。

干预分析

该求助者来电咨询时表面上是对疫情防控期间不能出门的担忧和紧张，并担心自己目前的实习工作以及与他人之间相处问题，但通过建立良好的咨询关系后，给予她接纳的态度，最后她愿意告诉咨询师她内心深处所担忧问题是因为挂科害怕不能毕业。

近几年来大学生挂科现象日益凸显，很多学生因为挂科无法毕业。这些学生因为挂科不能入党、不能申请奖学金和助学金、不能参加学生干部评选，最严重的是无法拿到大学毕业证和学位证，因此影响就业问题。据报道，目前高校心理咨询在临近毕业时，寻求心理疏导的毕业生大幅度增加。他们当中一部分人就像上述求助者一样因挂科后拿不到毕业证而出现担忧问题；还有一部分人在人生的十字路口，不知道自己适合干什么工作；还有一些毕业生因考研失败后，又面临着重新找工作还是备战第二次考研的选择。大学校园是相对单纯的环境，不少学生缺乏独立面对压力的能力，毕业后则要面对很多现实问题，如果准备不够充分，一些毕业生就会出现焦虑、迷茫、抑郁等情绪。

当出现类似这样的焦虑紧张情况，应当指导青少年学生调整自己的认知，改善不良心态，同时要积极行动，运用切实可行的方法放松自我，缓解紧张的情绪。“蝴蝶拍”是一种简单可行的放松方法。还可以在做“蝴蝶拍”的同时，通过以下几个方面的积极联想来增强自己好的感受。①寻找积极资源：如愉快的体验、自信心、能力、成就等积极体验记忆；或是照料者、亲友、老师、同伴、宠物等社会支持力量；也可以是图书、故事、电影电视中的人物、动物、形象等精神世界内容；还可以是日常生活中的一些积极的经历等。②强化积极资源：通过某些事件，寻找到积极资源后，通过这个资源去联想到相关的事件及事件的画面等；通过这些资源，提取一些重要元素，如画面、积极认知、积极情绪、积极的躯体感觉定位等。③训练并学会顺其自然：操作过程中不需要刻意做什么，只需要顺其自然地感受自己。如有负性体验，尽量关注正性的方面，或终止并放入一个假定的容器中；如果是积极体验，则可继续。

精神分裂症复发的高中生

案例呈现

我今年16岁，就读高一，发现有人“跟踪”我一年了。最近疫情期间学校开始安排在家上网课，上课的时候听到“那个人”在向我吐痰的声音。我听到这个声音后，心情就很差，完全不能集中精力上课。家中父母不相信我，带我去精神病医院看病，配了好多药吃，吃了药后人变胖了，脑子好像也变笨了，而跟踪的“那个人”

一直都在。这个事情已经严重影响到我的生活和学习，我担心一辈子也摆脱不了，再加上根本没人相信我，我很不开心，感觉活着没意思。

求助者母亲补充信息：女儿患精神分裂症已经1年了，一开始是晚上睡眠不好，渐渐地出现说有人跟踪她，说一些莫名其妙的话，当时带她去看了，配了药吃，之后就慢慢好起来了，在学校上课也没问题。今年1月份左右，回安徽老家，她的状态都不错，所以就把药量减少了。1月底回到临安，因新冠肺炎疫情的影响，一直待在家中，不能出门，不能去学校读书，只能在家上网课。最近病情反复，晚上很害怕，总说听到跟踪她的那个人说话，晚上睡觉也不太好，上网课注意力不集中，情绪也很受影响，经常向他人发脾气。

干预流程

咨询师： 你好，同学，我是今天接热线的志愿者，我的职业是一名精神科医生，有什么可以帮助你吗？

求助者： 你好，医生。

咨询师： 刚听你说，有个人跟踪你已经1年了，这个人你认识吗？

求助者： 不认识。

咨询师： 那他为什么要跟踪你？你见过这个人吗？还是感觉到是有人在跟踪你？

求助者： 我也不知道他为什么跟踪我，我没见过他，但他肯定存在的。你也不相信我说的吗？

咨询师： 我没有不相信你所说的，我只是想更详细了解到情况，这样才能更好地去帮助到你。除了他之外，还有其他人也在跟踪你吗？

求助者： 没有了，就他一人。

咨询师： 他除了跟踪你之外，有没有听到过他在与你讲话？如果有，讲了些什么？

求助者： 有的，反正就讲一些对我不好的话。

咨询师： 你最近心情怎么样？

求助者： 很糟糕，这个人跟踪我已经一年了，现在还时常来扰乱我的生活，我怎么都摆脱不了，我都有过想死的念头。

咨询师： 你刚才说上网课的时候就会听到吐痰的声音，平常的时候也能听到吗？

求助者： 平常也会听到，但我不去理会，心情也就不糟糕了。

咨询师： 那你可以试着在上课的时候也像平常那样不去理会他，这做起来确实有点难，但是当你不再被这声音困扰时，你的心情就是好的，你也许能够做到。

求助者： 那我试试吧。

咨询师： 近段时间吃饭和睡觉都好吗？

求助者： 都还好。

咨询师： 你之前和我说，你爸妈带你去医院看了，还给你配了很多药吃。你吃了这些药后相比之前，跟踪你的这个人出现的频次还有听到他与你讲话的频次有减少吗？

求助者： 好像有一点点，但还是会经常出现。

咨询师： 那说明你去看了医生后，吃了医生给你开的药还是对你起到帮助的。是这样吗？

求助者： 嗯，是的。

咨询师： 那你还愿意再去医生那里看看吗？或许通过他的帮助，你所面临的问题会得到解决，这样你的心情也会好起来。

求助者： 我会的。

干预分析

2020年春节前后，一场突如其来的新冠肺炎疫情席卷中华大地，给人们的生活带来了影响，给众多的人带来了心理压力，尤其是有精神障碍的患者。况且，每年的春季都是精神疾病的高发期，而断药和不规律服药是精神疾病复发的最主要原因之一。该求助者因减药后出现症状复发，严重影响其生活和学习，继发这些精神症状后，出现情绪低落、心情烦躁，甚至有自杀念头。通过咨询后同意按照医师的医嘱规范用药治疗。

在我国，绝大多数的重症精神障碍患者与家人一起居住生活，大量的照料工作由家人承担，家人应重视患者的药物治疗和社会心理康复。在新冠肺炎疫情期间，建议精神障碍患者和家属特别注意以下几点：

（1）坚持规律服药。建议精神障碍患者或家属可用手机或闹钟设置定时服药提醒。另外，疫情防控期间不方便出行，可以通过网络平台咨询配药。

（2）观察症状变化，了解复发征兆。如有以下情况务必重视：连续失眠1周；出现令人难以理解的想法；情绪不稳，心烦不安，脾气变差；变得退缩，不与他人交流；变得敏感多疑；自语自笑。

（3）做好个人防护。总体就是少出门，戴口罩，勤洗手洗脸，勤通风等。

（4）提高心理免疫力。尽可能做到规律作息，合理饮食，进行一些室内休闲娱乐活动，充实自己的日常生活安排，例如看电视、看书、听音乐、做手工、画画、打太极拳、做操、练瑜伽和有氧舞蹈、玩小游戏、看看老照片、跟家人聊天、给无法见面的朋友和亲人打电话等。

初三孩子的烦恼

案例呈现

我是一名初三学生，今年面临考入重点高中的压力。疫情发生前我一直在校外培训班里进行课外辅导，成绩一直挺好的，想着再坚持几个月就能够考入自己心仪的高中了。哪料到疫情突如其来，到现在都不能复课，虽然现在已经上网课了，但是我觉得没有以前学习的效果好，成绩在下滑。一想到不能顺利升入心仪的高中心情就很差，很焦虑，做题也不能专心，尤其爸爸妈妈不理解我，经常数落我，说我不认真。这时候我就特别烦躁，甚至与他们吵架，我觉得行为过火了，但是控制不住，我该怎么办？

干预流程

第一次咨询

咨询师：你好，我是陈医生，有什么可以帮助你吗？

求助者：医生，您好。

咨询师：刚才听你说的，好像你很担心不能考入心仪的高中，是吗？

求助者：是的，我很担心，所以心情不好。

咨询师：你最近有做过试题检验过自己的学习成绩吗？

求助者：没有，但是我觉得网课不如与老师面对面交流好，以前有问题可以马上得到解答，现在却不能，有时做练习题会有错误。

咨询师：那还不能确定成绩在下滑吧？

求助者：应该是的，我太紧张了。

咨询师：其实你这种情况我也遇到好几例了，疫情影响的不止是你一个，学习环境突然改变，产生焦虑、恐慌、担心、害怕等情绪反应都是很正常的。你的担心说明你是一个很要求上进的孩子，其实我们更应该做的是接受现状，在现有的条件下做好学习计划，调整好自己的心态。

求助者：对呀，可能我的同学也会与我一样的感受。那我接下来该怎样做呢？您能帮帮我吗？

咨询师：现在我们应该静下心来根据自己的学习情况制定详细的学习计划，遇到难题也可以在网上直接询问老师，让老师帮你答疑解惑，但要注意劳逸结合。同时，你也要将自己的想法和心理状态告诉爸爸妈妈，得到他们的支持。遇到心情烦躁的时候，也可以打电话给好朋友，倾诉一下，压力释放，心情就愉悦了。

第二次咨询

求助者：陈医生，您好！我最近已经适应网课了，然后也自己准备一些复习资料，成绩也可以，也没有和爸爸妈妈吵架。但是我还是担心疫情结束遥遥无期，对能否在9月份顺利升入高中没有信心，我感觉开心不起来，都好几天没有走出房间了。爸爸妈妈都很担心我，开导我，但都走不进我的心里去，您说我是不是得抑郁症了？

咨询师： 同学，你好。你做的不错，学会了控制情绪，也很快适应了网课的教学模式，难能可贵的是你会规划学习内容，这就为你升学打下了坚实基础。

求助者： 我喜欢打有准备之仗。

咨询师： 你是从哪几个方面判断你有抑郁症呢？

求助者： 我不开心，高兴不起来，网上很多关于抑郁症的帖子，我看了后觉得我得抑郁症了。

咨询师： 抑郁症的诊断是有严格标准的，要专业精神科医生判断的，从你讲的表现看，你肯定不是抑郁症。

求助者： 这我就放心了，可是我还是觉得不开心。

咨询师： 按照目前疫情发展的趋势，9 月份你升入高中是肯定没问题的。

求助者： 也对啊，现在好多人都开始工作了。

咨询师： 你是不是还是担心考不进自己心仪的学校？

求助者： 嗯，我觉得是，虽然成绩还可以，但是没有绝对的信心啊。

咨询师： 我们要平常心对待，做最充分的准备，做最坏的打算，努力过就不遗憾，不要强求结果。况且杭州的教学质量都很好，无论升入哪所高中，你的前途都很光明。

求助者： 但是我还是能感到升学的压力。

咨询师： 你可以寻找释放压力的方法，比如说做运动。

求助者： 我以前羽毛球打得挺好的。

咨询师： 羽毛球属于有氧运动，不仅能释放压力，还可以预防青春期肥胖，保持身材，一举两得。每天打羽毛球半个小时可以流汗，畅通每个毛孔，是个很好的选择。

求助者： 好的，今天就开始。

咨询师： 因为疫情期间，还是要注意防止交叉感染的，尽量到空旷、没有其他人员的地方去。

求助者： 我家刚好有个小院子，完全符合的，谢谢您。

咨询师： 好好学习，加强锻炼，加油！

第三次咨询

求助者： 陈医生，您好！我不知道怎么表达我现在的状态？

咨询师： 你慢慢讲。

求助者： 我还是感到不开心，打球的事也就坚持了2天，因为爸爸妈妈要上班，回来已经很晚了，我就没有让他们陪我打球。

咨询师： 其他都还好吗？

求助者： 我晚上总是睡不好，时睡时醒的，早上很疲惫，上课时注意力也不集中。所以练习题的错误比较多，爸爸看到了，不分青红皂白就训斥了我一顿，我感到很委屈，我该怎么办呢？

咨询师： 你是个好孩子，很心疼爸爸妈妈，怕他们劳累，没有坚持打球，对吗？

求助者： 对，可是他们不理解。

咨询师： 从这几次你咨询问题过程中，我发现你与父母沟通的时间是比较少的。

求助者： 我从小成绩好，听话，所以他们不太管我的。我觉得好孩子不能让父母操心，所以很多想法都没有告诉他们。

咨询师： 父母都是很疼爱孩子的，他们以为你大了，关注就少了。要尝试沟通，把你遇到的问题与他们讲出来，他们会理解的。

求助者： 我试试看吧。

咨询师： 敞开心扉很重要，父母人生阅历多，告诉你了，你就可以少走弯路。

求助者： 是啊，他们只有我一个孩子，还是很疼我的，我会尝试都告诉他们的。

咨询师： 对于睡眠问题，解决起来也不难，你都是几点睡呢？又是几点起床呢？

求助者： 因为上网课，不像去学校那样很早起床，所以每天我睡得很晚，起床也很晚。

咨询师：早睡早起的习惯还是要养成的。可以尝试睡前听一下轻音乐，可以释放压力，辅助睡眠。

求助者：好的，我其实也挺喜欢听音乐的，只是觉得马上要考高中了，都让书本把时间占据了。

陈医师：每晚睡前半小时在床上听就可以了。你第二天还可以把自己的变化记录下来，如果有问题可以再联系我。

求助者：谢谢您！

干预分析

面对疫情，成年人也很容易产生焦虑、恐慌、担心、害怕、抑郁等情绪，何况是正处于青春期的孩子，他们面临着升学的压力，更容易出现情绪问题。研究证明，初中生学业自我效能感在成就目标与考试焦虑之间具有中介作用，考试焦虑与应对方式存在显著相关。针对上面案例求助者出现的问题，给予了正常化心理技术并指导其有效规划疫情期间学习生活，为升学做好准备。首先帮助求助者认识到困扰的根源，寻找正确应对方式。通常情况下，困扰他们的不是事情本身，而是面对这件事的看法，也就是心态，调整心态有助于缓解焦虑；同时，帮助他们制定学习计划，指导其寻求社会支持，寻找释放压力的方法。比如说运动可以让整个人震动或舞动，很快就可以提振精神，最好是规律性的运动，高效释放大脑压力，卸下心灵重负，清洗、净化不良信息和污染，调节平衡好自己精神和情绪，以更好的状态去面对自己的想法和观念，解决心理上的困扰。

沉迷游戏的“居家神兽”

案例呈现

我是一名8岁小学生的妈妈。现在因为疫情原因，小学生全天待在家里不去上学，我真是受不了了。我儿子现在完全没法管，每天就是玩游戏和看电视，人都不理，叫他吃饭也不搭理，每天很晚睡觉，第二天睡到快中午才起床。这几天学校开始上网课，但他根本就不学习，捧着 IPAD 以为他在上网课，结果是玩游戏！脾气还很大，昨天中饭的时候爸爸说了两句，他碗一扔就躲到房间里去了，把门锁上，估计又在里面玩游戏。全班同学都在打卡，他一点也不着急！我都急死了，昨天老师布置了一个科学实验，我材料什么都给他准备好，他懒洋洋地穿个衣服都不肯，我好说歹说软硬兼施才给他拍好几个视频，然后用软件给他剪切编辑好上传到钉钉里，搞了一个多小时，他倒好，五分钟录完就捧着手机打游戏去了。我这么辛苦，他不感激我也就算了，现在看到我就像看到仇人一样，一整天一句话都不会跟我说，我稍微说他几句就发脾气、进房间、锁门！学校还不知道什么时候开始上学，我真是坚持不下去了。医生你说我该怎么办？我儿子是不是有心理疾病？是不是游戏上瘾？

干预流程

咨询师：你好，听得出来你很着急，很想尽快找到办法让儿子回归正常的轨道。

求助者：是的！这样下去就算正式开学了，他也没办法去上课，每天日夜都颠倒了！

咨询师：你很担心哪怕疫情结束，他也没办法回到学校，因为他完全没有规律作息。

求助者：是的。

咨询师：这种情况持续多久了？

求助者：寒假刚开始的时候其实还好的，每天布置的作业也都能完成。但是后来疫情开始扩散了嘛，管控了，家门也出不去，他每天在家里也没事做，就开始看电视玩手机，然后就越来越严重。

咨询师：那大概有一个月的时间了？

求助者：不到一个月，我们初五从老家回来，差不多那时候开始的，最近两周特别严重。

咨询师: 之前有过类似的情况吗？我指的是这次疫情之前。

求助者: 有过，暑假的时候也是这样。到这种长假的时候总会这样，一开始还按学校要求定计划，完成作业，越到后面就越懒散越贪玩，也会经常玩手机，但临到开学前几天，我都会将他手机什么的收掉，他一开始会闹一下后面也就没事了。

咨询师: 疫情期间，你最担心的这个问题，就是玩游戏的这个问题，最严重的情况是怎样？

求助者: 就是昨天，早上不起床，打卡的作业不做。拉起来做视频后又进去打游戏，爸爸说了几句就大发脾气。我觉得实在不能再这样下去了，今天才来做咨询的。

咨询师: 家庭里其他人对这件事是怎么看的？

求助者: 家里就我们三个，爸爸平时不太管的，他平时工作忙，没什么时间和儿子交流。现在疫情这样，他在家也不太和儿子说话，都顾自己看手机，也不知道在忙什么。我昨天说他不管儿子，他中午就说儿子了，结果后来儿子发脾气进房间，他还埋怨我，说是我让他去说儿子的。

咨询师: 你希望他能给你一些支持，但似乎不太理想。

求助者: 对！我太需要支持了。我也不想做坏人！谁想做坏人？！但我不能由着儿子这样下去啊！

咨询师: 你觉得你对家庭有责任，虽然很难但你还是想了很多办法去努力改变你的孩子，你很爱你的孩子。

求助者: 是的！（哭……）

咨询师:（等了一会儿）你期望能看到儿子怎样的变化？

求助者: 希望他少玩一些手机，每天能完成学校布置的作业，每天能早睡早起。

咨询师: 在最近一周左右的时间里，有没有某些时候比较接近你的这个期待？

求助者:（想了一会儿）如果说比较接近的话，前几天小区可以绿码通行了，和他好朋友一起约着踢了次球，他们玩得挺开心，那天下午回来也没怎么玩手机，早早就睡了。

咨询师：如果有他感兴趣的事，他会少一点玩手机，也会开心一点。

求助者：（想了一会儿）好像是的。

咨询师：在家的这段时间，如果不玩游戏、不看电视，除去作业，他还可以做什么？他喜欢做什么？

求助者：这么说其实能做的事情也不多，也就看看书吧。还有玩玩乐高，不过他好像也不太喜欢玩。

咨询师：好的，我大概了解小朋友和你们家庭里面临的困扰了。有一些建议给到你：

目前看来，儿子出现这样的情况是很正常的，没有达到网络成瘾的程度，不用太过于恐慌。但你的担心是必要的，如果这种状态持续下去，作息持续紊乱，一旦复学是没有那么容易调整过来的，很可能陷入不适应—表现差—自我否定—更不适应的恶性循环。所以尽快恢复作息是当务之急。

恢复正常作息可以从两方面着手，首先第一点我们要能满足孩子的需求，他需要什么？他需要“有趣”的生活，无论打游戏、看电视或者是和同学踢足球，都是他满足自己需求的方式。而在当前疫情下，如何让生活“有趣”又无害，这是你们整个家庭需要去解决的问题，整个家庭包括你，也包括孩子的爸爸。

第二点呢，是建立在第一点之上。当你们寻找到一些“有趣”的生活方式后，你们的关系会得到修复。这时可以和孩子讨论一下，怎么面对目前的学习。切记不要操之过急制定过高的计划，一开始满足最基本的学习要求就好。目的是让孩子感受到成功，感受到他是可以完成任务的。还有要提醒的是，学习是孩子的事，你不能表现比他更着急，你承担得多了，孩子自然承担就少了。按照这些做一些调整，希望对你们有所帮助，如果遇到问题还可以来找我咨询。

求助者：好的，谢谢你！

干预分析

在当前疫情情况下，孩子长时间在家，平时没有养成良好学习习惯的孩子和缺乏育儿技巧的父母在一起，就非常容易出现如这个案例一样的情况：整个学习计划完全“垮掉”，假期后期几乎完全被电子产品占领，逐渐作息紊乱继而引发亲子间的强烈冲突从而陷入恶性循环。

这些症状并非由疫情直接导致，但正是疫情所带来的社会环境变化，将家庭原本存在的问题放大并呈现了出来。在案例中我们看到了被放大出来的母亲的焦虑、父亲的缺失和孩子的自暴自弃。解决这个问题，并不仅仅是孩子需要调整，也不仅仅是母亲需要调整，而是整个家庭都需要为改变做出努力。

这个案例还需要继续回访，持续给予调整建议。

第四章　社区居民心理干预

CHAPTER 4

第一节　疫情时期社区居民心理干预概述

新冠肺炎疫情引起了全社会广泛关注，各级政府采取一系列措施控制疫情发展。新冠肺炎是一种社区获得性肺炎，有效遏制疫情扩散和蔓延，离不开全民参与早发现并报告疑似病例、管理高风险感染者等群防群控工作。在疫情防控的各个主战场，社区防控至关重要。

从公共应急事件的社区防控角度来看，我们应高度重视对整个社会心理的干预，帮助公众回归常态，将不同人群的心理调适纳入整体防控措施。在此背景下，我们需全力打好心理防疫战。对于公众来说，疫情不仅是一场生命教育，也是一场心理教育。国内相关调查显示，新冠疫情期间，公众的焦虑和恐慌情绪较为高发，一部分人表现出轻度甚至中重度的抑郁倾向。还有研究表明，在疫情相关的急性应激反应中，恐慌是最常见的表现，高恐慌者有高抑郁、焦虑和低社会支持的显著特征。因此，结合社区防控的各项重点工作，针对不同人群提供心理帮扶和社会支持，同样是疫情防控阻击战的一项重要内容。

自开展疫情防控以来，你一定记住了这些场景：小区和乡村入口的测温，电梯间新添的消毒纸巾，给隔离家庭备妥的物资，村里大喇叭中村干部的温馨喊话，街边横幅上硬核却亲切的防疫标语……这些让你心头一动的每个细节，都是社区疫情防控的措施，带给人们安全感。

（一）社区疫情防控重点工作

社区防控是疫情防控的基础环节，是第一战场。疫情发生以来，全国各地以社区（村）为单位积极组织，减少人员聚集，加强服务设施和各类活动管理，在协助做好健康监测、病例管理、宣传教育、环境整治等方面做了大量工作。具体体现在几个方面：

（1）积极引领。充分发挥基层党组织的战斗堡垒作用和党员的先锋模范作用，紧紧依靠广大社区居民构建社区生活共同体，内防扩散，外防输出，把各项防控措施覆盖到户，落实到人。

（2）全员动员。凝聚社区干部、网格员、物业人员、社区民警，包括社区医生等各方面的力量，调动各行各业的志愿者和广大社区居民的积极性，形成疫情防控的整体合力。

（3）排查摸底。城乡社区对辖区的所有人员均开展摸排工作，了解每家每户的情况，遇到需要关注的特殊人群，详细记录，为后续的综合服务打下基础。

（4）持续监测。在相关业务部门的指导下，由城乡社区组织会同基层医疗卫生机构对来自重点疫情人员、外地返回居住地的人员进行有效管理，加强发热和症状监测，追踪督促其居家医学观察14天，对相关人员就近开展集中医学观察。

（5）特殊关爱。对于摸底中发现的困难家庭和人员进行有效帮扶，帮助解决实际困难和问题。对于社区防控各岗位工作人员也给予关注，开展慰问活动，了解工作现况，合理安排工作，避免出现极端负面情绪。

（6）健康宣教。宣传社区防控各项政策措施及一些心理健康知识，让这些政策及知识深入大众生活，同时可以及时总结好人好事，营造全社会关心支持参与社区防控工作的良好氛围。

（二）社区疫情防控心理防御重点

社区疫情防控包括一些重点人群的防控，比如高风险的集中或居家隔离人员、慢性病患者、严重精神障碍患者、儿童青少年、参与疫情防控的一线社区工作人员及一些特殊家庭，均需要做好各项协调工作。除了预防疫情播散和蔓延的一些日常防控措施，比如不走亲访友和多人集聚，尽量减少到人群聚集的公共场所等，还需要关注这些特殊人群的心理健康。在这样一个前所未有的重大疫情面前，心理防御要关注以下几点：

（1）关注各类人群的实际需求。因为配合疫情防控的需要，人们的生活方式都发生了或多或少的改变，比如慢性病人的配药问题、居家隔离人员基本生活的保障问题、对于疫情防控新政策的理解问题等，均应发挥社区的多方协调作用，解决实际需求，这样才能保障社区疫情防控期间的和谐稳定。

（2）规律生活对保持身心健康非常重要。首先要保持健康规律的作息，做好持久居家准备，保持生活的规律性、稳定性，吃好一日三餐，按时就寝。依据自身身体状况，安排合适的运动形式和运动时间，这样也可以缓解宅家的不良情绪。

（3）要有限关注疫情新闻。对于疫情新闻，每天浏览一下官方和几家权威媒体的疫情新闻即可，没必要刷各类不知真假的疫情信息，尤其是非官方媒体传播的语音、视频等信息，难辨真伪，只会徒增焦虑，对心理健康不利。

（4）接纳自己的情绪，学会合理释放。面对汹涌的疫情出现各类负性情绪是很正常的，每一种情绪都有其意义，要安然接纳此刻每一种情绪的出现。最重要的是，学会合理释放这些负性情绪，比如写日记、唱歌、网上看电影等，足不出户就能有效平缓情绪。

（5）出现控制不了的情绪，可以寻求心理医生的帮助。一旦觉得自己的情绪持续存在，通过自身努力难以调节，则需要寻求专业的心理援助。目前全国范围内均设有心理援助热线，还可以通过网络寻求心理支持、心理疏导、危机干预等服务，从而预防和减轻疫情所致的心理困顿，预防心理应激所致的急性应激障碍和创伤后应激障碍，连接社会支持资源，维护心理健康和社会稳定，防范由于心理压力引发的极端事件。

本章将呈现社区防控中各类重点人员的心理干预案例。

第二节 案 例

居家恐慌的中年大叔

案例呈现

我今年46岁，公司职员。最近新冠肺炎在全国迅速蔓延，从早到晚，手机上、电视上不断传来消息，患病人数不断上涨引起心慌和不安。近日早上起来我感觉全身乏力，胸口闷得慌，忍不住测了好几次体温，但都显示没有发热。近三天来有咽痒、鼻塞，还有轻微咳嗽症状，但测体温正常，精神状态也还不错，吃饭睡觉都还可以。我这段时间没去过湖北，没有接触过从湖北回来的人。自疫情暴发后，大部分时间都待在家中，即使到外面去，个人防护也做得很好。但听到新闻报道，新冠肺炎的传染性非常强，不仅会通过呼吸道传染，还会通过接触传染。因此，我害怕会不会不小心防护没做到位，感染上病毒了，加上目前我的这些症状与新冠肺炎有点像，更怀疑是不是得病，越想越害怕。现在外面管控很严，也不敢去医院看病，非常着急、紧张。

我看到网上说，住在楼下的一个人被确诊为新冠肺炎了，紧接着楼上的另一个人也中招了，他们两个人未曾接触过就被感染上了，太可怕了。

干预流程

咨询师：你好，我姓黄，你可以叫我黄医生。

求助者：你好，黄医生。

咨询师：刚刚听你说，你最近感觉自己很紧张，有点咽痒，特别担心自己是不是得了新冠肺炎。

求助者：是的。

咨询师：那你有没有去过相关疫区或与相关人员接触?

求助者：那倒没有。基本没出过门。最多就坐电梯到小区楼下。

咨询师：周边有没有感染新冠肺炎的病人？

求助者：没有。

咨询师：出门有没有都戴口罩？

求助者：是的，都戴口罩的。

咨询师：有没有与其他疫情相关人员接触过？

求助者：也没有。

咨询师：家里人呢？

求助者：也基本在家，最多到超市买点东西，去了都是戴好口罩的。回家后我会让他们都消毒。

咨询师：好的，你做得很好，从你的情况看接触病毒的可能性很小。

求助者：我也知道这个可能性很小，但我还是感觉心慌慌的。不知道什么时候结束，也不知道自己做什么好，总是担心哪里哪里都有病毒。而且我看到网上说住在楼下的人被确诊为新冠肺炎了，紧接着楼上的那个人也中招了，他们两个人未曾接触过就被感染上了，太可怕了。所以我就更担心了。

咨询师：疫情来了，有这种担心的情况是正常的。你以前身体怎么样？

求助者：都挺好的。

咨询师：你对自己的性格评价怎样？

求助者：也还开朗的，多想是有的。

咨询师：最近睡觉好吗？

求助者：不太睡得着，就刷刷手机睡得比较迟，睡着了还好。

咨询师：刚才跟你聊了这么多，你有没有发现其实你知道你感染上病毒的可能性可以说是没有的。但是你总是不停地在想这件事，会不停地惦记着，就跟你自己说的一样会多想。知道没什么必要，但还是控制不住。这其实是焦虑的表现。这种担心会导致一些身体上的不适。面对这么一个大的事件，出现像你这样担心的情况很正常，不光你有，很多人都有这样的情况。

求助者：这样啊。

咨询师：对啊，这不是我们太脆弱，是正常的情绪反应。我们要允许自己有这样的情绪。而且你看现在在大家的共同努力下，从感染例数上看疫情已经明显控制了。

求助者: 是的。但是我还有这种不舒服，有没有什么办法啊?

咨询师: 你可以试着每天给自己制定一个计划，让自己饮食、睡眠以及活动做到规律。利用这样的机会好好地聊聊天，一起做做家务。不要只关注疫情。我可以分享一下我自己的经验。你看现在手机的消息实在是太多了，每天看都看不过来。我是限制自己看手机的时间，半小时或 1 小时去看一下手机，处理一下信息。新闻的话我更多的是从电视新闻上获得。和家人做一些室内的娱乐活动。你还可以做一些呼吸训练和肌肉放松训练。

求助者: 好的，我试试看。谢谢黄医生。

干预分析

在很多情境下，焦虑是一种正常的情感反应。焦虑分为两种，一种是现实性的焦虑，一种是病理性的焦虑。在这次突然暴发的疫情中，焦虑的出现是再正常不过的一件事情，它让我们迅速行动起来，去买口罩、消毒以及做好个人防护，以降低被传染的风险。在这种焦虑催化下，普通民众的健康和卫生意识极大地增强。这种现实性的焦虑不需要消除，当疫情过后它也就跟着消失了。只有当我们因为“焦虑”而焦虑时，焦虑反而演变为一种不正常的、病理性的焦虑，这种病理性焦虑严重影响到我们日常的生活、工作以及学习，此时就需要寻求专业心理医生以及精神科医生就诊以及治疗。而在这场不期而至的疫情中，大部分普通民众的焦虑更多的是来自医学常识的缺乏、信息的快速传播以及对未来种种不确定性的恐惧中，只要正确地看待疫情，保持健康的心理，进行一定的自我调整，大部分人的这种焦虑、恐慌以及不安都是可以缓解的。

如何调整自己的焦虑，放松心情，可以参考以下几点：

（1）觉察自己的情绪，并思考引发这种情绪的认知观念（想法）和行为事件。虽然存在焦虑、担心等消极情绪，但你不应去排斥它，而应体会这种情绪带给自己的影响并接纳它。

（2）摒弃那些不合理的想法。如果发现自己存在不合理的想法，用一些灵活的想法来替代它。

（3）寻求资源，做些放松的活动。尽管现实中受到很多限制，但待在家中仍然可以充分挖掘可用的资源，如室内运动、听音乐、看电视，或与家人一起聊天、做些小游戏等，还可以做做深呼吸放松等。

惶惶不可终日的家庭主妇

案例呈现

我今年45岁，家庭妇女。新冠肺炎疫情开始后，我们一家三口回老家住了几天，那里没有确诊病例和疑似病例，也没有从疫区过去的人。我们也从未和别人接触。为了安全起见，当时是自驾车回家。由于天气寒冷，车一连开了十几个小时。为了让老公能保持清醒，我一直与老公说话，一天没有吃饭，水也只喝了几口。到家后就卧床不起，有些低热，偶尔还咳嗽，四肢无力，吃了一些感冒药。几天后退热了，但依旧四肢无力，心理压力十分大，恐惧是不是得了新冠肺炎，也担心会传染给别人。14天都在不安中度过。虽然老公和女儿安然无恙，但我仍然担心自己是不是得了新冠肺炎。平常刷手机微博，看见里面有关新冠肺炎的新闻，感觉非常可怕，而且提到的肺炎主要症状我都有。担心得了肺炎就治不好了，非常害怕。想看又不敢看，不敢看又想看，痛苦不堪。情绪容易激动，总想哭，晚上根本无法入睡，没办法，只能到当地医院去看。医生给我检查了血液、胸部CT、心电图，结果说没有得新冠肺炎，给我配了些安眠药。

我吃了药睡眠稍微好些，但是每天醒来，还是担心自己会得肺炎，心里空得难受，浑身一点劲儿都没有，什么也不想干。呼吸微弱，感觉随时都会死去。想问问医生该怎么办？

干预流程

咨询师：您好，女士。你可以叫我尹医生。

求助者：您好，尹医生，希望您能帮帮我，我觉得自己要死了。

咨询师: 我看了你的情况，你很害怕得了新冠肺炎，而且心情也不好?

求助者: 是的是的，我看了手机上的新闻，感觉肺炎的主要症状我都有，如果不是得了肺炎，怎么会这么难受呢。

咨询师: 我听你的介绍并没有疫区人员或者肺炎患者接触史，也没有进行聚集性活动，基本上是在家隔离状态。

求助者: 是的啊，我们虽然回了一次老家，但是也是自己开车回去的。到老家也不出门，就在家待着。但是有没有可能之前疫情还没有这么严重，大家还没有戴口罩、在家隔离的时候，我接触过病人，感染了病毒呢？要不怎么会这么难受，一直好不起来呢?

咨询师: 但是你到医院做了检查，医生认为没有得肺炎，你还是觉得不相信是吗?

求助者: 我去的医院是我们这里最好的了。那个医生问的也挺仔细的。我觉得他诊断可能是对的。但是我怀疑也可能现在还没有检查出来？我还在潜伏期?

咨询师: 新型冠状病毒一般潜伏期大约是 2 天至 14 天，最长也就 24 天，从你可能接触病毒的时间到现在，已经超过这个期限了。根据最新版的《新型冠状病毒肺炎诊疗方案》，你的表现不符合疑似病例，更不用说确诊病例，所以专科医生已经排除了你得新冠肺炎的可能性。

求助者: 但是我为什么还是这么难受呢，我浑身无力，这个不就是新冠肺炎的表现吗？什么事情都有例外，万一我就是潜伏期特别长的，你们医生没有发现呢?

咨询师: 浑身乏力，这只是一个临床症状，肺炎会有，也会出现在其他疾病中。但是你的身体检查没有什么问题，所以我认为你现在的身体不适还是焦虑、抑郁情绪的一个躯体表现。情绪好起来，身体也会渐渐恢复正常状态。现在新闻媒体公布的病毒潜伏期是根据成千上万的病例研究得出的结论，是有科学依据的。如果你现在患了肺炎，即使症状比较轻，在胸部 CT 等检查中也能发现。

求助者: 医生我知道你说的有道理。这些道理我也懂，但是就是控制不住去想，控制不了自己的脑子。我老公说不要多想，但是我做不到。尤其是看手机微博，越看心里越害怕，有时候觉得不能看了，但是不看心也慌，就想看看疫情的情况怎么样了。其实我以前也是有点事就喜欢多想，容易担心，但是过几天事情过去就好了。

咨询师：你的表现就是明显的焦虑情绪。遇到负性生活刺激，人体产生一定的不良情绪反应是很正常的，是能够自我调节的。但是如果是很重大的事件，可能会产生过度的情绪反应，让人难以调节。根据你说的，你是个比较容易焦虑的人，更容易在面临疫情这样重大事件时出现比较严重的焦虑，进而造成失眠、躯体不适、抑郁等情况。平时看新闻刷微博都是可以的，只不过凡事都要适度。不要过于关注这件事，以前我遇到不少患者，就是不断刷手机看微博看贴吧，以为获取更多的信息能够帮助自己，但是事与愿违，越看心里越焦虑，越焦虑就越想看。其中的一个重要原因就是微博贴吧中为了吸引眼球，很多消息危言耸听，是非混杂，而你又分辨不清，很容易深陷其中，不能自拔。我建议可以多关注官方正式报道的新闻，这些新闻可以提供准确的信息和正确的应对方法，过滤掉那些虚假的负性信息。这对你情绪的稳定有很大的好处。

求助者：嗯，医生，我觉得你说的对，我听你的，但是我现在怎么办呢？每天总是担心，浑身一点劲儿都没有，什么也不想干。呼吸微弱，感觉自己要死了。睡觉也睡不好，吃了药虽然能好点，但是也是迷迷糊糊，早晨两三点就醒了，之后就睡不着了，睡着了也是半睡半醒的。医生你说我现在怎么办呢，安眠药也有副作用，我不想多吃药，有什么自己调节的方法吗？

咨询师：你的焦虑抑郁情绪与失眠有密切的联系，互相影响。想睡得好，首先要注意睡眠卫生，就是晚上卧床时间不超过 8 小时，上床不要看电视、手机，可以做放松训练。白天不要卧床不要打瞌睡，可以做一些需要集中注意力才能完成的事情。即使你感觉心情不算太好，白天也坚持做放松，可以帮你缓解不良情绪。

求助者：你说的放松是怎么做？能让我好起来吗？

咨询师：放松训练，简单地说，可以做缓慢的深呼吸，呼气时让肌肉放松，并且仔细体会这种放松的感觉，每天坚持，每次最好半小时，这样你的情绪和睡眠就会慢慢地好起来。

求助者：好的，医生，通过和你的谈话，我觉得我现在放心了很多，我会按照你的指导去做的。

干预分析

社区居家的人群，尤其有焦虑特质的人，很可能在疫情这样的严重负性事件发生时，出现明显的焦虑（包括情绪和躯体方面），进而影响睡眠，产生抑郁情绪。

对这样的居民，首先要告诉他们发生重大负性事件时，产生焦虑情绪很正常。但是如果焦虑过于严重，通过自我调节不能缓解自己的情绪问题，严重影响了日常生活和工作，最好寻求专业心理咨询师或精神科医生的帮助，这样会得到正规的指导，调整不适当的认知、情绪和行为。

乘车购物谨小慎微

案例呈现

我今年45岁，已婚，育有1子，家庭主妇。我在2020年1月1号从家附近坐公交车到公公婆婆家一次，又去家附近的超市买了一些日常生活用品，在公共场所暴露的时间都很短，每次都戴有口罩。虽然总共也就出门两次，而且防护措施也做得很好，知道感染新冠肺炎的可能性很小，但是我就是控制不住害怕会被感染。现在每天不敢外出，在家看电视、手机都是疫情相关新闻，很害怕，但又控制不住去关注这些消息，每天都觉得很紧张。近日更是出现听到、看到相关新闻就会心跳加速的情况，虽然测体温没有发热，但想想这个病也有心跳快的症状，更是害怕，也不知道要不要去医院检查。现在晚上看新闻都会看到凌晨2点，早上9点多醒，夜间有时也会醒，会感觉到心慌。公公、婆婆、老公、孩子看起来跟平时差不多，他们状态挺好的，他们觉得我是不可能被感染的，觉得纯粹是瞎担心。但我就是控制不住心慌，担心，而且感觉胃也不舒服。希望这个事情早点结束，这样就安心了。

我来求助目的是想缓解这些焦虑、恐慌的情绪，也想从第三方角度获得一些关于新冠肺炎的明确回答。

干预流程

咨询师： 你好，陈女士。你可以叫我赵医生。

求助者： 你好，赵医生。

咨询师： 刚刚听你描述的情况，你现在很担心，害怕感染新冠肺炎？

求助者： 是的。

咨询师： 那我们来看看你刚刚讲的内容，你既没有确诊或疑似患者的接触史，也没有进行聚集性活动，每天监测体温，没有发热，是这样吧？

求助者： 是的，这些都没有，如果要说外出也就坐过一次公交车，还有去过一趟超市，时间都很短。

咨询师： 那你怎么会担心感染上新冠肺炎？

求助者： 因为最近在家不出去，什么事情都不做，就看这些新闻。觉得这个病挺吓人，潜伏期也长，想想就心慌。而且心跳加速也是这个病的一个现象，我最近就心跳加快、心慌得厉害 。

咨询师： 那你一般什么时候心慌的厉害？平时体检心电图正常吗？

求助者： 不看新闻的时候，还挺好的，看完后心会慌的，会害怕，不知道什么时候结束，以前身体都好的。

咨询师： 你看你刚刚提到，你以前身体很健康，也没有心脏相关的疾病。自己会心跳加速都是在看到疫情相关新闻才出现的。你怎么看这个问题？

求助者： 嗯，是的。听你这么一说，才发现每次心慌都是在看到那些新闻才出现，不看新闻还好的，而且除了心慌我也没新冠肺炎其他的症状。

咨询师： 嗯，是的。就像你说的，除了心慌你没新冠肺炎其他的症状，不用太担心。你家人他们好像觉得是你想多了，你肯定不会被感染的，你现在认同他们的想法吗？

求助者： 嗯，是的，可能纯属是自己瞎担心。

咨询师： 前面你有提到晚上睡眠不好，能具体说说吗？

求助者：其实睡得还行，差不多能睡到 7 个小时，就是每次睡得比较晚，睡前控制不住看疫情相关的新闻，看完再睡。有时候半夜会醒来，想到这些新闻会心慌慌的。

咨询师：那醒了后还能睡得着吗？

求助者：睡得着，就是没那么快再入睡，脑袋里会想看到的新闻，会担心。

咨询师：那你以前碰到一些事情，也会这样担心吗？

求助者：是的，感觉自己比较敏感，容易多想，还容易关联到自己身上来。以前只要有事情，心里都会惦记着，会担心，这次事件更严重，天天看着不断攀升的数字，更控制不住担心，怎么办？

咨询师：嗯。你说的这种担心我能理解，因为我也出现过，但是我按照疾控发布的官方新闻去做了一些防护措施，这种担心就减轻了。想问一下你在做了一些防护措施后，是什么感受？

求助者：嗯，医生，我和你差不多，做完安全防护后担心确实会减轻。但是每天不断刷这些新闻，担心又会出现，我也没办法控制啊。

咨询师：那你家人他们怎么看待这个事情的，他们刷这些新闻也和你一样，控制不住担心吗？

求助者：他们不会的，看看就过了，不会多想。

咨询师：那是不是可以这么理解，还是和你的性格有关，你容易多想。

求助者：可以这么说。

咨询师：其实我接触的很多和你相似性格的人，也是这样的，总是担心这担心那的。那你看是不是可以这样，像你前面说的，如果我们不去这样频繁地刷新闻，担心就会少很多？

求助者：嗯，如果不刷的话，担心会少点，毕竟待在家里不出去，也接触不到病毒。

咨询师：是的，你说得太对了，在家其实很安全的。那你再想想，以前出现担心的时候，用什么方法去缓解的？

求助者：（思考了一下）以前好像和家人说说担心的事情，或者和朋友出去走走心情会好点，事情也就过去了

咨询师: 嗯，挺好的。还有其他吗?

求助者: 好像没有了吧。

咨询师: 你看你刚刚稍微思考了一下就想到缓解自己担心的方法，我相信你一定能想到更多，我们再想想看，这次也不用想很多，再想两个。

求助者:（停顿了一下）那好吧，我再想想。我平时做喜欢的事情心情会很好，不太会再沉浸在担心中。

咨询师: 嗯，非常好，是一个很好的主意。还有最后一个，再想想，相信自己，还可以做些什么缓解自己这种担心。

求助者: 好像在做家务的时候，也不会想这些事情，也还好的。

咨询师: 好的，你看方法是不是都有了。所以出现担心、恐慌，不用害怕，我们要学会去调节就好。还有就是你的这种控制不住的担心，伴有身体的不适感，其实不单单就你有，我们很多人在碰到一些事情时都会出现，它是焦虑的一种表现，是对我们的一种警示，只要我们能够意识到，并能去调节，自然就会消失的。

求助者: 很多人都会有啊，原来不是我一个人，你这样说我就放心多了。那医生你还有什么好的建议吗?

咨询师: 你前面想到的方法就很好，我们先来总结一下，一是每天不要刷太长时间手机看太多新闻，实在控制不住想看的话，多关注官方正式报道的新闻，具有权威性，避免被虚假新闻弄得心慌；二是做家务，还可以跟着美食节目多做一些花样美食，和家人一起品尝；三是和朋友视频或者电话交流，分享一些开心的事情；四是每天坚持花一段时间做自己喜欢的事情；五是每天都有一个家庭分享时间，和家人聊聊天。我这边根据你前面提到的睡眠及不自主出现的担心问题，再给你一些简单的小建议，就是要规律化作息，保持常态化的生活，适当进行室内休闲娱乐活动，学会做简单的放松训练，就像做深呼吸一样。你先回去尝试一下这些方法，好吗?

求助者: 好的，谢谢医生。

咨询师: 那我们今天就先到这里。

干预分析

目前在社区居家的人群中，由于之前防控措施还没有那么严格或者生活需要，可能会去超市、大型商场，会乘坐公共交通等，但其中一些易焦虑的人，会因此而焦虑加重，尤其在不断刷一些关于新冠肺炎新闻的时候就会更加担心。其实出现这些心慌、担忧、身体不适等现象属于正常的心身反应，只要大家察觉到这种现象后，进行一定的自我调整，是完全可以得到缓解的。如果在自我调整后，这种症状仍在逐渐加重，建议寻求专业的心理咨询。本案例在整个咨询的过程中完全相信求助者本身已拥有解决问题的能力，具备改变现状的资源，在探讨过程中不断去挖掘个案已有的潜能，运用个案本身具备的资源，提供机会让个案去积极发现改变的线索，加以发挥，达到改变的目的。最终咨询师还回顾和整理个案在前面阶段所提到的有效解决的途径，将这些信息反馈给个案，以促使个案积极地行动或改变。

谈话不同频的你我

案例呈现

刘某，男，42岁，小学肄业，未婚，无业。杭州市某区某街道民警在车站发现刘某，发现身份信息为湖北，且刘某在杭无居住地和工作单位，遂将其带至集中隔离点，进行医学隔离观察。在隔离观察期间，医务人员出具隔离告知书时，刘某拒绝签字，询问旅居史时不配合，同时对集中观察的一些规则要求不理解，不服从管理，三番五次离开房间，多次劝阻无效。工作人员觉得刘某好像根本听不懂他们所讲的话，只是一味地强调自己要走，不想在这里。鉴于双方沟通存在一定的问题，考虑是否可能存在精神方面疾病，为评估其状况及方便管理，联系了辖区“精防”专职人员。

区精神病防治专职人员经过交流、询问及初步精神症状检查，了解到刘某近两年睡眠欠佳，有服用镇静药物史，但具体药名不知；使用老年手机，对国家疫情形势不了解，对集中隔离医学观察多次解释后仍感到不理解，初步判断其理解力及自理能力欠缺。经沟通、解释、劝导，同意回房隔离。但后期再次出现不配合情况，且劝阻无效，执意外出。

区精神病防治专职人员通过区疫情防控指挥中心，联系了杭州市第七人民医院当天值班的精神科主任医师汤医生，电话沟通初步了解到刘某的相关病史后，汤医生建议视频与刘某沟通进一步了解情况。区精神病防治专职人员与刘某沟通，获得同意，开始了网络视频交流。

干预流程

医生:（视频后观察发现患者意识清楚，衣着稍显邋遢，头发略乱，外观年龄比实际显老，面部表情较平淡）刘某，你好，我是汤医生，刚刚与你沟通的专职人员应该向你提到我，我想和你聊聊，可以吗?

求助者: 可以。

医生: 听这边的人员讲你是一个人来杭州的，你过来游玩的还是想找工作?

求助者: 找工作。

医生: 那现在疫情持续这么长时间，现在正处于比较关键的时期，你怎么还外出，你不担心吗?

求助者:（一脸茫然）

医生: 那工作人员把你带到这里你知道是什么原因吗?

求助者: 我不想在这里。

医生: 那你觉得他们对你友好吗?

求助者: 那还挺好的，每天三餐都管的，还有专门的房间给休息。

医生: 哦，既免费管吃又免费让住，那你怎么还要出去。

求助者: 不懂干嘛让住在这里，我要去找工作。

医生: 想找什么工作？

求助者: 不知道。

医生: 以前做过什么工作?

求助者: 保安、厂里工人。

医生: 还想找这类工作吗?

求助者: 不喜欢。

医生: 为什么?

求助者: 和别人相处不来。

医生: 那具体想找什么工作呢?

求助者:(一脸茫然)

医生: 现在处于疫情关键时期，企业还没有复工，出去找工作暂时也很难找到的。而且我看你什么防护措施也没做，就这样出去，万一生病怎么办?

求助者:(一脸茫然)

医生: 重要的是他们让你住在这里主要是因为你是从湖北那边过来，想了解你疫区的一些接触情况，还有就是从严重疫区过来的需要隔离 14 天。

求助者:(一脸茫然)

医生: 那我问问你，你是不是担心他们把你关在这里可能要对你做什么事情?

求助者: 那应该没有。

医生: 没这个担心就好。你前面提到和别人相处不来，是因为别人排挤吗?

求助者: 那没有。

医生: 那是什么原因?

求助者:(沉默)

医生: 你这几天一个人在房间，安静的时候有没有听到什么奇怪的声音?

求助者: 没有。

医生: 每天按时给你送餐，饭菜还合你胃口吗?有没有什么奇怪的味道?

求助者: 没有什么奇怪的味道。

医生: 担不担心他们在饭菜里掺杂一些你不知道的对你身体有害的东西?

求助者: 那不会。

医生: 嗯。接下来我们来做一个小测试可以吗?

求助者: 可以。

医生: 你看你刚刚从湖北过来，那我们假设一下你身上正好有 1000 元，从湖北坐高铁到杭州需要 465 元，这样的话，你还剩多少钱?

求助者: 500 多。

医生: 能具体吗?

求助者:（沉默）

医生: 我们再换一个，马上要到 5 月 1 日了，这是什么节日?

求助者:（思考）劳动节。

医生: 嗯，是的。一斤铁和一斤棉花，哪个重?

求助者: 一斤铁。

医生: 一样重，都是一斤。

求助者:（茫然）

医生: 没关系，我们换个其它的，你可以帮忙解释一下“心急如焚”这个成语的意思吗?

求助者:（沉默）

医生: 好的，那我们聊点其他的，听说你睡眠不是很好是吗?

求助者: 是的。

医生: 你现在还在吃调整睡眠的药吗?

求助者: 没有。

医生: 那以前吃的是什么药还记得吗?

求助者: 不知道。

医生: 那今天重新给你配点调整睡眠的药，你看可以吗?

求助者: 好的。

医生: 那最近一段时间还在这边继续配合待一下，可以吗?

求助者: 嗯。

医生: 那我们今天就先到这里，如果后面有什么需要我帮助的，可以随时让这边的人员联系我。

求助者: 好的。

干预分析

专科医疗机构精神科医生通过沟通访谈，初步考虑刘某目前暂无明显精神症状，但智力较一般人低下，建议如下处置：精神发育迟滞患者对公安执法部门会有一定的敬畏，可让公安人员与其交流，告知隔离规定；拉近关系，尽可能用方言交流，询问此人的亲朋好友，应该容易接受；考虑近两年睡眠欠佳，可服用适量的镇静和抗焦虑药物；心理咨询师适当的心理疏导；解除隔离后，争取本人或家属同意后到精神专科医疗机构接受专业诊断及治疗。此次治疗充分发挥了社区关爱帮扶小组联动机制，民警、社工、精神病防治人员、专业精神科医生、心理咨询师等人员多方配合，运用面询、网络访谈技术，达到了综合管理的效果。

在疫情特殊时期，面对一些需要集中观察的（疑似）精神障碍患者，隔离点的工作人员会出现担心，一是担心无相关精神卫生方面的知识，不知该如何与这类人员沟通；二是担心这类人员不配合，无法达到有效隔离；三是担心诊断或治疗问题，特别是出现病情反复时该如何进行有效的应急处置。同样，被隔离的患者会担心药物的供应问题以及可能面对病情复发的风险。对于这类特殊人员，采取疫情防控措施时可能出现一些管理和就诊的问题。疫情期的这类人员该如何管理，国家、省、市相关部门发文告知了一些有效处置方法。例如，杭州市第七人民医院为了保障隔离观察人员的精神卫生诊疗需要，制定了《社区居家观察精神疾病患者专家会诊指导流程》，提供电话、视频或上门的专业指导，针对这类人员处置可充分发挥社区－医院－社区的双向转诊机制，有效处置疑似或确诊人员。具体流程是（疑似）精神障碍患者需要专家技术指导时，社区为居家观察（隔离期未到）精神障碍患者申请杭州市第七人民医院专家进行视频或电话会诊指导，按医嘱服用药物。若远程疗效不佳的，根据实际情况，可提供上门服务。

“迈不开腿”的高糖老汉

案例呈现

我患2型糖尿病已经有十来年了，在家人的监督下，管住嘴，迈开腿，规律服药，血糖一直控制得不错。

春节前我采购了很多年货，准备热热闹闹过个年，没想到突发的疫情打乱了一切计划。年初一村里就封闭式管理了，亲戚朋友都不能来拜年。看着堆积在家里的年货消耗不掉很是着急，本来已经忌口的一些点心和饮料也开始吃了，管住嘴这一关最先失手了；再加上不让人员聚集，春节期间也没有什么农活要做，每天大多数时间都待在家里，活动也是越来越少。一天早上我自测空腹血糖，结果到了12.9mmol/l。此后我就经常唉声叹气，感慨自己这一生经历了很多灾难，挨饿、地震都经历过，这戴口罩、不出门最难受，晚上也睡不好，有时候彻夜不眠，总是担心血糖控制不好，反复自测血糖。目前虽然通过药物调整和饮食控制血糖已经明显下降，但我感觉自己的精神越来越差。

干预流程

咨询师：您好，我姓孙，您可以叫我孙医生。

求助者：孙医生，你好。我其实不想来，是家人要让我来看，我其实没什么大问题。只要这个疫情没有了，我也就好了。

咨询师：也就是说这次的疫情对你产生了一些影响是吗？

求助者：是的，最明显的就是我的血糖本来都好的，可是后来忽上忽下的，过山车一样，高的时候空腹都超过10；有一次我还差点晕倒，浑身出汗，觉得要不行了，后来才知道是低血糖。

咨询师：那您现在血糖控制得怎么样？

求助者：现在加药了，比之前好多了，但是我又睡不好了，每天就睡3～4个小时吧。

咨询师：那您一般几点上床睡觉，几点起床呢？白天一般做点什么？

求助者：还能做啥？现在不让出门，我就在家里待着呗，看看电视，看看小视频，尤其是小视频里好多关于疫情的，真是太可怜了，死了好多人。每天网上视频看着看着就快 12 点了，准备睡觉，但是脑袋里会像播电影一样，什么都有。我经历过自然灾害，那时候没饭吃；后来还有大地震，当时周围很多人的房子倒了，还有人被砸受伤；再想想现在这个新冠肺炎也是灾难啊，还好我周围没有病人。但是这也不让、那也不行，出门还要戴口罩，这样还不知道要多久，想想就觉得烦，好好的春节，被搞得一塌糊涂。这是什么世道啊，我都快 70 岁的人了，之前也没遇到过啊！这样想着想着也不知道什么时候能睡着，但是凌晨 4 点左右就醒了，再想睡就难了。

咨询师：您这一生确实经历了很多，现在这些好像都想起来了，这也影响了您的睡眠。那您白天的精神怎么样呢？

求助者：其实什么地方明显不舒服也没有，反正也没事干，每天就是坐坐躺躺。我之前每天 10000 步，现在每天也就 1000 ～ 2000 步，想想这样的活动量，估计血糖也不太好控制。所以我每天要测两次血糖，一次空腹，一次餐后两小时。

咨询师：每次血糖的结果怎样？

求助者：最近好一些了。

咨询师：嗯。现在的疫情确实是前所未有的，大家都在专家和政府的要求下减少出门，这就是配合防控措施，保护自己。您可能也看到手机里有一些在家做各类运动的小视频，建议您也可以在家做一些适合您这个年纪的运动项目，把白天的时间适当安排一下，减少关注疫情消息的时间，只看一些官网的权威发布，睡前一小时不看手机。

求助者：这个我可以试试。

咨询师：还有就是养成规律的作息习惯，每天按时睡觉，按时起床，哪怕真的没睡好，白天也不要去补觉，减少白天躺着休息的时间。

求助者：好的。

干预分析

本案例求助者周围既没有新冠肺炎的确诊患者，也没有疑似患者，只是在新冠肺炎疫情下，由于多地启动重大突发公共卫生事件一级响应，展开疫情防控阻击战，改变了他原有的生活方式，导致原有的慢性病没有得到较好的控制，让他对自身健康状况产生担忧。另一方面，春节作为中国的传统节日，老年人十分重视，原本盼望已久的家人团聚和走亲访友都变成了奢望。相比年轻人，老年人在这方面受到的影响更大，会产生被冷落、无所适从的感觉。再次，老年人在新冠肺炎疫情下，对于一些防控措施不能理解，同时又不得不遵照执行，因此更容易产生心理失衡。

疫情防控背景下，对于有慢性基础疾病的人群干预，尽早了解躯体状况十分重要，确保生命安全的前提下关注情绪问题，建立良好的沟通，传递相关健康知识，调整认知，让求助者接纳特殊情况下的特殊生活方式和未知事件的不确定性，缓解焦虑情绪，提高生活质量。

小贴士

认知疗法

认知疗法 (CognitiveTherapy) 是 20 世纪 60—70 年代在美国心理治疗领域中发展起来的一种新的理论和技术。是根据认知过程，影响情感和行为的理论假设，通过认知和行为技术来改变患者不良认知的一类心理治疗方法的总称。

认知疗法的基本观点是：认知过程及其导致的错误观念是行为和情感的中介，适应不良行为和情感与适应不良认知有关。认知疗法常采用认知重建、心理应付、问题解决等技术进行心理辅导和治疗，其中认知重建最为关键。马尔奈和阿恩考夫 (1978 年) 归纳了认知学习理论家常用的三个基本观点，对学习认知疗法有重要的意义：①人们的适应性或适应不良性行为和情感的类型是经过认知过程而产生的；②这些认知过程可以被一定的“图式”(贝克将不合逻辑的推论称为图式) 所激活；③治疗医师的主要角色既是诊断者又是教育者。即评定适应不良性认知过程，安排一定的学习训练任务、矫正认知、行为和情感的类型。

具体内容包括：

（1）识别自动思维。由于引发心理障碍的思维方式是自动出现的，已构成了来访者思维习惯的一部分，多数来访者不能意识到在不良情绪反应以前会存在着这些思想。因此在治疗过程中，咨询师首先要帮助来访者学会发现和识别这些自动化的思维过程。咨询师可以采用提问、自我演示或模仿等方法，找出导致不良情绪反应的思想。

（2）识别认知错误。所谓认知性错误即来访者在概念和抽象上常犯的错误。这些错误相对于自动化思想更难识别，因此咨询师应听取并记录来访者的自动性思维，然后帮助来访者归纳出一般规律。

（3）真实性检验。真实性检验就是将来访者的自动思维和错误观念作为一种假设，鼓励他在严格设计的行为模式或情境中对假设进行检验，使之认识到原有观念中不符合实际的地方，并自觉纠正，这是认知疗法的核心。

（4）去中心化。去中心化就是让来访者意识到自己并非被人注意的中心。很多来访者总感到自己是别人注意的中心，自己的一言一行都会受到他人的评价。为此，他常常感到自己是无力的、脆弱的。如果来访者认为自己的行为举止稍有改变就会引起周围人的注意和非难，那么咨询师可以让他不像以前那样去和人交往，即在行为举止上稍有改变，然后要求他记录别人不良反应的次数，结果他发现很少有人注意他言行的变化，他自然会认识到自己以往观念中不合理的成分。

（5）焦虑水平监控。多数来访者都认为他们的抑郁或焦虑情绪会一直不变地持续下去，而实际上，这些情绪常常有一个开始、高峰和消退的过程，而不会永远持续。让接受咨询的来访者体验这种情绪涨落变化，并相信可以通过自我监控，掌握不良情绪的波动，从而增强改变的决心。

与和谐号的不和谐之音

案例呈现

我今年 25 岁，未婚，在杭计算机行业工作人员，为人严谨。2020 年 2 月 16 日我乘坐某一趟高铁回杭了，春节在家待了这么长时间，明天终于要上班了，很高兴。因为疫情，整个春节都待在家里，没出过门，憋坏了，这会上班了，虽然还是不能去人员聚集的地方，但是好歹可以和同事一起聊聊天了。这样想想感觉挺开心的，可是还没高兴多久，刚回到住的地方就被一通电话砸蒙了。社区的来电告知我要居家隔离。为什么被隔离？我既没有到过疫区，也没接触过病人，最近也没有出现新冠肺炎相关症状。打了几个咨询电话，最终才明白是因为自己乘坐的那列高铁上有一个确诊病人，因此需要同乘人员隔离观察。明确了被隔离的原因，既有一些担忧、紧张和害怕，又有侥幸心理，觉得虽然同坐一列高铁，但不应该那么倒霉被感染上。在家隔离的这段时间，随着与家人通话、每天体温检测、身体未出现不适等，被感染的担心逐渐在减少。但是我有点担心解除隔离后，同事可能一段时间内会避免与我近距离接触。

干预流程

咨询师：你好，张某。你可以叫我赵医生。

求助者：你好，赵医生。

咨询师：听你前面描述的情形来看，意思是在隔离的这段时间有点担心、害怕，是吗？

求助者：是的。

咨询师：那现在还有吗？

求助者：担心感染新冠肺炎的这种情绪是没有了。

咨询师：哦，其实刚开始有这种担心是很正常的，我们在遇到一些重大事件特别是一些关系到自身的事件时，出现担心、害怕等情绪属于正常心理反应，等事件结束后，这种反应自然也就消失了，我们只要正常化这种状态就好。就像你说的这种担心已经消失了，不过现在又有了其他的担心，主要是担心同事对你的态度？

求助者：是的。担心上班后同事不一样的对待。

咨询师：怎么不一样的对待呢？

求助者：同事知道我被隔离了14天，一开始可能会尽可能地避免与我接触吧。

咨询师：嗯，因为担心被传染？

求助者：是的，毕竟再怎么说我也是被隔离过的。

咨询师： 虽然你被隔离过，但是你并没有感染新冠肺炎啊。

求助者： 是的，是没有感染过。

咨询师： 你现在能意识到自己具体在担心什么吗？

求助者： 不知道，就是一想到自己曾被隔离过就会有点担心同事们可能会因此而疏远我。

咨询师： 听起来你担心，是因为你觉得你和同事之间不一样了，你把自己异样化了，猜测同事们也会这么想，但实际上你和大家还是一样的。

求助者： 嗯，好像有点道理。

咨询师： 好的，那我们来想象一下，如果换成你同事被隔离的话，隔离解除后，他回来上班了，你会避免和他接触吗？

求助者： 哦，好像不太会。因为隔离时间已经解除了，基本不存在风险了，我们都是健康的人。嗯，原来是我多想了。医生我还有一个困惑，我不能理解开始被隔离的时候，社区为什么不告知被隔离的原因，觉得他们的行为有点过分。

咨询师： 嗯嗯，看得出来你对他们的做法很生气，到现在都还不能释怀。

求助者： 是的。确实还是有点生气。我想换成任何一个人都会生气吧？

咨询师： 嗯，你觉得每个人都会生气，那你有问过别人吗？

求助者： 那倒没有问过，也没法问啊，被隔离了。不过在隔离期间，给家人打电话，把情况和家人说了，家人倒是让我配合社区工作，不要去想社区告不告知的问题，说社区这么做也同样是为了我的安全考虑。

咨询师： 嗯，也就是说家人还是理解社区的做法。

求助者： 是的。

咨询师： 我们再来做个假设，假如你是社区工作人员的话，你觉得可能是什么原因让社区在要求大家居家隔离却不在第一时间就告知事情原委呢？

求助者： 想想可能是担心造成恐慌吧，毕竟被隔离的人还挺多。

咨询师： 那你想想当时你反复打电话最后知道被隔离原因的时候，出现过这个情绪吗？

求助者： 出现过，有担忧、害怕。

咨询师：那你再回想一下当时他们的行为，现在还觉得过分，不能理解吗？

求助者：嗯，可能事情涉及自己，太着急了，现在经过你这么一说，换成他们的角度去想想就能理解他们的行为了，他们不是不告知，只是会选择适合的时候告知。

咨询师：嗯，是的。其实我们在特定事件的影响下，会做出一些不合理的认知反应，进而出现一些情绪变化。我们只要去修通好自己的想法，情绪也会随之消失的。

求助者：好的，谢谢你医生。

咨询师：那我们今天就先到这里。

干预分析

在疫情影响下社区居家隔离的人群较多，可能会出现像上述案例中所表现的不合理的认知和情绪行为反应，我们能及时发现并学会使用认知行为疗法修通不合理的认知，我们的情绪行为也会随之改变。其实日常生活中，碰到一些事情，我们也会受到文化、知识水平、周围环境以及既往经验的影响，可能作出一些不合理的认知－情感－行为反应。在认知行为疗法中强调，当一个人出现非适应性或非功能性心理或行为，常常是受到不正确的认知而非适应不良的行为，所以治疗的目标不仅仅是针对行为、情绪这些外在表现，而且需分析求助者的思维活动和应对现实的策略，找到错误的认知加以纠正。如果我们能在觉察的基础上，认识适应不良的认知－情感－行为并进行自我监测思维、情感和行为，同时能发展新的认知和行为来替代适应不良的认知和行为，并不断练习将新的认知模式用到社会情境之中，就能取代原有的认知模式。在此过程中，作为新认知和训练的结果，可以进行重新评价自我效能以及自我在处理认识和情境中的作用。

回得了家出不了门的苦闷小伙

案例呈现

我独自在杭工作，年前回了一趟老家武汉，返杭后接到街道相关部门的通知，被要求居家隔离观察14天。在家待了好几天，现在我的作息混乱，晚上睡不着，白天起不来，整天无所事事。半个月不让出家门，天天量体温，天天汇报，我又没有发烧，还要被别人嫌弃，真是说不出的委屈啊。但吃喝不愁，天天有工作人员提供必需的生活用品，刚刚还刷完了电影《囧妈》……

干预流程

求助者：医生，你好，希望您能帮帮我，我太难受了。

咨询师：你好，请问有什么需要帮助的。

求助者：是这样的，医生，……（描述他的症状）。

咨询师：刚刚听你说的，你从武汉返杭，正处于居家隔离期。

求助者：是的，说要居家隔离14天，我现在就待不住了。明明什么症状都没有，又要隔离，又要被人嫌弃。

咨询师：隔离是必要的保护措施，对于一些外界负面消息我们要学会过滤，做好自己。

求助者：嗯！这我是知道的。

咨询师：你在武汉期间有没有确诊病人接触史？有没有参与聚集性活动（暗示他是安全的）？

求助者：确诊病人接触史是没有的，就是家里人一起吃了几顿饭，去外面买了几次菜。

咨询师：家里人呢？有确诊的吗？

求助者：他们基本在家，最多出去买点东西，没有确诊新冠肺炎的。

咨询师：主要这个时期武汉是重点疫区，新冠肺炎病毒的传染性比较强，且有一定的潜伏期。

求助者：好吧，我也能理解，我就是在家待烦了，忍不住想抱怨一下。

咨询师: 相关部门考虑你有重点疫区旅游史，进行隔离观察是有效保护措施，以便及时跟进，这对你、对疫情控制都有好处。

求助者: 哎，我也知道，就是在家出不去，什么事情都做不了，心很慌啊。

咨询师: 你是一个人在家?

求助者: 是的。

咨询师: 那你家人呢，他们怎么样?

求助者: 他们还好，都在武汉。

咨询师: 一个人待着是比较难熬的，需要学会排解，你可以多与家人、亲友、同事保持联系，或者看看书、听听音乐，哪怕刷刷搞笑视频都有帮助。

求助者: 嗯，和他们聊聊是会好很多，我天天刷手机，躺着刷、站着也刷。

咨询师: 倾诉是很好的排解方式。但刷手机要适度，过犹不及。

求助者: 嗯，我知道了，就是觉得没事情做。

咨询师: 可以给自己安排些事情做，制定解除隔离后的工作计划什么的，把时间利用起来。

求助者: 嗯，我试试，谢谢!

咨询师: 你现在晚上睡眠怎么样?

求助者: 哎，现在黑白颠倒，三餐不规律。

咨询师: 规律化作息，保持常态化的生活，能让人更有安全感和信心。

求助者: 我也想睡，可一到晚上我就满脑子都是这件事，晚上睡不着，白天就起不来。

咨询师: 晚上睡不着也要定点熄灯，闭目养神，不要看电视、手机。白天不要躺着，可以做一些需要集中注意力才能完成的事情。

求助者: 嗯，我试试看，严格控制作息，规律饮食。

咨询师: 你对自己的性格评价怎样。

求助者: 还算开朗，就是想得比较多。

咨询师: 那你以前碰到一些事情，会怎么处理?

求助者: 以前碰到事情也是会反复多想，会担心。其实知道没什么必要，但还是控制不住。

咨询师：遇到这样的情况，产生一定的不良情绪是很正常的反应，这就是焦虑的表现，要学会自我调节。

求助者：那我要怎么做呢？

咨询师：首先，你需要学会接纳、理解自己的情绪。遇到这样的情况，不单只你有这样的情绪反应，其他很多人都会有类似的情绪表现。

求助者：很多人都会有啊，我还以为我自己"神经病"了呢，你这样说我就放心多了。

咨询师：对啊，这不是我们太脆弱，是正常的情绪反应，我们要允许自己有这样的情绪。况且在大家的共同努力下，现在疫情控制慢慢好起来了。

求助者：是的。但是我还是会觉得不舒服，有没有什么办法啊？

咨询师：你可以试着做做放松训练，做些娱乐活动，充实自己的日常生活。

求助者：放松训练？怎么做？

咨询师：放松训练比较简单，如缓慢深呼吸，并仔细体会这种放松的感觉，每天坚持，这样你的情绪和睡眠也会慢慢好起来。

求助者：嗯，听起来不错，我到时候试试看。

咨询师：听听轻音乐也可以，白天要让自己有事情做。

求助者：嗯！

咨询师：你可以试着每天给自己制定一个计划，让自己饮食、睡眠以及活动做到规律，限制自己看手机的时间。

求助者：好的，我试试看。

咨询师：要相信自己，疫情会好起来的。

求助者：和您聊了这么多，我感觉自己心情好多了，真是太感谢您了。

咨询师：不客气，希望能帮到你。

干预分析

求助者系青年男性，武汉人，独自离家在杭务工，由于春节回武汉过年，返杭后被要求居家隔离观察 14 天，突然被隔离在家里，整日无所事事，作息混乱，逐渐情绪失控，最后开始自我怀疑。人是群居性高级动物，每个个体都具有一定的社会属性，故有明显的社交需求，遇到上述情况，要学会自我调节，排解压力。咨询师建议求助者在家中适当运动，以提高免疫力。在家中利用现代通信手段与家人、亲友、同事保持联系，倾诉感受，保持与社会的沟通，获得社会支持，缓解孤独感。在干预过程中，咨询师一边探究求助者的内在气质、性格和环境、面临的困难等具体的因果关系，一边根据求助者的反应，采取心理疏导、支持治疗、放松训练等心理治疗方法，缓解求助者焦虑和恐惧的情绪，使求助者认识到情绪变化是正常的情感反应，不代表懦弱、无能。求助者更好地接纳了隔离处境，也接受了自己的情绪反应。通过倾诉，求助者得到支持与鼓励，宣泄了消极情绪，平衡了矛盾心理，接纳、理解了自己的情绪反应，对目前情况表示接受与理解，并愿意全力配合工作人员的工作。

隔离小区的会计师

案例呈现

我是一名财务人员，因为疫情，一直在家休息。虽然疫情很严重，但我觉得待在家里不出门也可以避免感染新冠病毒肺炎。但是3天前在小区微信群里获悉我家前面正对着的这幢楼有疫区过来的人被隔离，隔着窗户我就可以看到。看报道说楼上楼下也可以被传染，有些案例连原因都找不到，突然觉得死亡离我好近，害怕自己被感染，家里还有父母和孩子，我倒下怎么办。因此不敢开窗户，整天拉着窗帘，反复检查家里的窗户有没有关严。我知道自己反应过度，但我控制不了自己，我该怎么办?

干预流程

第一次咨询

咨询师：您好，我是陈医生。

求助者：陈医生，您好。

咨询师： 听了您的话，好像您很害怕感染病毒？

求助者： 是的，这几天都很担心。

咨询师： 您和对面这幢楼的隔离人员有过接触史吗？

求助者： 没有，这些天我没出门，买菜也是超市外送的。

咨询师： 那你怎么担心会被感染呢？

求助者： 报道好像说有些病例找不到原因，况且我隔着窗户就能看到他家里有人影在晃动，就像病毒要飘过来一样。

咨询师： 那你不去看他的时候还担心吗？

求助者： 以前不知道的时候没感觉，好像不刻意去看他，这种担心就没那么强烈。

咨询师： 那你家人是什么态度？

求助者： 她们无所谓的态度，和之前没两样，说我反应过度，不开窗户、拉着窗帘让人很压抑。

咨询师： 吃饭、睡觉怎么样？

求助者： 还可以。

咨询师： 以前遇到担心的事情也会这样吗？

求助者： 好像没有。

咨询师： 你家离那幢楼的距离有多远？

求助者： 大概有十几米吧。

咨询师： 我们聊了这么多，其实你有没有觉得你有点过度担心了？新冠肺炎传播途径中告知距离大于 1 米就可有效降低传播力度，况且楼间距有十几米，所以你开窗应该没问题。

求助者： 是啊，我是有点过度担心了。

咨询师： 我们应该多去看一下官方发布的科普知识，正确采取防护措施。同时，你也要调整一下注意力，可以多陪一下孩子，找一些自己平时想做又没空做的事情，不要过度关注网上的新闻。另外，房间要多通风，多接受阳光照射，这样才会调整好心态，保持常态化的生活，为疫情结束复工做好准备。

第二次咨询

求助者：陈医生，我自从上次咨询您之后，感觉心里踏实一点了，但仍旧不敢拉开窗帘、开窗户。为了这个和家里人吵了一架，他们觉得我反应过度。我也知道这样不好，但是我仍旧担心，而且控制不住情绪，昨天和丈夫吵架的时候还砸碎了一只碗。

咨询师：您还是担心邻居会传染您吗？

求助者：是的。

咨询师：疫情已经稍有缓解，但保留警惕心还是对的。我之前也向您宣教过科学防控知识，您都理解了吗？

求助者：理解了，但凡事都有例外，做不到100%防控。

咨询师：做财务的人员一般性格都要求完美，不能容忍小概率事件出现，您这种表现也属正常。科学防控是我们的防控指南，现在我们要做的是精准防控，您要相信官方新闻和官方指导。

求助者：是的，我就是这样的，平时做事也要求完美，不允许出现误差。但说实话，我家里人挺受不了我的，所以我们才会发生冲突。虽然我知道这样不好，但我实在控制不住情绪。

咨询师：您对于自身性格有较好的认知能力，所以我们尝试改变或者接受外界信息，就会有改观了。

求助者：那我要怎么做呢？

咨询师：第一步要做的就是，打开窗帘，让阳光进来，现在是阳春三月，春暖花开的日子，让家人感受阳光的温暖是非常重要的。

求助者：嗯，我觉得我能够做到。

咨询师：那您觉得第二步应该怎么做呢？

求助者：应该是打开窗户吧，我其实也很喜欢感受新鲜空气，沐浴阳光，不是因为感染疾病，我也不会像现在这个状态。

咨询师：虽然现在还不能到人员聚集的密闭环境中活动，但我们居家生活还是要正常化的。也可以到人员稀少的户外环境中去散步，戴好口罩，做好防护。

求助者：我会尝试的，不知道这样我的情绪会不会好起来？

咨询师：要学会管理好自己的情绪，家里人情绪会相互影响，我们可以用心理换位法，假如你的家人不让你长时间开窗、拉开窗帘，在沟通无果的前提下，估计你也会产生烦躁情绪，继而发生争吵。所以，我们觉得家里人和你争吵也是正常的，多一些理解，多一些感同身受，大家就能和睦相处了，仍旧是相亲相爱的一家人。

求助者：我知道了，我会正视家人的建议，换位思考，相信科学防控，拉开窗帘，打开窗户，让阳光洒进来，感受春天和生活的美好。

咨询师：我相信你也一定做得到，加油！

干预分析

求助者是财会人员，容易出现焦虑、强迫症状，同时，疫情期间，相对密闭的隔离环境也会加重不确定感。原来大家工作繁忙，而在疫情期间，他们可能会被局限在屋子里，无处活动，无处释放压力，从而导致焦虑感加重，也就是人们所说的“瞎想”。大家察觉到这种现象后，进行一定的自我调整，是完全可以得到缓解的。还有就是控制自己的情绪和情感并不是要把它们压抑在自己心中，而是要根据情绪、情感的不同性质和程度采取适当方法加以疏导。例如，我们在欢乐的时候，不要遏制欢乐情绪，让其暴发开来不仅会使自己心情舒畅，而且这种快乐的心情也会感染和影响自己的朋友和亲人，增进人际关系的融洽。但不是所有情绪都可以这样暴发的，消极情绪的暴发往往会造成不良影响。那么有哪些方式可以用来控制自己的情绪呢？①宣泄。宣泄的方法很多，可以直接表示自己的不满情绪，也可以向朋友倾诉。宣泄维持着人的心理平衡，可减轻自己内心的压力，情绪越紧张，越强烈，宣泄的必要性越大，我们每个人都需要时时缓解自己激荡的情绪，获得感情上的平衡。②转移。排除消极有害的情绪，常常使用转移的方法。情绪激动时，转移可以使自己能够有时间冷静地考虑和分析自己，把情绪转移到自己感兴趣的事情上，如唱歌、运动、下棋等等有意义的活动，可以使消极的情绪尽快散去，抵消和冲淡原来的情绪。③升华。人的情感冲动往往蕴含着强大的活力，许多创造性的活动都是伴随着热情和执着，人的痛苦情绪也可以转化为学习和生活的力量。如果我们能正确地、积极地把自己的情感活动向学习转化，完全有可能创造学习的奇迹。④克制。有时人们需要控制自己暂时的情绪，要用意志力来遏制感情的冲动，避免不良的后果，如我们可以采用自我暗示的方法提醒自己“深呼吸”、“不要紧张”、“千万要冷静”等，使理智战胜冲动。如果在自我调整后，这种症状仍在逐渐加重，建议寻求专业的心理医生咨询。

物业经理的自我救赎

案例呈现

疫情前我已从事某大型住宅小区物业管理3年多，目前该大型住宅小区居民500余户，所在部门有35名员工。日常我对工作兢兢业业，对物业管理工作游刃有余。这次疫情出现后，恰逢多数物业服务人员回乡过年，年后复工率较低。因疫情防控需要，辖区任务较重，甚至有很多工作都是非常规的，我在处理各类关于隔离相关事件中，多次被员工顶撞，得不到业主的理解，除了委屈、难受等不良的情绪，更感到遭遇到前所未有的事业挑战，开始出现自我怀疑。

我现在每天上班都会不断地自我怀疑，经常会考虑是否胜任现在的工作，怀疑自己的能力，质疑人际沟通的能力，甚至在考虑回老家工作可能更好，把家人接到杭州是否合适等等问题，非常困惑，想得到帮助。

干预流程

咨询师：你刚才提到业主不尊重你，你觉得是你做错了吗？

求助者：开始有这种感觉，后面觉得不是那么一回事，特别无力。

咨询师：如果说这种无力已经超出了你的力量和资源了，你觉得对吗？

求助者：是的，感觉特别明显。

咨询师：真的已经到达你的极限了吗？

求助者：还可以再坚持，只是自己开始怀疑了。

咨询师: 如果说每个人在困难环境中都有抗逆力，你觉得已经用到百分之几了?

求助者: 如果平时的话，感觉100%，但是你刚才提到极限，我觉得才70%。

咨询师: 好的，非常棒，看来你的优势还是可以挖掘的。

求助者: 是的，其实从个人经验来说，我没问题，现在只是陷入了痛苦的情绪里去了。

咨询师: 你能有这个意识，非常棒，那么如果改变看待痛苦的角度，结合我们刚才聊的内容，你有更好的办法吗?

求助者: 发掘自己的个人经验? 让自己变得更加乐观? 或者说不陷入情绪中?

咨询师: 太好了，这些都是不错的办法。

咨询师: 除了自身的改变外，其他有什么好办法吗?

求助者: 其实还是有的，只是我这个人比较好强，要面子，以致没有太多地要求分公司和总公司援助。

咨询师: 什么时候开始有这样的想法的?

求助者: 应该是一直以来都是，从来没这么做过吧。

咨询师: 如果尝试做一下，你觉得对你是件非常难的事吗?

求助者: 我觉得可以做一下，我待会就去试试，你的建议很不错!

咨询师: 好的，要抓住一切可以让你感觉好起来的资源，这不影响你的角色，可能会更有帮助。

求助者: 是的，这个是我一直缺的，就差一个人来提点我一下。

咨询师: 最近这段时间，有些业主和你产生了冲突，你是怎么看的?

求助者: 其实我内心也是理解的，毕竟谁都没碰到过现在的疫情，就是心情好不起来。

咨询师: 你能认识到这个挺好的，人性本善。关于你的心情，我倒觉得除了前面提到的，你还有潜能可以挖掘，你再想想?

求助者: 先从个性上改变吧。

咨询师: 我倒觉得不是要否定自己，每个人都有自我实现的权力和可能，可以从自我实现上找找看。

求助者: 嗯，之前觉得自我实现就是把家人带到杭州来。现在感到这个不是实现自我，反而感觉被捆住了，不是在实现自我。

咨询师: 好的，这个想法在现在的确不是能着急的事。

求助者: 是的，人啊，一着急，就会胡思乱想，把困难无限放大。

咨询师: 嗯，你能意识到不着急，真的很惊喜。待会空下来，你再回顾一下，自己手头现有的、可信赖、可持续的资源，用在现在需要的事上。

救助者: 好的，谢谢你们!

干预分析

人本治疗法是以案主为中心的治疗方法，创造一种有利的环境让服务对象接近自己的真实需要。物业管理人员在目前业主和物业冲突比较突出的阶段，往往需要在心理援助过程中，以自己的职业心理角色为切入口。其实本次援助本质上是被援助者偏离自我真实需求和表现所产生的困惑，人本主义治疗方案通过干预可以让其变成一个能够充分发挥自己潜在能力的人。包括能够准确领悟周围的人和事物，做一个理性的人；珍惜和享受生活；按照自己的意愿选择生活方式；积极发掘工作资源；充分体会心理上的极大自由；具有丰富的创造力。

人本治疗法认为人本质上是善良的、理智的、可信赖的。这种方法强调的重点是案主的自我实现，要求始终保持真诚一致的态度，无条件的积极关注案主，尊重案主表达任何意见和情绪的权利，同情和理解案主。

人本治疗的工作目标主要有以下几点要求：①对自己抱有比较实际的看法。②比较有自信和比较有能力自主。③能够对自己及其感受有较大的接纳。④对自己持积极的看法和评价。⑤较少对自己的经验做出压抑。⑥行为表现比较成熟、比较社会化、适应能力强。⑦比较容易克服压力和挫败。⑧性格比较健康，人具有一定的统合性。⑨对他人能够积极接纳。

针对上面案例求助者出现的问题，咨询师首先以真实生活需求为重点，直接避开工作场所，通过家访，从求助者的生活状态、存在基本问题来作为干预的侧重点，让求助者能信任自己，初步建立专业的关系。在访谈中了解到目前求助者饮食比较正常；睡眠质量还可以，但也会有失眠的状况；躯体感受方面没有出现不良现象，能自然沟通；情绪基本稳定，但是在谈起最近相关事情，还是很伤感，比方对连续上班比较反感，对不能到处走动、不能回家过年等有些抱怨，情绪会有点失控，但无处发泄。其次采用优势视角增能理论，帮助求助者认识到自身的优点，减轻内心的不安，改变对工作的消极心态。接着采取循序渐进的工作方式，在求助者思想状态有了一定的转变后，鼓励求助者积极通过总公司得到援助，在隔离服务过程中，积极获得正能量及为业主服务中的快乐和满足，帮助其树立社会角色，重新找到工作的意义。最后建议了解关于疫情隔离方面的政策，减少刷手机信息的时间，充分认识到防控疫情是需要有时间的，适当把部分工作进行转移，特别是在复工人员增加的情况下，减少与业主的直接冲突机会。

空巢老人的惶恐

案例呈现

我是一名退休教师。我和老伴生活在一起，有两个女儿，均在外地成家立业。今年过年女儿们本该回来和我们团聚，但是因为新冠肺炎疫情，没有办法回家，只能各自过年。女儿们会给我打电话，让我们哪里都不要去，即使出门买菜也要戴口罩，回家要勤洗手、消毒。刚开始我和老伴并不清楚这个新冠肺炎是什么，后来看新闻才知道它的传染性很强，湖北的疫情形势严峻，全国的形势不容乐观，全国各地每天都有新增病例。

大年初二那天，我附近的小区有感染患者和家属被隔离。我知道后有点担心，加上每天都关注新冠肺炎疫情的报道，看到每天不断增长的感染人数，看到各省各家医院派了很多医护人员去支援，越想越害怕。一想到离家很近的小区有确诊病人，就担心空气里有没有病毒，会不会传染给我和老伴。每天我都用 84 消毒液把家里消毒两三遍，每天都洗澡换衣服。每天看新闻看到很晚，经常失眠、多梦、早醒，醒后又反复看相关报道，非常紧张，严重时心脏怦怦跳。我担心自己会被感染，担心自己活不长，还要写遗书留给女儿们。老伴安慰我后心情能好一些，但还是会胡思乱想，担心远方的女儿，担心不能陪伴老伴终老，每天脑海里浮现住在ICU的画面。我感到非常痛苦，想问问咨询师该怎么办。

干预流程

咨询师：你好，女士。你可以叫我罗医生。

求助者：你好罗医生。

咨询师：你和老伴独立居住是吗？

求助者：是的，我们退休后已经独立居住很多年了，我们的女儿都在外地工作，也都成家了。

咨询师：你们与女儿平时会互相联系吗？

求助者：她们都忙，现在都有孩子了，基本上很少联系了，一般一周一次电话吧。

咨询师：听你这样说，你很担心，也很害怕，害怕自己以及家人会被感染病毒，对吗？

求助者：是的，我真的每天都惶恐不安，听到附近的别的小区好像有人感染了，我感觉病毒离我们越来越近，我甚至觉得空气里都有病毒，我很担心老伴和远方的女儿都有可能被病毒传染，所以整天紧张，担心。

咨询师：那你有没有和感染者接触过呢？

求助者：直接接触的可能没有，但是附近人们还是出入小区的，担心有被感染的可能。

咨询师：你说的附近小区的人大概什么时候确诊的，你是怎么知道的？

求助者：已经20多天了吧，我也是手机上看到的，里面说什么的都有，我都怕死了。

咨询师：那你们小区有被隔离吗？

求助者：没有，我们小区和别的小区一样，防护得非常好，每个进出小区的人都要绿码，还要测体温。

咨询师：那你怎么会担心感染上病毒呢？

求助者：我就是天天在家看电视上那些新闻报道，我就觉得这个病毒太厉害了，飞沫里面有，粪便里面有，气溶胶里面也有，所以我就担心自己和老伴会被感染。有时我甚至觉得就我们两个孤寡老人，小孩也不在身边，死了也没有人知道。一想到这些，心就怦怦直跳，感觉有什么东西噎在喉咙口，想哭。

咨询师：平时体检身体正常吗？

求助者：我虽然岁数大了，但是平时还是很注重保养的，我没有什么心脏病，心电图和心脏彩超都是正常的。

咨询师：那你现在有咳嗽、咳痰、发热、乏力等症状吗？

求助者：没有没有，我没有那些症状，现在除了担心和恐惧，其他没有什么。

咨询师：那你老伴呢，他们怎么看？

求助者：老伴比我淡定得多，他养了很多花花草草，天天摆弄那些。我让他关注新闻，他也不睬我。他说现在不出门，怎么可能会感染上病毒。他让我心大一点，不要想太多。可是我总觉得他是太不谨慎了，感觉他一点都不了解这个病毒的厉害之处。我跟他讲话，他也不听我的，天天就说我太焦虑。

咨询师：那你这几天晚上睡眠怎么样？

求助者：睡得不怎么好，总是紧张、担心、害怕，但又要控制不住看电视上这些新闻。看完就更加紧张，更加睡不好了。

咨询师：那你心情怎么样？

求助者：总的来说心情平时还是可以的，但是一旦打开电视看有关疫情的新闻，立马就不好了。老伴让我烧饭我都不想烧，还跟他发脾气，责怪他一辈子拿我当佣人。现在这种形势，怎么饭还能吃得下去？总是担心小孩现在怎么样，会想打电话给他们，但又怕打扰他们。

咨询师：那你有觉得未来没有意义甚至想自杀的情况吗？

求助者：那没有的，自杀是没有的，但是觉得自己活不长是真的，我甚至写了遗书，老伴看到了都笑话我。但是现在居家生活，也不能出去，天天闷得很，连透口气的地方都没有，每天都是一些负面新闻和信息，疾病的传染性又这么强，所以我很累，感觉有种身心疲惫的感觉，甚至觉得这疫情继续这样下去，我可能看不到自己的女儿了。

咨询师: 你知道怎么防范这个病毒吗?

求助者: 这个我是知道的，天天新闻上有播的，建议我们不要出门，待在家里就是最好的不会被传染的方式。但是人总是要生活啊，我们还是要出去采购生活必要品的。其实我也知道只要防护好，选择人少的时间去采购，回家后勤洗手、勤洗脸、注意消毒，其实还是可以预防的。

咨询师: 平时是什么样的性格?

求助者: 我的性格比较急躁，什么事情都想着要做好，容易焦虑，一点事情都能放在心里盘算好久，特别容易操心。

咨询师: 你发现没有，其实你很容易担心。明明很多事情都了解，但是就是会去想，然后自己吓唬自己，导致出现了身体的不适。其实在重大的事情发生的时候，任何人都会出现应激反应，有的会表现惶恐担忧，有的会表现伤感哭泣，这些都是正常现象，所以你要尝试去调整它。如果发现自己不能靠自己的力量去调整，可以试着和女儿打电话沟通，有的时候借助外力，往往会达到不一样的效果。

求助者: 我的这种情况不少见是吗?

咨询师: 是的，现在大家都在家里，外界的发泄口被关闭了，失去了原本的作息和工作，生活秩序被打乱，总归会有些紧张和担心的情况出现。你看现在的疫情，整个国家上下都在自我隔离中，都在家里，这其实就是在切断病毒的传播。更何况我们强大的祖国，已经派出了各省市的精兵强去一线抗击病毒，你要相信现在的这种状态只是暂时的，很快疫情就会消散的。

求助者: 原来我不是例外，你这么说了我心里好受多了。原来大家都会出现这种情形。我这个老人，只能通过电视了解信息，从电视上得知很多去世的都是年纪大的老人，确实也害怕，毕竟自己年纪大了，免疫力肯定没有小年轻那么好，万一被传染上了怎么办。

咨询师: 你们的年龄确实较大，但是只要掌握学习正确的防护知识，相信还是可以保证自己的安全的。你们作为自己独居的老人，其实也是需要人安慰和体谅的，建议你可以多和女儿通通电话。她们作为年轻一辈，应该会给出你们一些更好的防护方法。试着跟他们多沟通，曾经你们是她们的保护伞，现在她们已长大，可以保护你们的。

求助者：谢谢咨询师，我现在感觉好多了。那我应该做哪些事情呢？

咨询师：尽量待在家里，哪里都不去，如果要出门采购生活用品，选择人少的时间段，戴口罩出门，到公共场所不要随便摸公共设施。回家后给衣物消毒，立即洗手洗脸或洗澡，做好我们自己的个人防护。在家时养成规律的作息时间；和老伴一起养养花草，做做健康体操；或者打打牌，看看书，做一些简单的室内休闲活动，充实自己的生活。睡前做做深呼吸，也可以和老伴聊聊天。每天不要太关注电视上的新闻，了解病毒的特性和如何有效防护的新闻即可。抽一些时间跟女儿聊聊天，从年轻人那里发现不一样的新鲜事物。

求助者：好的，谢谢你。

咨询师：那我们今天先到这里，有什么需要到时再联系我。

干预分析

随着我国经济的发展，老龄化问题日益突出，空巢老人将越来越多。空巢老人作为一群特殊的群体，他们的问题主要是子女不在身边，长期独自生活。面对此次疫情，他们中的一些表现出了紧张、担心，甚至伴有心慌等不适的情况，特别是子女不在身边，他们就变得尤为敏感脆弱，孤独无助，就像本文这个案例一样。这种在疫情时期出现的心慌、担忧、身体不适等表现，基本上大部分人都会有，大家只要适当地放松，规律生活，大部分是可以得到缓解的。对于空巢老人来说，他们除了自我放松以外，更多地需要关爱。子女们如果不能及时常回家看看，可以选择电话慰问和宽慰老人，适当沟通。另外现在虽然宅家，但仍然需要保持一种规律的生活，几点起床，早上做什么，下午做什么，以及大概晚上几点就寝睡觉，同时可以适当安排一些安全的游戏和运动，保持一种充实的生活状态，可以明显减少焦虑的表现，也可以减少过度关注负面信息。如果老人们通过上述调节后不能缓解，可以再去寻求专业的精神心理医生进行相关的咨询和治疗。

意欲裸辞的90后姑娘

案例呈现

"即使有三头六臂依然做不完、干不好自己的工作，真想辞职算了"。我是一名在社区工作两年的社会工作者，之前对自己的专业很喜欢，对自己的工作也很有使命感，虽然平时工作中也有很多困难，但能坚持。疫情期间因为社区管控措施变化快、要求高、任务重、强度大，在实施的过程中遇到种种困难，持续工作一段时间，开始觉得力不从心。一方面觉得压力大、困难重重，一方面又对自己很失望，觉得自己胜任不了这份工作，有了辞职的想法，于是想寻求心理咨询师的帮助工作。

干预流程

求助者: 昨天凌晨2点多我都没睡着，躺在床上翻来覆去，总是想着白天发生的种种事情，越想越觉得委屈，真的不想干了。

咨询师: 嗯嗯，白天发生的事情让你觉得很委屈，睡眠也受到了影响，你愿意具体跟我讲讲吗?

求助者: 是这样的，最近疫情期间，社区的工作明显增加了很多，比如在小区查体温、楼道消毒，为被隔离的住户上门服务，排查巡逻等等。而且管控举措根据疫情而快速变化，要求也比较高，感觉压力挺大的。在外面一直跑来跑去也有点担心自己被感染，还担心家人。

咨询师: 嗯嗯，一方面现在的工作让你觉得压力比较大，另一方面是担心自己及家人的健康问题。

求助者: 是啊，虽然现在网上到处都是新冠肺炎的信息，但我不是学医的，很难做到一下子理解和正确地预防，工作起来心里还是挺忐忑的。

咨询师: 嗯嗯，是的，对新事物我们都需要一个适应学习的过程，你现在的防护措施都做了哪些?

求助者: 外出肯定是要戴口罩的，回家第一件事就是换衣服、摘口罩、洗手、洗澡。

咨询师: 嗯嗯，听起来你的防护措施做得还不错，按你这样的做法被感染的概率还是很低的。

求助者: 之前为居民科普过这些内容，自己顺便也掌握了，而且家里有老人，自己在这方面还是比较注意的。就是有些居民对疫情的防范意识低，家里待不住会出来，有些劝劝会回去；但是总有个别人不仅不听劝，还指着我们的鼻子骂，说话难听，感觉把我们当成了出气筒。但我们也没办法呀，为了大家的安全，该做的工作还是要做的，所以有时想想心里挺委屈的，回家又不敢对爸妈讲，怕他们难过。

咨询师: 嗯嗯，被这样当面指责的确会让人觉得很生气，从你刚才的描述中好像这样的人也不是太多。其他居民情况怎么样呢?

求助者: 大部分的居民还是很配合我们的工作；有些人也挺关心我们的，比如会给我们送些吃的，心里感觉还是挺温暖的；还有些居民主动要来做志愿者，对我们的工作很支持。

咨询师: 哦，听起来社区的居民不仅是我们的服务对象，还是我们好帮手，如果能充分利用这些资源，让更多的居民在做好自身防护的前提下能参与到我们社区的治理中，相信可以发挥很大的作用。

求助者: 是的，我们现在人手不足，大家都没有太多休息时间，如果我们的居民能参与到自己社区的管理中，的确可以帮我们分担一部分工作，而且他们以志愿者的身份开展工作有时候反而比我们去做更容易被居民所接受。

咨询师: 嗯嗯，回去后你可以跟同事们商量下，看看怎么利用居民志愿者这部分资源。你刚刚提到昨天凌晨2点多还没睡，这种情况多吗，发生频率高吗?

求助者: 最近因为工作忙，整个人都处于紧绷状态，有时候累了一天但躺在床上就是睡不着，一个星期里大概有个两三天这样，差不多持续一个多月了。

咨询师: 嗯嗯，睡眠方面自己可以通过一定方法调整看能不能回归到正常，如果试过之后不行的话，还是要尽早求助专业的医生，以免影响正常的工作和生活。除了睡眠问题，饮食方面有变化吗，或者还有哪些地方你觉得跟平时不太一样?

求助者：自己胃口还可以，就是偶尔忙起来吃饭时间不太规律。还有，现在回家经常垂头丧气的，在外面受了委屈也不敢跟家里人讲，怕他们担心，刚开始跟他们提过一次，他们听了也很心疼我，还建议我要不要考虑换份工作，有时候我自己也在犹豫要不要辞职。

咨询师：嗯嗯，能感觉得出来你们家人之间的关系还是很好的，你在工作中遇到委屈会跟家人讲，家人也能体谅到你的不容易。但自己会担心讲的多了影响到家人，于是选择一个人默默承担，时间久了也会对自己的职业产生迷茫。

求助者：是啊，其实大部分的时间我还是很喜欢自己的工作的，虽然感觉累些，但看到因为自己的工作真的可以帮助居民解决很多现实生活中的难题，还是挺有成就感的。也许是平日里被现实中重重困难打击得多了，现在工作的热情没有刚开始工作的时候那么高了。自己很多大学同学都从事其他行业，收入也比我高，有时心里也难免会产生转行的想法。再加上现在在工作中突然被别人指着鼻子骂，真想一冲动辞职算了。

咨询师：的确，在工作中无端被骂，放在任何人身上都会感觉很不好受，生气也是正常的。虽然你还这么年轻，但在这种情况下能够控制好自己的情绪没有跟居民起冲突，已经做得很好了。另外，从你前面的讲述来看，其实你是一个做事很踏实，也很有责任感的人，愿意去不断地为居民们解决实际困难，也很享受这样的过程。的确一个项目，从策划到真正落实，中间肯定会面临种种困难，你能坚持工作两年，相信你还是有很强的解决问题的能力的。有些困难的解决可能会超出了我们个人的能力范围，有时也不一定能很好地解决，我们也要接纳自己的局限。对于职业规划方面如果觉得迷茫的话，也可以试着跟你的领导、前辈、同事们多聊一聊，平时社工在工作中会帮个案发掘资源，自己也要学着多多利用身边的资源哦。

求助者：嗯嗯，听您这么讲发现自己还是有可取之处的，并不是像自己所认为的那么没用。关于职业规划方面我也会再多去跟周围的人请教请教，希望能够再清晰一些吧。

干预分析

疫情期间很多人因无法上班而闲在家中，但也有很多岗位的人却因疫情而不但无法休息，甚至多了很多工作内容。虽然他们在为社会应对公共事件而努力，但作为普通人，也会像其他人一样受公共事件的影响，他们的心理状态更需要被关注。本案例中的社工所遇到的防控工作压力大、管理对象不配合、自身情绪睡眠受影响以及年轻人常会出现的职业迷茫等问题，往往在很多疫情期间在岗人员中也会遇到，比如医务人员、警察、基层干部、小区保安等。他们此时出现的情绪问题可能来自于疫情的防控工作，或者危机事件下自身的应激反应，或者也跟平时的工作有关系。在理解、接纳他们情绪的同时，发现他们在特殊时期还能坚持认真负责工作等优点并及时给予肯定，尽可能提供工作和情感上的支持，协助他们理清楚自己现在的问题，发掘自身可以利用的资源，陪伴他们最终走出当前困境。

担忧的居家老师

案例呈现

我今年59岁，教师。我这个人平常就容易担心自己的身体，有点不舒服就怀疑是不是生了什么大病。为了保证健康，我家里都搞得很干净，很注意卫生的。这次过年前突然爆出个“新冠肺炎”，看看新闻和周围的情况，知道这个事情很严重，人一旦传染上病毒，没有特效药能治。大家都听从国家号召开始隔离不敢出门了。我每天待在家里，就觉得空气流动，好像到处都有病毒，有点紧张、焦虑、害怕，一直休息不好。2月1号那天，来了个快递要签收，我就戴着帽子、眼镜、口罩、手套，穿着雨衣到楼下取快递。回家后，我觉得有点憋气，胸口发闷，就先把口罩摘下来透透气，之后我往快递包装盒上喷洒消毒液，想知道消毒液的浓度够不够，就把快递放到离鼻子有十来厘米的地方用力闻了一下。闻过之后，突然想起自己摘下的口罩没戴，非常后悔。那天之后我就更紧张了，老怀疑自己把病毒吸进去得了新冠肺炎，感觉身体不舒服，在家也戴个口罩。每天我会量体温，尽管是没有高烧，总是有点恶心想吐，吃不下饭。另外呢，我和儿子、儿媳还有一个4岁的孙子一起住。平常我从早到晚忙个不停，还总担心做不好事情。现在疫情，大家都待在家里了，我想我身体不好，儿子儿媳要是带带孙子，做些家务，我也能休息一下。没想到儿子儿媳根本指望不上，都享受惯了，晚上不睡，早上不起的，孙子还是我自己带。小孙子有点淘气，家里根本待不住，经常哭着闹着要下楼。但是为了安全不能下楼出门，我就想尽办法哄他，实在不行了就给他点零食，让他玩玩IPAD，儿媳看着就不乐意了，说我惯孙子，儿子也不帮我说话。这把我弄得更紧张，感觉太难了，真想甩手不管了。但是孙子只愿意跟我，这时候也不能回老家。我身体不舒服，还得坚持照顾一家人，已经挺不住了。医生你说我应该怎么办呢？我都愁死了！

干预流程

咨询师：你好，你可以叫我尹医生。

求助者：你好，尹医生，你说我是不是被（病毒）传染了？我这些天心里感觉压力很大，身体很难受，恶心想吐，吃不下饭。另外家里都指望我一个人，我觉得都支持不住了。

咨询师：你去医院请专业医生做过检查吗？

求助者：我哪里敢去啊，医院病毒太多，没病都给传染了。我自己看手机，对照新冠肺炎感染者的症状，又觉得自己好多情况是不符合的。

咨询师：我看你的介绍，并没有疫区人员或者肺炎患者接触史，也没有进行聚集性活动，基本上是在家隔离状态，而且防护措施完全到位，即使偶尔外出门口如取快递等也都做好防护。根据最新版的《新型冠状病毒肺炎诊疗方案》，你的表现不符合疑似病例，更不用说确诊病例，所以你是应该排除自己得肺炎的可能性了。

求助者：医生你这么说我就放心一些了。我觉得我已经很注意了，是不应该感染的。但是我为什么还是这么难受呢，有没有可能是没有发烧症状的感染者呢？

咨询师：你的一些不舒服，没食欲、恶心想吐，肺炎患者会有，也会出现在其他疾病中。我认为你现在的身体不适还是焦虑、抑郁情绪的一个躯体症状。情绪好起来，身体也会渐渐恢复正常状态。

求助者：你说的有道理，其实这些道理我也懂，但是就是控制不住去担心。孩子都说你想那么多干什么，但是我脑袋不听我的了。我觉得孩子也不理解我，我这么难受，他们还说这些。现在一听说附近有密切接触者被救护车接走、有人被隔离，我的心就咚咚地跳，连喘气都有点费劲。每天都盼着这个新冠肺炎疫情赶快结束，否则我真坚持不住了。

咨询师：你本来就是有一些焦虑特质的人，一般情况下是能够自我调节的。现在面临疫情这样重大事件，焦虑的水平会升高，不能自我调节，所以产生焦虑的一些症状，包括你的身体不适也是焦虑的一些表现。

您可以适当关注疫情的一些信息。我建议可以多关注官方正式报道的新闻，这些新闻可以提供准确的信息和正确的应对方法，过滤掉那些虚假不实或没有考证的负性信息，有助于减轻你的焦虑。

求助者：哎，我这么辛苦，儿媳儿子也不体谅我，说我多想，还说我带不好孙子，也不帮我做做家务，我真的很伤心。我是老师，感觉自己的孩子都教育不好。

咨询师：家人不理解你的情绪，这也正常，毕竟他们很难感受到你的不舒服。你的儿子儿媳妇在家休息不做家务，是因为一直没养成这个习惯，毕竟平常比较忙，家务活都你帮忙做了；另外就是想做也不大会，所以干脆不做。你最好和他们坐下来，说下你最近心情和身体的不适，并对他们提出一些期望，比如分担家务，照顾孙子等。但是也不要太着急，要给他们一些时间，让他们慢慢学习和适应。可以和他们讨论下具体的养育方式，如孙子哭闹的时候谁来带，作息时间怎么安排，是不是要让孙子和他们一起睡，把话说清楚了，大家就更容易达成理解，互相体谅，及时解决矛盾，不让小问题变成大问题。

求助者：我觉得他们忙嘛，能帮他们就帮他们，不过现在越来越力不从心了。

咨询师：你从儿子儿媳的角度考虑问题，他们工作忙，你帮助带孩子，这是对的。但是也要让儿子儿媳站在你的角度考虑，你年纪大了，家务和带孙子已经很辛苦，应该有自己的休息和娱乐时间，过分的付出只能起反作用。现在他们比较闲，让他们做做家务，带带孙子，能让他们体会老人的不容易，学会感恩。你身体状况好，可以给予他们力所能及的帮助。身体不舒服了，就和他们说，让他们自己的事情自己想办法解决。这样你就能减少压力，缓解焦虑烦躁的心情。

求助者：嗯，我觉得你说得对，我听你的，但是我现在不舒服怎么办呢？有什么调节的方法吗？

咨询师：要缓解你的焦虑抑郁情绪，你可以做一些自己喜欢、让自己开心和有把握、能控制的事情，做事时就集中注意力做好它。适当的运动，对你调节情绪也有帮助。你平时可以做放松训练，这可以帮你缓解不良情绪。

求助者：你说的放松是怎么做？有用吗？

咨询师：放松训练，简单地说，可以做缓慢的深呼吸，呼气时让肌肉放松，并且感受这种放松的感觉。每天坚持，每次 5–15 分钟，最好半小时，这样你的焦虑情绪就会慢慢好起来。如果还是不能缓解自己的情绪问题，严重影响了日常生活和工作，就需要到医院就诊，寻求专业医生的治疗。

求助者：好的医生。我试试你教的方法。

干预分析

社区居家的人群，尤其有焦虑特质的人，平常在有压力的生活下，可能有一些轻度的焦虑表现；当疫情这样的严重负性事件发生时，焦虑情绪就会变得愈加明显（包括情绪和躯体方面），还可能产生抑郁烦躁负面情绪，造成日常生活和工作上面的重大困难。对这样的大众，首先要告诉他们面临重大负性事件时产生焦虑情绪很正常。但是如果过于严重，不能自我调节不适当的认知、情绪和行为，严重影响了日常生活和工作，就需要寻求专业心理医生或心理咨询师的指导。

保洁阿姨的心理垃圾

案例呈现

我今年52岁，小学文化，台州人，一直居住在杭州从事环卫工作。本次春节因为特殊情况所以没有回老家过节。最近2周感觉心慌、难受，有种坐也不是、站也不是的感觉，做点事情，总是丢三落四的。以前自己的包干区卫生很快就能完成，在下班前我基本都能检查2次。现在感觉工作效率差，总是感觉会不会没有扫干净，会不会有漏掉的地方，万一有口罩掉在地上怎么办，一整天都不能完整地打扫一次，更不用说再检查一次了。这几天女儿也感觉我有问题。我总是担心有人会乱扔垃圾，特别是乱扔口罩，这些口罩万一携带病毒，病毒就有可能挥发出来引起很多人的感染。这几天整个脑子无法停下来，根本停不下来，吃饭也不好，睡觉也不好。回到家一看相关的电视就紧张、担心，有时候还会有心慌。所以来医院咨询一下，我这是怎么回事。

干预流程

咨询师: 你好，女士。你可以叫我罗医生。

求助者: 你好，罗医生。

咨询师: 刚刚听你说的，你表现得很担心，也很害怕，有时候根本睡不着，对吗?

求助者: 是的，最近我就是这么个状态。

咨询师: 那你这个情况是什么时候开始的呢?

求助者: 大概就2周前吧。

咨询师: 那你有没有遇到什么影响你情绪的事情呢?

求助者: 你说什么特别的嘛谈不上，但是最近的确因为新冠肺炎的事情有点影响。我是一名环卫工人，一直包干一块区域的卫生。杭州人卫生意识是非常好的，所以我的工作还算可以，也是一直感觉挺好的。就是前2周在新闻上听到有些地方有很多人在地上吐口水，口罩乱扔，我就逐渐开始紧张了。当天晚上就在想我那边会不会有人乱吐痰，会不会有人乱扔口罩，万一痰吐了我没有处理掉，那不是会挥发后感染别人；如果口罩我没有及时处理好，那不是会引起很多感染，那不是完蛋了。就这样，一天比一天厉害，再上班的时候就不是在打扫卫生，而是从上班开始就是在找口罩，找有没有人乱吐痰，所以最近工作也完成不了，人更加烦，越烦么越做不好，回到家有时候还会发脾气，所以现在感觉一团糟。

咨询师：你前面说你心跳得厉害，那你一般什么时候心跳得厉害？之前有做过心电图吗？

求助者：我来这里之前去过医院，我以为心脏不好，所以去医院检查了一下，心电图检查是好的。

咨询师：那你心情怎么样？

求助者：心情肯定不好啊，整天就是担心、烦，心情哪里会好啊。

咨询师：那你是先因为这些事情出现担心、烦，之后才因为这些烦而影响情绪对吧？

求助者：是的。

咨询师：那你工作这么多年了，这里人会乱吐痰和乱扔垃圾吗？

求助者：很少。

咨询师：那你为什么总是担心这些事情呢？

求助者：前段时间看到电视上说有人这么做，所以我就无缘无故地开始担心，其实我心里也明白，这样的人还是比较少的。

咨询师：退一万步说，万一有人吐了口水，扔了口罩，那也不一定携带病毒，而且病毒在空气中存活的时间并不长，所以这种感染的概率更加小了。现在出门所有人都戴口罩，自身防护做得比较好，就算有某个人这么做了，他的口罩也能起到很好的保护作用，这样概率是不是更降低了，你说对吗？

求助者：是的，你说得对的，其实你刚刚这么说，静下来想想的确就是如此，现在的很多人都防护措施做得不错，人人都很讲卫生，基本都是宅家。其实是我多想了，我只要把卫生做好了，那不是更加减少这种概率了，你说对吧？

咨询师：那是当然的啊。你的性格是怎么样的？

求助者：比较敏感，容易多想，性子有点急。

咨询师：那你现在感觉怎么样？

求助者：你现在和我这么讲讲我感觉还行，但万一我回去又开始紧张了怎么办呢？

咨询师：首先你要学会转移自己的注意力。以前可以和别人聊天，或者和别人出去走走，现在因为疫情不可能了。当我们出现这种情况，可以进行放松呼吸训练。具体方法是躺在床上或坐在沙发上，左手放在胸部，右手放在腹部肚脐处，自然地呼吸，感觉双手上下起伏地运动，并比较双手的运动幅度。缓慢地通过鼻孔呼吸，吸气时让腹部慢慢地鼓起来，呼气时让腹部慢慢地凹下去，体会腹部起伏的感觉；通过比较双手的运动幅度去体会与之前习惯性呼吸方式的不同。这样一般会减缓自己的焦虑症状。另外，虽然目前很多人宅家，且不能聚集性活动，但是可以保持一定的规律生活。除了上班，那么下班可以在家跳跳广场舞，做一些简单的运动，保持一种规律的生活，也能减轻一些不必要的紧张。最后就是对新冠肺炎我们要有一种理性客观的认识，少看负面新闻，定时看一些官方新闻，自我也要做好防护，勤洗手、勤洗脸、戴口罩、不聚集性活动、不乱触摸。如果经过上述处理后紧张、担心等情况仍然明显，且有什么疑惑，可以再来找我。

求助者：嗯嗯，好的，现在感觉是好多了，你的方法我也回去试一试。

咨询师：那我们今天就到这里。

干预分析

本文这个案例讲述的是一位非常有责任心的环卫工人，担心有人吐痰以及乱扔口罩，万一她没有发现，没有扫干净，担心有人感染，从而出现紧张、担心等症状。本案例中该求助者表现为一种较敏感、多疑的性格特点，而且平时做事情都是非常认真负责任的。本案例咨询师在咨询中首先和求助者进行简单的交流建立良好咨访关系，再让王女士回顾了近 2 周的情况变化，对自己紧张、担心的变化有了一个相对清楚的认识和了解。明白了自己的失眠、紧张、担心、心慌等问题是因为焦虑所引起的。同时咨询师使用一般支持疗法和健康教育的方法让求助者认识到自己的担心有点过分，其实很多事情并不是那么容易出现。对已出现不合理的紧张、担心、失眠等问题，通过合理的引导做出一些合理的判断和处理，解决求助者的焦虑。另外还可以合理地规划自己的生活以及辅助一些缓解焦虑的放松训练。

孩子的哀伤如何安放

案例呈现

我是5岁女孩小苹果的妈妈。上周孩子的外婆因为新冠肺炎去世。在外婆住院期间，家人给她解释阿婆身体不好，要晚一点回来。最后宣布死亡后，我曾经告诉小苹果说阿婆去了一个很远的地方。小苹果从小是外婆带大的，和外婆的关系非常好。目前小苹果除了有时候发发脾气，还没有出现其他明显的症状，我担心这件事对小苹果有不好的影响，所以寻求专家指导。

干预流程

求助者： 倪医生，你好，我是小苹果的妈妈。目前我女儿还没有什么特别的不好，但是我很担心。因为她是我妈从小带大的，她们关系非常的好，从小苹果出生到现在，她们几乎就没有分开过。我妈走得这么突然，我不知道该不该跟我女儿说，该怎么跟她说？

咨询师： 你既想保护孩子不受伤害，又犹豫要不要告诉她真相，你是一个很敏锐也很负责任的妈妈。

求助者： 我妈去得太突然了，她这么小，现在跟她说阿婆去世了她肯定接受不了的。我想是不是时间久了她自然就会忘记了。

咨询师： 你想通过时间，可以让她不用承担你现在承担的这些痛苦？

求助者： 真的太突然了。过年前还好好的，后来就说我妈住院了，我爸也隔离了。我们连面都没见。到现在也就视频照片见了几次，然后就通知说去世了。我特别后悔，当时不让她回去过年就好了，我妈就不会死了（哭）。

咨询师: 你有点自责，你觉得自己可以未卜先知，去阻止这件事的发生。

求助者: 我什么也做不了。

咨询师: 嗯，你没办法阻止妈妈去世。所以你希望能够努力帮助女儿尽量不受到伤害。

求助者: 是的。我可以怎么做呢？医生你告诉我，我应不应该告诉女儿，阿婆已经死了，阿婆永远也不会回来了？

咨询师: 目前孩子知道什么？

求助者: 她知道阿婆回老家过年了，然后身体不舒服要晚点回来，其他都不知道了。哦，前几天我想跟她说，阿婆去了很远的地方，但是她好像没听懂，我也就没再说下去。

咨询师: 你想过告诉孩子，但当时自己也没准备好，就没说下去。你犹豫的是什么？

求助者: 不知道她会有什么反应？我就是很心慌。

咨询师: 你觉得她可能会有什么反应？

求助者:（沉默）

咨询师: 你有点不敢想。也许是你自己还没准备好接受妈妈的死？

求助者:（沉默很长时间）（哭泣）

咨询师: 你身边有别人么？

求助者: 我老公在身边。女儿睡着了。

咨询师: 你老公在你身边支持你。

求助者: 是的，这段时间他给我很大支持。如果没有他没有女儿，我都不知道自己能不能坚持下去。

咨询师: 关于妈妈的死，你接下来还要做些什么？我指的是那些和妈妈有关的，必须要完成的事？

求助者: 我妈的后事都是我哥哥在处理，现在这个情况我们也过不去。我想是不是要收拾下她的房间，把她的遗物（哭）……

咨询师: 你知道需要做些什么，只是心里还不能接受。

求助者: 是的，太突然了。我什么也做不了。

咨询师：最亲近的人离开自己，很多人都会经历这些，不敢面对一些事物或回忆。但你仍然拿起电话，想要为了女儿做一些正确的事情？

求助者：是的。我可以做些什么？

咨询师：你需要和妈妈告别。你没办法在自己还没有处理好的时候，就去帮助自己的孩子。所以，你犹豫没有告诉孩子是对的，因为你自己没有准备好。你没办法把自己没有的东西，给孩子。

求助者：我明白。那我应该怎么做？怎么和妈妈告别？

咨询师：告别是一种仪式，在心理上和妈妈告别。在西方可以用宗教的仪式来向死去的亲人告别，在我们国家，也有守灵和清明祭奠的方式。但现在疫情期间，可能有些事没办法做。你觉得你可以做些什么来和妈妈告别呢？

求助者：我想，我需要收拾妈妈的遗物。后天是她的生日，我想给她买个生日蛋糕，给她过最后一个生日，同时和她告别。

咨询师：你计划用这样的仪式和妈妈告别。家里其他人会怎样参与到这个仪式中呢？

求助者：我会告诉小苹果，阿婆死了，希望她可以和我一起帮阿婆收拾房间，我们要和阿婆告别。

咨询师：在告诉她之前，你觉得自己还需要做什么准备？

求助者：（沉默）我希望我老公可以陪着我，陪我一起跟小苹果说，我怕我会哭到说不出话。

咨询师：你怕自己搞砸。但是，在孩子面前表达自己真实的感受，不会是坏事。

求助者：谢谢你，倪医生。

咨询师：不用谢。我还有一些建议给你，希望对你对你的家庭有帮助。你老公在这期间给了你很大的支持，这很宝贵，你需要有安全感来宣泄自己的情绪，宣泄自己对死去亲人的思念。你打电话来是希望能帮助自己的孩子，但是帮助孩子之前，你首先要能认识到自己的需要。关于孩子，不同年龄的孩子对死亡有不同的认识阶段。在你女儿的年龄，应该还不能理解死亡的真实含义，她可能会觉得死亡就是睡着了或者是出远门了，但这并不意味着她不需要参与告别的仪式，反而更需要。她也可能会哭会闹会很生气，但希望你理解，就像你的伤心难过一样，孩子的情绪也是真实的，不要试图去阻止她的表达。现在也有很多绘本，可以给小苹果去读，帮助她理解什么是死亡。网上也有一些公开发布的关于新冠肺炎的绘本，也可以帮助她理解，在外婆身上到底发生了什么。另外，因为你之前说，外婆和小苹果的关系是非常亲密的，所以外婆的离开对小苹果会有一些比较深远的影响。希望家人中的一些人可以多抽一些时间和精力来陪伴她，以弥补外婆离开对她的影响，了解她平时喜欢和外婆玩什么说什么等等。

求助者：好的我知道了，谢谢。

干预分析

接诊后根据求助者提供的信息判断这是一个儿童哀伤干预的个案，求助者目标是干预儿童，但根据接诊医生的经验和常识判断，求助者本身也处在哀伤状态中。所以医生通过提问，引导出求助者的情绪反应，并经过共情、理解、欣赏、寻求资源等方式给求助者赋能。在初步稳定求助者情绪之后，再给予哀伤处理的相关指导和建议。在对话中，咨询师刻意没有去回避“死”的字眼，是为了给求助者赋予更多关于死亡的真实感，接纳现实和自己的感受。

儿童目前处于信息屏蔽状态，并不知道外婆的离世，虽然目前没有明显的症状表达，但家庭的变故一定会通过各种方式影响到孩子，所以做一些提前的预防是非常必要的，外婆的离世也是对孩子进行生命教育的重要契机。不同年龄段的儿童对死亡有不同的理解。5 岁的儿童可能会觉得死亡并不是永恒的，人去到一个很远的地方，或者有一些妖魔化的恐惧，这样的理解会给孩子的生活带来一定程度的影响。生命教育可以通过绘本和游戏等方式来进行。也鼓励家庭让儿童适当地参与到亡故亲人的告别和纪念仪式中，避免亲人的亡故成为儿童“未了的心愿”。

老人咳嗽怀疑感染新冠肺炎

案例呈现

我今年35岁。家里有个长辈在春节之前就已经有微弱的咳嗽情况，正月里这几天一直在看关于新冠肺炎疫情的新闻，而且咳嗽也有加重，出现了胸闷、心跳加速的情况，心理压力比较大，紧张不安。家人对照了新冠肺炎的典型症状，感觉好几个都比较符合，因此总是怀疑已经感染新冠肺炎，不知道该如何正确处理。春节期间曾多次往返市区，担心可能会在无意间接触到疫区的人，成为隐形感染者，因此比较担心、紧张。

干预流程

咨询师：听你刚刚的描述，家里长辈春节前出现咳嗽，最近有加重的情况。由于近日一直在关注新冠肺炎的相关新闻，因此担心被意外感染，所以心理压力比较大，是这样吗？

求助者：是的。

咨询师：您现在是和这位长辈在一起还是分开两地？

求助者：春节期间我们一直在一起的，一直到初七后分开。现在长辈在老家，我们没在一起。

咨询师：那你知道长辈有出现过发热的情况吗？

求助者：家里人说用手感觉体温偏高一点，但我建议他赶紧找个体温计测量一下会更准确一些。

咨询师：那是的，具体体温是要用专业的体温计测量更准确一点。最好排除一下是否发热，因为这是新冠肺炎的重要症状之一。

求助者：好的，我知道了。长辈还说最近时常出现胸闷、心跳加速的情况，他担心自己已经感染了新冠肺炎。

咨询师：长辈以前有相关的心脏疾病史吗？

求助者：有的。他心脏一直不太好，去年刚做过心脏手术，之后一直装着支架。

咨询师：哦，长辈出现胸闷、心跳加快的情况需要和他的心脏病史进行鉴别，也有可能是他本身的心脏疾病引起，与新冠肺炎无关。

求助者：也是的，可能是他最近关于疫情的新闻看得太多了，太紧张的缘故。

咨询师：是的。因为特殊时期，现在铺天盖地都是关于疫情的新闻和报道，难免会引起一些人的恐慌和焦虑情绪，有些人就会表现出胸闷、心跳加快等情况。特别是像长辈这样，以前就有心脏疾病史的，就更容易出现这些情况，而这些都是需要与新冠肺炎疾病进行鉴别的。不是所有的咳嗽、胸闷都是新冠肺炎的。如果实在不放心可以建议老人去定点医院进行诊断排查。

求助者：好的，谢谢。我还想问一下，现在听说农村的路都已经封了，那如果要去医院，要怎么出去？

咨询师：您可以建议长辈去问一下村干部。据我所知，疫情期间我们的基层村干部都是日夜值守在各个卡口的。如果需要就医相信他们会给予及时的帮助。

求助者：好的，非常感谢你，我们知道该怎么做了。

咨询师：不客气。请您转告老人不必过分紧张，如后面再出现任何担心、焦虑的情况，可以随时拨打我们的心理援助热线，我们 24 小时在线。

求助者：好的，谢谢。

干预分析

此次新冠肺炎疫情的影响是空前的，几万病毒感染者影响的是身体健康，而更多的人影响的是情绪和心理。这其中就有不少像案例中提到的人群。特别是我们身边的老人和体弱者，他们由于身体原因，平时就饱受病痛的折磨，相对脆弱、敏感，且易受暗示。因此在面对一些肺炎的具体症状描述时，就可能会因为受到暗示疑惑而出现类似的症状，而这些都是需要与疾病本身进行鉴别的。此外，遇到这样重大事件时，这些人的心理承受能力也是相对较差的，这就需要我们身边人以及更多的社会力量对他们进行更多的关注和支持。这个时候，子女等家人增加对老人的陪伴，打消其孤独感，才是解决问题的关键。

总体来说，针对居家人员出现的心理紧张、恐慌等情绪，应从以下几个方面进行心理调适：

（1）科学认识新冠肺炎疫情。从官方的渠道去了解信息，客观理性地认识疫情，相信党和国家采取的有力措施，疫情是可控的。做好防疫配合，戴好口罩、勤洗手，开窗通风、不聚会等。不要相信、传播网传的小道消息。

（2）合理安排日常生活。建议跟家里人进行一些健身活动、小游戏等休闲活动，或整理以前没有整理好的文档、照片，规划接下来的工作和生活；和家人一起分享家庭计划和娱乐等。

（3）重视负面情绪的影响。负面情绪不仅给我们身体、心理带来负面的影响，而且导致心慌、头痛等躯体不适，严重的睡眠问题，甚至免疫力下降。因此，我们要正视自己出现的不良情绪，要学习觉察和评估自己所处的情绪状态。

（4）调适自己的不良情绪。可以尝试转移自己的注意力；与家人交流表达自己的情绪；以适当的放松活动如做深呼吸、肌肉放松、适宜的运动等释放情绪；最重要的是要保持心态平和，以积极乐观的心态看待疫情，看待生活。

（5）积极寻求专业心理帮助。感觉到自己有较严重的症状，对自己造成了明显的负面影响，要及时寻求帮助。可以与家人、朋友交流，寻求心理的支持；也可以向心理卫生专业人士寻求心理援助，拨打心理热线、网上寻求心理咨询，必要时可以去专科门诊。

新冠肺炎撞上感冒的我

案例呈现

我今年38岁，临安人。大年三十去过诸暨，路上没停，直接开到亲戚家，期间没有接触过疫区的人。年初一返回临安后去过一次超市，其间注意佩戴口罩等防护用品，回家后及时进行洗手、更换衣物。一周来有点咳嗽、少痰、胸痛，担心得了新冠肺炎，很害怕。起初是家里儿子开始出现了胸痛、咳嗽等症状，后来自己感觉也有一些不适，但没有出现明显的咽喉痛、咳嗽等症状，因此很担心是新冠肺炎的传染所致。现在每天都能看到各种新闻提到去了公共场所被感染的例子，然后上网查找关于新冠肺炎的一些临床表现，再对照自己和家里人的一些症状，觉得这些症状都比较像，所以整日都很担心、害怕，但也不敢去医院检查，怕万一去医院看病，没病却被感染了岂不是倒霉了。

干预流程

咨询师： 你好！刚刚听了你的描述，因为这几日你和儿子都出现了咳嗽、胸痛的症状，所以很担心自己和家人是否会感染新冠肺炎是吗？

求助者： 是的。

咨询师： 最近你和儿子除了咳嗽、胸痛还有其他症状吗？例如发热？

求助者： 发热没有，就是干咳，然后胸口痛。

咨询师： 那最近几日睡眠如何？

求助者： 睡眠还好的。

咨询师： 饮食呢？

求助者： 饮食也还可以。

咨询师： 总体精神状态如何？

求助者： 精神还可以，就是会担心、害怕。

咨询师： 嗯，在这样的特殊时期出现了咳嗽等类似症状确实会让人很担心、焦虑的，这很正常。

求助者： 是的，现在感觉每天在家都很紧张，总感觉我们会得新冠肺炎。

咨询师： 我了解。但从你的描述来看，因为你没有明显的接触史，也没有出现发热、全身乏力等典型症状，所以感染新冠肺炎的可能性不大，应该只是普通的感冒，不必过分惊慌。

求助者： 那普通感冒为什么没有流鼻涕呢？只是干咳。

咨询师： 感冒也分很多种，有些过敏性的感冒症状可能就只会干咳，不会有呼吸道的其他症状出现。

求助者： 是这样啊。那我需要去医院检查吗？

咨询师： 一般如果没有出现发热的话建议您还是先居家观察，因为现在医院也会有很多病毒，可能会出现二次感染。

求助者：哦，好的。

咨询师：建议您和家人暂时居家，多注意休息，注意保暖，多喝温开水，调整好心态，不必过分紧张，适当参加运动，保证生活作息规律。

求助者：好的，我知道了。

咨询师：当然，如果出现发热等其他严重的症状还是建议您及时到指定的发热门诊就医。

求助者：好的，谢谢。

干预分析

自新冠肺炎疫情暴发后，全国人民迅速进入“紧急备战”状态，纷纷开始居家隔离，人人草木皆兵。在这种情境之下，人们难免出现紧张、担心的情况，如果自己或身边人出现了类似案例中描述的症状，更容易会出现恐慌、焦虑等心理，这些都是正常的现象。尽管在非常时期出现一些焦虑紧张的心理很正常，但还是需要我们做好心理防护，积极管理自己的情绪。

不管如何，科学的防护才是硬道理，担心并不能解决任何问题，反而会造成不良后果。因此在这一特殊时期，如果出现这些情况，我们需要做到几下几点：

（1）科学认知，做好防护。从正规渠道全面了解新冠肺炎的具体症状、传播途径、科学防护等知识，切不可断章取义、对号入座，因为一些类似症状就以为自己感染病毒。当然，疫情期间，要做好防护，万一生病，应及时鉴别，这是对自己和他人负责的表现。

（2）调整心态，改变想法。即使自己出现了一些类似的症状也不必过分惊慌，如有必要可以去定点医院进行排查和治疗。很多情况下过度担心的人往往是因为一些脱离现实的想法影响了情绪，要调整和改变那些不合适的想法。

（3）觉察情绪，放松心情。一般来说，普通人在情绪过度焦虑时都会有一些异常行为，如失眠、吃得过多或过少、易发脾气等。当你发现自己有这些情况时，记得提醒自己，情绪有点过头了，需要及时调节。尽量想办法放松自己，缓解焦虑情绪，规律的生活作息，适当的室内运动，多做自己喜欢的娱乐活动，也可通过深呼吸来放松自己。

（4）及时问诊，及时求助。如果生病，可自行对照官方解读的症状进行判断，或在网上求助于那些开放了网络“发热门诊”的医院，进行科学的鉴别，从而消除疑虑。如果为疑似新冠肺炎，就要及时报告社区并就医，不要犹豫；如果医生判断一切正常，但你仍然无法安心，甚至难以自行调节情绪，影响到正常生活，请尽快通过心理热线电话或网络寻求专业帮助。

儿童发热遇见疫情

案例呈现

我女儿彤彤今年7岁，在杭州读小学一年级。这个春节一家人商量好了回河北外婆家过年。鉴于之前每年赶春运的经验，我提前一个月就抢好了往返的火车票。可是临近春节期间各种关于武汉肺炎的消息让家里的氛围不一样了。我和老公会经常讨论还能不能回家过年，会讲到这个肺炎很厉害，还会说坐火车太危险。每每谈到这些彤彤就会说“为什么不能去外婆家啊？我要坐高铁，我想去。”反复商量后一家人做好防护，在除夕当天出发了，经过7个多小时的车程，下车时除了有人测体温，也没什么特别的，顺利回到家中，一家团圆。

可是回到家的第二天，也就是正月初二，外婆家的社区就不让拜年，不让聚会了，这其实对彤彤没什么影响，照样开开心心玩耍。不知不觉原计划的假期马上要结束了，第二天就是一家人返程的日子，不料当天晚上彤彤发烧了。家里所有人都如临大敌，彤彤听到最多的话应该就是“怎么这时候发烧啊？”“你怎么就发烧了呢？”。如果没有疫情，哪怕发烧也是可以回家的，但是这个特殊时期，发烧是不能上火车的，而且被发现应该是要集中隔离的，只能退票并观察彤彤的身体状况了。经过一天彤彤就退烧了，应该就是普通感冒，三天后一家人重新买票坐高铁回到了杭州。但是由于当时防控形势比较严峻，小区实行封闭管理，我们回到杭州的当晚没能进小区，而是在酒店住了一晚，第二天才回到自己家中。回家后我就发现彤彤没有之前活泼了，总是黏着我，晚上很晚也不肯睡，会问关于死亡的问题，每天也会追问我们今天确诊了多少病人？我觉得这个春节假期的经历可能对彤彤有影响，因此想通过杭州市心理援助热线寻求帮助。

干预流程

咨询师： 您是讲女儿现在和之前不一样了是吗？

求助者： 是的，其实上小学后她明显独立了很多，但是这几天让她自己玩一会儿都不愿意，会说“我要妈妈陪”。现在是因为疫情影响我们也没上班，她也没开学，但是后面这样黏我肯定不行啊！还有就是不愿意睡觉，有一天在床上翻来覆去睡不着，我陪得都烦了！

咨询师： 您有没有发现她最近好像不太想睡觉啊？

求助者： 这个我还真问过，她说她老做梦，而且是不好的梦。

咨询师： 您怎么反馈的？

求助者： 我说做梦很正常的，大人也做梦的。

咨询师： 嗯，下次聊到这个话题的时候可以多问问孩子不好的梦是关于什么的？她早上醒来是什么感受？能不能和妈妈多讲一些。这时候您也可以多给孩子支持，让她觉得自己是安全的。

求助者： 好的。还有昨天她竟然问我死是怎么回事，还说不想让爸爸妈妈变老，不想离开我们，当时她眼泪都出来了。

咨询师： 孩子现在可能缺乏安全感，她年纪还小，可能对于疫情期间大家的一些行为不能理解。还有就是一些报道可能会提到死亡，孩子不理解所以会害怕，这在行为上就可能表现得更加黏人。

求助者： 是的，其实这个春节我的心也是起起伏伏，尤其是她发烧的时候，我也吓坏了，担心是不是火车上被感染了。当时我就想如果她 48 小时不退烧，就要去发热门诊就诊了；如果万一感染了，接触的家人都要被隔离，越想越害怕。回杭州小区不让进，我当时都差点和他们吵起来，想想吵是没用的，因为有报道说不服从疫情管理是违法的。真是没办法，大晚上的拖着行李找酒店，孩子就紧紧跟着我们，都没问为什么。本来好好的回家过年怎么变成这样了。

还好第二天去社区填写相关资料后让我们进小区了，要不然在酒店吃的都没有，怎么生活啊。

咨询师：嗯，这次经历过程中，您前面担心孩子的身体，不仅要照顾孩子，还要安排返程；回来后又遇到管制措施，不能回家，所以自己的情绪也受到了影响。您有没有问过孩子，发烧或不能回家的时候她想了什么？

求助者：这个倒没问。

咨询师：可以在合适的机会问问孩子这个问题，根据她的回答适当给予引导。她是一年级的小学生了，可以利用一些适合的方式，比如讲故事、做游戏等，让她对新冠肺炎有一些了解。

求助者：好的，其实学校在群里发了相关的绘本，我还没来得及给她读，我去试试让她多了解一些。

咨询师：好的。后续如果有什么问题，可以再次来电咨询。

求助者：好的，谢谢您！

（第一次电话后，大约一周的时间，彤彤妈再次打来电话，这次她的语速比之前都慢了一些，说和孩子聊了很多，关于疫情之前真的没想到孩子会想那么多，学校的绘本很好，刚好适合她的年纪，现在彤彤没说梦多了。还有就是关于发烧，原来孩子知道当时家人害怕她得新冠肺炎，而且孩子还说得了那个病是会死的，是自己当时忽略了孩子的感受，以后再遇到类似的事情，一定会先管理好自己的情绪，再关注孩子的感受。）

干预分析

对于青少年儿童来说，这次疫情最初对他们的影响可能就是春节原本的安排不能实现，随着父母及家人对疫情谈论的增加、媒体报道的增加，他们也会接收更多的信息。但是由于青少年的理解能力、知识储备等方面的限制，他们会觉得困惑，这就需要家人给予正确引导，不能回避孩子的困惑。尤其是本案例中的孩子，曾经因为感冒发烧而不能乘火车，回到家后还被拒绝在小区门口，这些让孩子产生了困惑，甚至觉得是自己的错才会这样，因此后续出现了相应的情绪和行为问题。妈妈也因为疫情的影响出现了一定的焦虑情绪，对孩子也是有影响的，因此在咨询时也要给予关注。

家长在孩子的成长过程中至关重要，尤其是在遇到突发事件时，父母的应对方式孩子其实都看在眼里，这时也是最好的言传身教的时机。在本次疫情期间，如果发现孩子出现了情绪行为问题，要注意以下几点：①家长要保护儿童免受过多负面信息的干扰，根据孩子的年龄段和认知特点，告知简单、清晰、必要的信息，树立战胜疫情的信心；②营造安全、和谐的家庭氛围，保障儿童内心的安全感；③当孩子出现烦躁不安、紧张害怕等异常情绪时，家长应多陪伴、多抚摸、拥抱，通过增强亲子关系重建安全感；④对于孩子提出的各类问题和困惑，包括本案中孩子提到的关于死亡和梦的部分，家长要保持平和的心态，不回避、不批评、不忌讳，根据孩子的年龄和理解力给予相应回答，绘本中有关于死亡、梦等相关内容，可以借助工具引导。

小贴士

儿童居家防护心理关注重点

儿童稳定的情绪正是抵御病毒的最强有力屏障，所以关注儿童的不同情绪，学会对症进行情绪管理、疏导及干预，是家长们在儿童居家防护中最应该关注的事情。

孤独：当儿童因久居家中和开学延误而缺少玩伴时，可能表现出少言寡语、注意力不集中、发呆、无精打采，对任何事都提不起兴趣的表现。建议成人增加与儿童的交流，与儿童一起做一些儿童有兴趣的协作性游戏，以缓解儿童孤独感。

烦躁不安：性格外向的儿童容易因久居家中而表现出坐立难安、多动、冲动、脾气大等表现。建议家庭成员和儿童共同进行舒缓情绪的游戏和活动，比如诗歌朗诵、绘画、书法、广播体操等形式的文体疗法以活动为载体，平和地互相沟通和交流。

失落：儿童久居家中，活动空间小，可能出现长时间情绪低落、面容呆板、动作减少、食欲欠佳等表现。建议家长采用能让儿童“动起来”的游戏进行亲子互动，比如吹泡泡、踢毽子、套圈等运动类游戏，以及跟随音乐唱歌、跳舞等形式的音乐疗法。

抓狂的妈妈

案例呈现

我今年40岁，全职妈妈，丈夫在上海工作，自己带着女儿在嘉兴生活，父母会过来帮忙。原计划大年初四去巴厘岛旅游，由于疫情取消出行，丈夫因为工作，留在上海。我一个人带着女儿在嘉兴，每天关注疫情的情况，心情会随着消息的好坏波动。2020年2月3日收到居住小区发出通告信息要限制出行时，出现紧张、心慌、呼吸困难等症状，当天晚上失眠。连续打两天热线电话求助，情绪有所缓和。这几天都在凌晨3点多入睡，白天没有力气，孩子也无法照顾和管理。2月6日急性焦虑再次发作，再次打电话求助。

干预流程

第一次咨询（2月6日下午）

求助者: 喂，你好！我姓汪，我很不舒服，所以打了这个电话，我可以问一下，你是医生吗?

咨询师: 汪女士，你好！我是沙显辉，沙老师，国家二级心理咨询师，也是杭州市第七人民医院的心理热线志愿者。我很愿意为你提供帮助，你有哪些不舒服，愿意和我聊聊吗?

求助者: 太好了，我真的需要帮助，这两天难受死了。我感觉胸闷，呼吸不畅，要憋死的感觉，特别害怕，整个人都很紧，动也动不了。想去医院，现在又不能去（语速越来越快，有些气急）……

咨询师: 不要急，慢慢说，我不赶时间。做个深呼吸，跟着我的引导语做。用鼻子吸气，用嘴巴呼出。认真感受气体吸进鼻子、从嘴巴里呼出去的感觉。来，吸气1–2–3–4–5；呼气1–2–3–4–5，再来（反复做5次）。好，感觉好些了吗?

求助者: 嗯（情绪平稳下来）。

咨询师: 我需要了解一些基本信息，以便更好地帮助你，可以吗?

求助者: 可以，你问吧。

（省略基本资料收集过程的阐述，排除器质性疾病）

咨询师： 根据你的描述，你除了有点贫血外，没有其他躯体疾病，对吗？

求助者： 是的，都挺好的，我每年都会做体检。

咨询师： 好的。需要你做个心理测评，做题时不用思考太多，根据你这段时间的真实情况回答就可以，好吗？

求助者： 好的。

（测评结果：抑郁 61 标准分；焦虑 71 标准分。轻度抑郁，重度焦虑。）

求助者： 沙老师，我得了多少分啊？是不是很不好呀？

咨询师： 测评结果表明你当下有焦虑和抑郁症状，焦虑症状更突出一些。

求助者： 这是什么病啊，是不是很严重啊？我感觉自己都快要死了。

咨询师： 在这个特殊时期，我们出现一定程度的不安、烦躁等表现，这是人在面对突发事件时机体自我保护的正常反应，心理学上叫应激反应。你焦虑的一部分是有着积极的作用的，不完全是坏事儿。

求助者： 是吗？这倒没想过，可真的好难过呀。

咨询师： 这种难受是从什么时候开始的？

求助者： 收到物业发的信息那天，是大前天，3 号下午。

咨询师： 信息是什么内容呢？

求助者： 就是小区要封闭的通知，说是只能 3 天出去一次，一次只能一个人，还要领什么通行证。看完信息后，我就越来越不舒服，难受死了。然后接下来两天，每天晚上都会这样不舒服一阵。

咨询师： 以前有过类似的情况发生吗？

求助者： 没有。

咨询师： 除了身体上的难受，你的心里有什么想法呢？

求助者： 我觉得我被关起来了，没有自由了。就感觉被人控制住了似的，很不舒服，气都透不过来。

咨询师： 还有吗？

求助者： 害怕！感觉我们都会死掉。

咨询师： 你刚刚说到，像武汉一样……我猜测你对疫情相关信息关注度很高，是吗？

求助者： 嗯，是的。电视上、手机上都有。一拿起手机就会翻一翻，各种各样的信息都会看看。一早起来一看到信息，我整个人就绷得紧紧的。看到好消息还好一些，看到坏消息就会紧张一天。

咨询师： 看来你的关注度过高了。

求助者： 是的哦，我也觉得有些。

咨询师： 那你被疫情带动情绪的情况有多久了？

求助者： 嗯（思考状），好像是从老公告诉我取消旅游计划开始。他说现在的形势，出去的话回来都不容易了，怕耽误工作。从那以后我就一直很关注了。

咨询师： 你觉得你的情绪状态有没有受到影响呢？

求助者： 有，应该有。现在想想肯定有。

咨询师： 那你觉得该怎么调整呢？

求助者： 少看手机和电视，不是，是少关注这类信息，对吗？

咨询师： 对的，你很有智慧。如果一下子停止，对你来讲不太可能，也不现实。你可以挑选出一个时间和一个权威机构或平台，“定时定点”地了解疫情相关信息。定时你应该容易理解，为了把控时间。那你觉得为什么要“定点”呢？

求助者： 消息太多了，有很多不准确的，也可能是造谣的。

咨询师： 是的。接受过多的负面信息后产生焦虑是必然结果。过度的焦虑对人的身体和生活都有影响，所以我们要有选择，没有必要为了不实信息浪费时间，影响生活质量。

求助者： 你说的对，确实是这样，我是得好好调整一下。

咨询师： 我教你一个简单的呼吸放松法，比较容易操作，平时可以用来调养生息，感觉不舒服时或者晚上要睡觉前使用，可以平复情绪。

求助者： 好的。

咨询师： 保持坐着的姿势，身体向后靠并挺直，松开束腰的皮带或衣物，让身体没有紧绷处。将双手轻轻放在肚脐上，五指并拢，掌心向下。先用鼻子慢慢地吸足一口气，大约数 5 个节拍，然后用嘴慢慢吐气，也用 5 个节拍，边做深呼吸，边想象一些美好的情景或者你最喜欢的地方，每次连续做 5~15 分钟即可。你可以尝试做一做，不明白的随时联系我。

求助者：好。差不多了，不难的，我试试看。

咨询师：今天我给你两项任务，一个是掌握呼吸放松训练，一天至少做3次；另一个是前面说的，从现在开始定时定点关注疫情相关信息。

求助者：好的，老师，我明白了，你放心吧，我不会去看的。要是我想知道啥，也可以问你呀。

咨询师：也可以。

求助者：沙老师啊，你说情况会不会越来越糟糕啊？会不会控制不住啊？

咨询师：应该不会。国家此次对疫情的反应速度和决断还是蛮快的。武汉的封城，全国的自我管控模式，为了让我们这些没有患病的人可以避免感染，用最原始最直接的方法阻断了传播。

求助者：这倒是的，这些我也知道，但还是会担心。

咨询师：你应该也看过钟南山院士和一些权威平台发布的信息，新冠肺炎的潜伏期有两周时间，过了这段情况会越来越好的。

求助者：这样的，如果真的是这样就好。网上信息说什么的都有，我都不知道信哪一个，真的是搞得人心惶惶的。

咨询师：还记得我今天给你的两个任务吗？

求助者：记得的，记得的。

咨询师：还想告诉你一句话：虽然你丈夫和父母现在都不能回到你身边，但我会一直在，你还有我。我手机24小时开机，有事儿随时联系我就好。

求助者：太好了。沙老师，听到你这句话我突然觉得很安心，这几天来我觉得太累了，觉得整个世界就我一个人……（哭泣）

咨询师：辛苦了，一个人带着孩子，面对这么多。接下来我们一起走好吗？

求助者：好，太谢谢你了，有你在我安心多了。

咨询师：那记得你的任务哦，空下来的时间可以带着孩子在小区里走走，做做运动。

求助者：嗯，最近连门都不敢出，我以前很喜欢运动的。

咨询师: 那就恢复起来吧。期待你的好消息。

求助者: 好，我会好起来的。

咨询师: 那我们今天就到这里了，下次再聊。

求助者: 好，打扰你这么久，太不好意思了。我们下次见!

咨询师: 好，再见!

第二次咨询（2月7日晚上）

求助者: 沙老师，我，我不行了!救救我吧!（气急）

咨询师: 怎么了?

求助者: 我又感觉不舒服，刚刚把孩子安顿好了，整理收拾了一下，想着做一下放松就上床看书，但突然又开始胸闷、头晕、后背疼得要命，身体不受控制，怎么办?帮帮我吧，我快不行了。

咨询师: 好的，你现在在坐着吗?

求助者: 嗯。

咨询师: 别和自己的身体较劲，放松下来，闭上眼睛。不要去感受身体，只听我说的，按着我说的去做，你现在只能听到我的声音，跟着我说“我只能听到沙老师的声音”。

求助者: 我只能听到沙老师的声音。

咨询师: 再来，“我只能听到沙老师的声音”。

求助者: 我只能听到沙老师的声音。

咨询师: 非常好，现在你只能听到我的声音，随着我的声音指令去做。（播放）深深地吸一口气1–2–3–4–5，慢慢地吐气1–2–3–4–5，再来，深深地吸一口气1–2–3–4–5，慢慢地吐气1–2–3–4–5。现在让这纯净的空气清除掉体内的杂质，它走到哪里，那里就会很放松，很舒服。深深地吸一口气，它先进入了头部，过滤掉头部所有的不适（停顿5秒）；它往下走，来到了肩部，肩膀放松下来，暖暖的，很舒服（停顿5秒）；它来到了胸部……（放松过程略）现在它要带着身体里所有的杂质出来了，它回到了大腿、回到了腹部、回到了胸部、回到了头部，慢慢地把它吐出去，在我数到一的时候，它就完完全全被吐出去了 5–4–3–2–1。好，睁开眼睛，感觉怎么样？

求助者：后背还是有些痛，头晕晕的，但比刚才好多了。

咨询师：今天你做了些什么？

求助者：没做什么。按照老师说的，就早上看了一会儿手机，下午接到了一个电话，没忍住就又看了一会儿。然后就陪孩子给孩子做饭，吃好饭收拾好，陪孩子看了一会儿书，孩子睡了，我想着也早早收拾收拾上床，担心自己又失眠。

咨询师：想早早上床，是因为担心失眠，那整个收拾的过程中，也在想着这件事吗？

求助者：嗯，有的。本来还想着拿一本书看一会儿，还没上床就开始感觉不舒服，很害怕，就马上给你打电话了。

咨询师：明白了，你做得很好。刚刚你说拿一本书看，平时也很喜欢看书吗？

求助者：还好，看得也不是很多。看书很容易犯困，想着拿本书看会儿就容易睡着了。

咨询师：哦，这样的。平时喜欢做些什么呢？

求助者：我喜欢旅游、做瑜伽、游泳，游泳每周会去两三次。

咨询师：是吗？看来你的生活很丰富，你的朋友也很多吧。

求助者：嗯，还好的，我的朋友都很喜欢我的（开心）。她们都愿意跟我说心里话，我好像就是沙老师这个角色（笑）。她们一有不舒服就跑来找我吐槽。我一个朋友有抑郁症，我陪她聊天，一聊就是两个小时，为了她我看了好几本关于抑郁症的书。

咨询师：你这样的朋友肯定会很受欢迎的。

求助者：我觉得我也有帮助人的能力，你觉得呢，沙老师？就是我现在真的没力气，我真的希望自己快点好起来，疫情快点过去，然后我也可以去做做志愿者什么的，你说怎么样？

咨询师：这是好事儿！我相信你一定能帮助到很多人。你喜欢画画吗？

求助者：还好，有时陪孩子画画，很久没画了。

咨询师: 家里有打印机和彩铅吗?

求助者: 有的。

咨询师: 我发你几张曼陀罗图片，你打印好出来。每天晚上洗漱好后，画一张。挑你自己最有感觉的图片，不要着急画，用心观察你挑的图片，让你想到什么，把它写在背面。然后再开始涂色，涂好后，为这幅曼陀罗的画起个名字。

求助者: 曼陀罗？我听过，但具体有什么作用呢?

咨询师: 你先体验一次，看看你能不能找到答案，明天我告诉你，好吗?

求助者: 好。

咨询师: 还需要你多画一幅，一幅房树人图，图画中必须有房子、树和人这三种事物，其他的你任意添加，想怎么画就怎么画。唯一的要求就是人不可以画成火柴人或者卡通人。

求助者: 我画画不好看，画得很丑怎么办?

咨询师: 放心，我不是绘画老师。你只要按要求完成就好，这是一种投射测验，我想多了解你一些，可以更好地帮助你。明天你可以把画好的画发给我。

求助者: 好呀，好呀。这么晚还打扰你休息，对不起哦。

咨询师: 没事儿，我说了，我会在你身边。

求助者: 我真的是太幸运了，我觉得我这个人一直都挺幸运的。以前读书的时候也是，最后一个名额被我拿到了，还嫁给了我老公，也挺幸运的。现在这么难过的情况下又得到你的帮助，真的是好幸运。

咨询师: 听起来你确实很幸运，那我们明天见，幸运的人。

求助者: 好，沙老师，明天见。

第三次咨询（2月8日傍晚）

咨询师: 昨晚几点睡的?

求助者: 昨晚差不多快1点睡的，我把画画完了，我发给你了，看到了吗?

咨询师: 看到了。

求助者: 很幼稚吧，像个小孩子画的。

咨询师: 挺漂亮的，很温馨，很舒服。

求助者: 从画上可以看出来什么呢?

咨询师: 很多，比如说你当下的情绪、性格、家庭关系、人际关系、交往模式等等。

求助者: 从我的画上能看出有关我的什么呢?

咨询师: 通过你的画我想进一步认识你的内心。家庭的不稳定感和你的孤独是否给你什么触动呢?

求助者: 以前觉得就这样生活也挺好的，没想到我心理还是有个结。老公为了这个家也不容易，一个人在外边，所以基本上都是我上海嘉兴两地跑，想多照顾他。我对他挺满意的，他很优秀，能嫁给他还是蛮幸运的。只不过他是个事业心很重的人，结婚后都在忙工作，是个很有要求的人。他特别听他爸妈的话，不管他们说什么。前段时间他爸妈说看到我女儿涂口红了，就给我老公发消息，说我把孩子教坏了，还说这么小就涂口红孩子是要学坏的等等。我老公电话质问我，说我怎么教的孩子。你说我气不气，于是就给他爸爸发了消息解释这件事情，他爸回的消息说得可好听了。沙老师我截图发给你，你看看，你注意看我标红的那句。他爸他妈可聪明了，他们就是温柔地杀人的那种。从嫁过来他们家，就什么事情都要听他们的。不听就会各种劝，直到按他们说的做了为止。

咨询师: 是吗?

求助者: 是呀。我们以前和他父母一起住的，我工作，他父母帮忙照顾孩子，后来我实在受不了了，我觉得孩子要被他们弄疯了，简直是！要求特别多，这也不允许，那也不允许的，限制那么多，孩子那一段时间都不会笑了，很不愿意在家里待着，都弄得快抑郁了。

咨询师: 这么严重啊?

求助者: 是挺严重的。后来我就跟我老公说了，我要搬出来住，老公说好的，但是孩子没人照顾嘛，我就辞职在家照顾孩子。我搬出来后，一下子感觉舒畅多了，孩子也慢慢缓过来了。我真的不愿意去他爸爸妈妈那儿，一过去就觉得憋得慌。孩子也不要去爷爷奶奶家的。

咨询师： 你公婆家里情况怎样？

求助者： 他们是农村家庭出身，家里兄弟4个。夫妻两人蛮能干的，主要是我公公很争气，婆婆就是很市侩的那种，现在也是。公公白手起家，打下了自己的产业，吃了很多苦，但总算是比较成功。他们的朋友都是很有钱有身份的。从不和自己老家的人打交道，一直想成为上等人。对我老公也是要求很多，为此我老公也很烦，但又没办法。即使现在我们搬出来，也还在他们监督之下，希望我每天回他们家去的，是不是很过分？

咨询师： 获得了成功，有了资本和能力，想要从自己这一代完全改变家族状况，你感觉过得蛮压抑，这完全可以理解。

求助者： 是呀，搬出来后才好一些。

咨询师： 那以前是否也曾有过这种不舒服的发作吗？

求助者：（思考）好像没有。

咨询师： 那种让你感觉被关起来，失去自由，被人控制了一般的事件发生过吗？

求助者：（思考）有的，有的。那种感觉有的，现在想起来还很不舒服呢。

咨询师： 是什么时候呢？

求助者： 我坐月子的时候。那时我都快疯了。后来我爸妈看我状态不对，就把我接回老家，让我两个表姐天天来陪我，缓了好久才缓过来。我刚回家时，都不太说话，常常想哭。那时要不是表姐天天陪着我，估计我也抑郁了。

咨询师： 是发生了什么还是没有原因就进入了这个状态呢？

求助者： 当时我在公婆家坐月子。他爸妈说我是为他们家生孩子应该要好好照顾，那我爸妈觉得他爸妈一片好心，肯定会照顾好我的，就让我留在家里也就是他父母家坐月子。开始还挺好的，有一天我突然觉得有些胸闷，想出去透透气，跟他爸妈说了，但他爸妈说坐月子不能受风，把我困在家里不让我出去，说是为我好。时间久了，我就觉得很憋屈，所有的窗户都关着，一点儿都不透气。我感觉很憋屈，我跟他爸妈说，让我透透气吧，哪怕是站在阳台上或是走廊上透透气也好，我感觉太憋屈了，透不过气。但他爸妈死活都不允许。

我心情不好奶水就没有了，他妈还逼着我喝各种各样的汤水，还不停地唠叨我，让我为了孩子好好听话什么什么的。

咨询师: 老人家较保守，按照老传统坐月子时不要吹到一点风才比较好。

求助者: 我知道他们是为我好，我也没想走出去，只求他们让我透透气，让我在阳台上看看外边也好，或是站在走廊上呼吸一下也好，但他们就是不让，我哭着求他们，也不行。我当时真的觉得就快憋死了。我是被宠着长大，自由惯了，想做什么就做什么，我爸妈都依着我，哪里受过这样的苦（轻声哭泣）。我不是不听话呀，只是想透透气，开个门缝都好。

咨询师: 你丈夫当时不在你身边吗?

求助者: 是的，他当时工作忙，抽不开身，那个月好像都不在。

咨询师: 看来，这段时间让你很受伤。你跟你老公说过这件事吗?

求助者: 说过，但老公觉得他爸他妈也是为了我好，让我忍耐一下，熬一熬就过去了。

咨询师: 所以，那段时间你一个人痛苦地熬了一个月?

求助者: 是的，后来我爸妈给我打电话，我都不愿意接，接了也不想说什么。我爸妈觉得我不太对劲儿就跑上来看我，看到我的样子，吓坏了，当天就把我带走了。多亏他们把我接走了，要不我可能真的就死了（哭）。

咨询师: 想着那个画面都觉得心痛。

求助者: 是的，我觉得他爸妈看起来很和善，给人很舒服的感觉，其实很冷血，挺可怕的。

咨询师: 你对公婆的这个认知，加上他们那么严格的管束，让你在坐月子时非常害怕、担心，对吗?

求助者: 嗯，对的。

咨询师: 你在听到小区要封闭，自由被限制时，是不是又想到了坐月子时的痛苦了呢?

求助者: 是呀，对的，沙老师。我一听到小区要封闭就觉得自己又被关起来住了。真的，就像坐月子时似的，不能透气，不能随意走动，出大门也不行，想着想着就受不了了。

咨询师：嗯，我想我们已经找到了你那么难受的原因。

求助者：你是说我坐月子时发生的事情吗？

咨询师：是的，那段时间给你带来了很深的创伤，成为你的创伤性经历。这个一直没有处理过的创伤，时间久了埋藏在了你的潜意识里。最近一段时间积累了很多负面情绪，加上公婆怀疑你的女儿涂口红而向你老公告状的事情，致使你碰到小区限制出行时，启动了潜意识里这段创伤性记忆，才有了那么难受的经历。

求助者：哦，原来是这样啊。这是病吗？能治吗？我会不会得精神病啊？

咨询师：你这是焦虑障碍的表现，根据你的情况，具体来讲，叫做创伤性应激障碍伴惊恐发作或者说伴急性焦虑发作。作为咨询师我没有做出诊断的权利，疫情结束后你可以去专科医院进行确诊。这是可以治好的，不要紧张。

求助者：好的，太谢谢你了！沙老师，辛苦你了，聊了这么久。再见啊。

咨询师：再见！

第四次咨询（2月10日中午）

求助者：沙老师，我刚刚又难受了，做了好久的呼吸放松，缓过来一些就给你打电话了。

咨询师：发作前发生了什么吗？

求助者：早上我又收到了小区发的信息，通知接下去限制得更严了，一周只能出去两次了。看完后，我当时就不舒服了，很难受很难受。孩子今天第一天上网课，我都没有管她，饭都没给她做，她自己吃的面包饼干什么的，我实在是没有力气了。怎么越来越严了？以后会不会都不让出去呀？（小区通知截图发给了咨询师）

咨询师：不会的。潜伏期马上就要过去了，临近结束提醒大家要更加警觉，所以才会收紧。再过两周就会慢慢松下来的。你看看通知，上面写着上班人员拿着复工证明是可以自由进出小区的。也就是说，小区是不会关着你的，也没有限制你的自由，为了保护你，才做出这样的决定。如果你真的需要，小区可以让你进出。你觉得呢？

求助者：嗯，我看到了。接到通知我就觉得我又被关起来了，那种感觉很强烈，一想到就又心慌、胸闷、呼吸困难。

咨询师：你觉得小区的限制是你发作的原因是吗？

求助者：是呀，如果不限制我，我就不会难受。我其实还蛮宅的，就是平时，我也不会天天出去呀，但为什么要限制我呢。

咨询师：在心理学上有一个情绪 ABC 理论，A 是诱发事件，B 是人对诱发事件的认知、信念等，C 是产生的情绪和行为的结果。一般我们都觉得之所以会产生情绪和行为是因为发生了这样的事情。但其实最直接原因是 B，就是对这个事件的认知和信念。有一个人雨天就会很不舒服，突然有一天却喜欢上了雨天。你觉得为什么呢？

求助者：雨天时我也很不舒服。天黑压压的，闷闷的，一出去到处弄得湿哒哒。

咨询师：因为这样的认知，一到雨天你不出去，感觉很难受。但刚刚的那个人在一个雨天里邂逅了她男朋友。从那儿以后，她喜欢上了雨天。她说雨天没有太阳晒着，对皮肤好；雨声也很好听；一下雨就打扮得美美的，很开心。同一个人对同样的事件，有完全不同的情绪和行为反应，这是认知和信念不同所带来的结果。思考一下，你觉得你的难受是因为小区限制了你的出行吗？

求助者：你的意思是，我难受不是跟小区限制出行有关，是跟我的认识和想法有关，对吗？

咨询师：对的。你觉得一个人被关着失去自由就会死掉，这种认知让你在坐月子被公婆管束关在家里时害怕、难受。这种认知让你在收到小区限制出行通知时，又感到自己被关起来了，因为被关着可能会死掉，所以你很难受很害怕。

求助者：哦，原来是这样啊。那我该怎么办呢？……

咨询师：跟着我重复说“人短时被关着，限制自由，是不会死的。”

求助者：人短时被关着，限制自由，是不会死的。

咨询师：再来“人短时被关着，限制自由，是不会死的。”

求助者：人短时被关着，限制自由，是不会死的。

咨询师：如果让你给你看到通知后的难受感觉打分的话，最难受 10 分，不难受0分，你会打几分？

求助者： 10分。

咨询师： 好，今天你的任务就是看一遍物业通知，重复一遍这句话。然后感觉一下你的情绪和难受，并为其打分，可以记录下来。这样的操作，降到7分为止。明白了吗？

求助者： 嗯，明白了，我试试看。

咨询师： 我相信你可以的，有问题就联系我。

求助者： 好的，太谢谢你了，沙老师！

……

第八次咨询（2月23日中午）

求助者： 沙老师，最近几天都还可以，完全没有那种感觉出现了。生活也基本上恢复和以前一样了。早睡早起，每天坚持去小区里散散步，有时还做做瑜伽。跟你汇报一下成果。

咨询师： 真为你高兴。

求助者： 感觉心理学蛮神奇的。

咨询师： 心理学是很实用。

求助者： 以后有机会也去学些心理学，我觉得学心理的人都处事不惊的。

咨询师： 学心理是有好处的，有时间可以去学学。

求助者： 沙老师，疫情过去后，约你出来喝喝茶，好吧？

咨询师： 好的。保持现在的状态，有事儿随时跟我联系。

求助者： 谢谢沙老师！

咨询师： 别客气了，加油哦！我们以后再聊。

求助者： 好的，沙老师，再见！

干预分析

急性焦虑发作者习惯对事物做消极预期和灾难化联想。做事谨小慎微，有着严防意外发生的身心状态，警觉性高，防御心较重。特质性焦虑人群，人格特点使然，内心有着长期无法宣泄而堆积的压抑情绪；状态性焦虑人群，由于某个特定诱发因素而引起焦虑，情景改变时，焦虑随之消失。

急性焦虑发作的患者在日常生活中跟正常人一样。一旦发作会有濒死感，会出现极度恐惧心理，也会同时出现躯体症状，如心慌、胸闷、呼吸困难、全身发抖等。一般是突然发作，持续几分钟到数小时，发作时意识清楚。治疗原则因人而异，个体化治疗；尽可能不用药物，只在发作时用药物进行缓解和控制，避免药物依赖；以心理治疗为主。

求助者在一个相对自由的环境中成长，成长过程很顺利。父母宠爱，结婚后也一直在父母的呵护和帮助下生活。一个人面对问题时解决能力较弱，不善于处理情绪问题。受新冠肺炎疫情的影响，求助者不得不取消了旅游计划，只能一个人带着孩子在嘉兴过节，每天关注大量与疫情相关的信息，这期间又与公婆和老公发生了一些不愉快，以上这些社会因素给求助者带来了一定的负面情绪。在小区发出限制进出通知时，激发了其坐月子时的创伤性体验，启动了其不合理信念，进而触发了急性焦虑发作。

心理援助人员排除器质性疾病后，考虑到求助者自身情况和抗疫需要，为求助者提供特殊的咨询时间设定。和求助者建立信任、良好的咨访关系，保证求助者在焦虑发作有需要时陪伴在旁，给予充分的情感支持。指导求助者学会放松，在发作时用来缓解情绪、减少痛苦。因求助者有过创伤性体验和不合理信念，所以采用认知行为疗法（CBT）、系统脱敏法、产婆术和催眠进行咨询干预。咨询结束后，定期进行回访和跟踪。

第五章　医护人员心理干预

CHAPTER 5

第一节　疫情对医护人员的心理影响及干预

据国家卫生健康委员会2020年2月底通报的数据，新冠疫情期间全国驰援湖北的医护人员高达4.2万。作为直面疫情的医务工作者，他们是逆行的白衣战士；同时他们是经过专业训练的普通人，同样会出现各种心理问题，他们更需要心理减压。从心理干预的角度看，所有直接面对新冠肺炎确诊或疑似病例的医护人员都要按照第一级人群来管理，而其他工作在日常医护工作岗位上的医护人员和第一级人群的家属都要按照第二级人群来管理。

新冠肺炎疫情对医务人员的心理影响可分短期影响和长期影响。从短期来说，医护人员迅速动员起来，尤其是直面患者的医护人员心理压力无疑是最大的。他们要层层穿戴这些防护的装备，而日常工作就是直接接触新冠肺炎患者，感染的风险非常高；而且长时间穿戴防护服，会有一种缺氧的感觉；还长期不能回家，处于远离家人的状态。另外，面对这一新发的传染病，很多病因病机未知，这好比打仗我明敌暗，这些不可预知的因素都是压力。但是医护人员都有很强的责任感，这种强烈的责任感会导致情绪宣泄不通畅。我们平时工作的时候遇到烦心的事儿，会和他人倾诉或者抱怨。在面对这种疫情的时候，特别强烈的救死扶伤的责任感和长期的疲劳应战，导致医护人员处于持续应激状态，无法得到充足的休息。对医务人员心理影响更多的是长期的影响，与疫情斗争不可能速战速决，是持久战。由于隔离的需要，交流不畅，很容易出现耗竭状态，这对医护人员的心理伤害非常大。

而广大从事日常医护工作的医务人员，虽然不在最前线，但都是疫情防控的参与者。因为存在无症状传播者，导致疫情防控面临前所未有的压力。面对各种新发状况，日常的工作节奏被打乱，各种压力在特殊时期会相互作用，而作用的结果就会产生各种心理问题。从医护人员的压力源来看，首先是新冠肺炎本身存在的风险性和不确定性；其次是各种防护物资的紧缺，会导致同事之间人际关系紧张；再次，防控级别和手段的加码，稍有疏忽就有可能出现纰漏酿成严重后果的忧虑等。在各种压力作用下，都有可能会出现下列表现：注意力不集中、记忆力下降、协调感降低、易怒、攻击性增强或者抑郁、抱怨增多、工作效率低下、工作容易出错、拒绝接受批评等。

抗击疫情，医务工作者是当之无愧的先锋，是人类战胜疫情的主力军，他们的健康与否对打赢这场战役至关重要，而心理健康是不可忽视的影响因素。疫情防控是需要打持久战的，参战的医护人员面对持久战带来的影响，更加需要关注自己，做好自我心理保健。比如在防护物资保障的情况下，在隔离区工作 4 ～ 6 个小时就要出来，休息后再进去，避免疲劳作战。还有就是医护之间要相互观察，觉察自己和身边战友的状态。离开工作环境，当自己一个人独处的时候你也可以去觉察一下自己的身体状态和情绪感受，就好像你是你自己最好的朋友。如果这个时候特别累了，尤其是心里也很疲惫了，觉得需要别人为你做一些什么，你感觉会好一些，你可以在这个时候按照自己想象的场景对待一下自己，然后让自己感觉舒服一些。比如现在医务人员之间也不能相互接触，只能自己待着，所以特别累的时候你特别渴望得到什么。我们参战的很多护士都是 90 后，她们也许会很希望这个时候有人来抱抱我，就像小时候妈妈抱自己那样，在心理上我们可以尝试一下“蝴蝶拍”，就是用自己的手想象是某个人在抱着自己，也可以是用手去拍打自己的某些部位，可以按照一定的顺序如从上拍到下，通过这种方式让自己能够和外界建立一种联系和交流。你会发现自己并不孤单，一直有你爱的人在关注自己，给自己鼓励，认可自己的所有付出，让自己处于比较舒服的一个状态。

在特定的情境下，他们的情绪可能会被突发的情况影响。比如刚刚还病情稳定的患者，突然出现氧饱和度急剧下降，需要马上抢救，最后却没能抢救回来。这个情况我们听得很多，但对于在抢救现场的医护人员来说，会因为特别累、特别疲惫，情绪有时候也会有崩溃的时候，感到焦虑、恐惧，甚至会有内疚自责。这个时候我们医务人员最需要的是去接纳自己工作的这种不完美，建议在这样的突发事件后，参与抢救的人都要进行团体心理治疗，比如组建巴林特小组，甚至把巴林特小组作为日常工作的模式。让大家能够倾诉整个过程的所见和感受，让每个人都能够清楚自己已经尽最大的能力去帮助他们了。但往往人生无常，生命无常，很多时候不是自己完全能够去掌控的，所以只要尽自己的全力了，就要允许自己降低那种自责和内疚。否则的话，一个人长期处于这样一个状态可能就会崩溃。所以在救护过程中，当发现身边的战友出现情绪低落难以恢复、因为同情逝者而陷入自责内疚难以自拔，请务必寻求心理卫生专业人士帮助。

下班之后因为隔离需要，不能与其他的医务人员接触，但隔离不隔心，这个时候我们要保持与外界的交流。我们可以通过语音聊天或者视频聊天等，主动跟家人跟同事分享自己参与战斗的心路历程，不管是喜悦还是悲伤，都要分享和倾诉一下，说一说今天一天的工作是什么样子，有哪些事让自己感觉舒服，哪些事情让自己感觉不舒服，我们彼此可以更多做一些交流倾诉支持等等，总之就是把这些情绪要能够排解掉。当我们每天在反思工作中存在的问题的时候，需要接纳自己的不足，要善待自己的不足，不能将掉眼泪当做是懦弱的表现，不能给自己贴上能力不足、心理素质差等标签。不管今天发生了什么，自己情绪受到了多大的冲击，都能够通过倾诉，通过自我的调节和睡眠，懂得自我照料，自我安慰，让自己明天上班的时候又可以恢复到一个最好的状态，让自己的心理能够具备这样一个弹性和韧性。

还有些时候，我们做了以上这样一些事情，仍然感觉自己情绪很焦虑，或者很不舒服的时候，这时候需要进行有意识的放松训练，比如深呼吸或者采用正念来减压。目的是通过练习，可以让自己心身得到放松，回到一个正常的状态。简单的深呼吸练习就是让自己的呼吸比正常情况要慢，每分钟大概 12 次左右；可以同时采用正念的一些方法。寻找一个安静的地方，坐下来，把手机开到静音状态，确保自己不会被打扰。呼吸的时候去感受空气通过鼻腔的温度是不一样的，呼出的气体的温度比吸入的要高，在慢慢一呼一吸之间让自己安静下来。或者在做深呼吸的时候，可以将自己锚定在某一个点，比如说锚定在自己腹部，随着呼吸，感受自己的腹部的一起一伏，让自己的脑子就像清空了一样。或者也可以坐下来，把脚踩在地板上，把臀部坐在这个椅子上，让自己跟这个椅子产生紧密的接触，这种紧密接触给你稳定的踏实的感觉，会让你觉得特别信赖。当然，关键还是在呼吸上，总之只要回到呼吸上，就会让自己放松下来。当然，有条件的地方可以给医护人员提供更好的放松方式，比如虚拟现实技术（VR）等，更易于操作，带入感更强，干预的效果也会更加理想。

在这次疫情当中，我们全国开通了很多条心理服务热线，很多热线专门是为医护人员服务的。当医护人员出现心理反应如焦虑、易怒、悲伤、恐惧、麻木、无助、内疚、自责，或者出现交流困难、注意力不集中、记忆下降、犹豫不决等认知改变，或者出现心慌、恶心、呼吸困难、坐立不安、睡眠障碍等生理改变，都可以通过这些热线得到帮助。另外，我们也看到在方舱医院，有医护人员带着患者一起做操、跳广场舞、打太极等，这样的运动也是缓解压力很好的方式。运动可以使身心换一种环境，能够暂时避开高压环境对身心的刺激，可以有效地恢复心身状态去重新投入战斗。

对于广大医护人员来说，参战出现心理问题很正常，有些人在战疫胜利回到原先的工作岗位后，也会出现一些创伤后的反应，这些都是客观存在的。当感觉自己很难通过各种方式让自己恢复过来，或者没有动力参与一些放松的方式，请务必与专业的心理卫生专业人士联系，千万不要有其他顾虑而耽误自己的心身健康。

第二节 案 例

援鄂护士的忧虑

案例呈现

我是一名武汉新冠肺炎定点医院重症病区护士。5天前我随浙江省国家驰援武汉医疗队到达武汉，在武汉经过2天的休整和培训，第3天就进入重症病房污染区工作。第4天下夜班后按照医院和驻地院感流程操作洗漱后入睡，第五天早上起床后按常规测体温，却发现体温38.2摄氏度。看到这个数据，我马上紧张起来，一下子就懵了！回过神来后，我回忆自己进隔离区、出隔离区穿脱防护服的过程都是按照规定进行的，在病区内工作时全程穿着防护服规范操作，旁边也有同伴监督，怎么会感染呢！这个病毒传染力这么强！我马上联系医疗队领队，经抽血检查血常规未见明显异常，病毒核酸检测结果一下子出不来，要是去做肺部CT还要等预约，也有交叉感染的风险。尽管做了这一系列处理，但我还是感到非常的不安，想着要是家人知道自己发热了该有多担心？要是自己感染了新冠肺炎该怎么办？要是自己就这么死去了，家里的孩子和父母该怎么办？

干预流程

咨询师： 你好，我是杭州市医疗队的唐光政医生，你可以叫我唐医生。怎么称呼你比较合适？

求助者： 我叫马XX，您就叫我小马吧。

咨询师： 在和我讨论你的问题之前，请先介绍一下你自己，包括你的兴趣和爱好。

求助者： 我今年28岁，是一名重症监护室护士，工作8年，在XX医院上班。我是5天前到武汉的，现在在XX医院隔离病房上班。平时喜欢追剧、购物，有时练练瑜伽……

咨询师：听说你发热了。今天主要想和我讨论点什么？

求助者：我今天早上测体温 38.2 摄氏度，心里很担心，人静不下来，这个事情我又不能让家里人知道，要是他们知道了该有多担心呀！要是我被感染了怎么办？要是我有一个三长两短那家里人该怎么办呀？（带有哭泣）

咨询师：在定点医院隔离病房工作，测体温高，感到担心、不安，挺正常的，要是我，我肯定也很担心。你希望我能帮到你的是什么？

求助者：我也仔细想了一下，我在病房里的操作都是按照规范进行的，应该没有什么漏洞，下班后我在病房里用热水冲了半小时，回到驻地又按建议用热水冲了半小时，在房间里我也是严格分三区（进门和卫生间是污染区、衣柜和镜子的区域是半污染区、床及以内的区域是清洁区），在病房里我也没有吃饭，要是我这样都被感染了，那该有多少医务人员被感染呀！

咨询师：听你这么说，从理论上来说，你这种情况是新冠肺炎感染的概率应该是不高的哟！

求助者：是呀！但我还是忍不住要去想，要是万一被感染了怎么办？

咨询师：在没有搞清楚原因的情况下，担心感染新冠肺炎也挺自然的。你觉得你的发热是感染新冠肺炎的可能性有多大？

求助者：我觉得可能性最多 30% 吧！

咨询师：你觉得最大的可能是什么？

求助者：可能是着凉了吧，是不是冲热水澡的时间太长了。

咨询师：尽管最大的可能是着凉了，但为了排除新冠肺炎做了一些什么样的处理措施呢？

求助者：我向领导汇报了，今天上午抽血检查也正常的，核酸检测结果还没有出来，肺部 CT 要预约，并且现在去做检查也不安全，领队让我先观察。

咨询师：这么说来发热后你该做的医疗措施已经都做了，现在要做的就是努力平静下来，等待检查结果，继续观察了呀！

求助者：是的！但我好像静不下来。

咨询师：你今天是怎么过的，主要做了一些什么？

求助者：今天上午在医院检查，回来后反复上网搜寻新冠肺炎有关信息，或者想我要是得了新冠肺炎该怎么办？要是家人知道我生病了该怎么办？（又有哭腔）……

咨询师：和你交流近30分钟，给我有几个印象，我反馈给你，你先听听看，可以吗？

求助者：好的。

咨询师：听下来给我有4点印象：①你自己做了一个很好的分析，其实你感染新冠肺炎的可能性是不大的，最多30%。②尽管“我会不会已经感染了新冠肺炎”是一种担忧的想法，但是你在想这个问题时，就好像自己已经感染了一样，把“担忧的想法”当作事实，并且想的结果也是灾难化的，现在武汉新冠肺炎死亡率也就是4%左右。③担忧把你的注意力拉过去了，反复在网上浏览新冠肺炎有关的信息是一种无效行为，甚至会加重焦虑，你日常的生活也被破坏了。④对于发热要排除新冠肺炎，你该做的医疗措施都已经做了，现在要做的就是放松自己，保持观察。你觉得呢？

求助者：听你这么说，我好像明白了一些！尽管我的发热是新冠肺炎的可能性比较小，要是我这样小心都被莫名奇妙地感染了，那该有多少人被感染呀！尽管是一种担忧，我确实在想的时候就好像是自己已经被感染了一样，感染了就会死亡一样。

咨询师：你明白了这是一种过度担忧，你打算怎么样来应对这种担忧呢？

求助者：我也不知道我能做什么，好像做什么都没有办法集中注意力，总是想这个事情。

咨询师：在当下你做以前喜欢的事情注意力会有不集中，这也很正常。但是，你反复上网看新冠肺炎有关信息以及思考“我是不是感染了”这个问题，都是无效行为。

求助者：是的。

咨询师：那我给你的第一个建议就是：首先停止反复上网浏览新冠肺炎的信息和反复思考自己担忧的问题；每天在固定的半小时里关注国家卫生健康委员会发布的权威信息；对于自己担忧的问题也在固定的半小时里去思考。能做得到吗？

求助者：我努力去做。

咨询师：那在其他时间里，你能做点什么？

求助者：那我尝试看看电视剧，做一些瑜伽动作吧。

咨询师：也许你在做这些的时候注意力会分散，这没有关系，发现自己注意力跑开了继续回来就行。那你自己列一个时间安排表，因为接下来的几天，你肯定是在房间里观察，也不会上班的。好吗？

求助者：好的。

咨询师：那后面保持联系，有问题随时联系我。

求助者：好的！谢谢唐医生。

注：当天晚上，她打电话给我，核酸检测阴性。第三天白天，我通过微信了解了她的情况，她告诉我这几天体温都正常的，自己也慢慢放松下来了。第五天，她通过微信告诉我，由于两次核酸检测阴性，肺部CT检查也是阴性，已经开始重新上夜班了。

干预分析

咨询是通过微信语音聊天进行的。过程中首先通过寒暄建立治疗关系，然后让来访者描述问题，对来访者目前的情绪予以正常化，再评估来访者的应对行为以及日常生活行为。对积极应对行为进行肯定，同时建议停止无效行为，在当前的环境下改善焦虑应对行为。

来访者到新冠肺炎疫区支援，并直接对确诊患者进行医疗服务，本身就有被感染的高风险。尽管有较为严格的预防隔离措施，被感染的风险依然存在。出现体温增高后首先考虑到感染新冠肺炎的可能性，这是很自然的，也是当前防疫的要求。在当前的紧张气氛下，来访者出现紧张、恐惧也是很正常的。只是在这样的情况下，我们在感到紧张恐惧的同时，还需要有客观理性的积极应对，减少无效的忙乱行为。

担忧是人的一种基本的保护性情绪，人们对待自己的担忧有矛盾心理，一方面想减少担忧，另一方面又需要担忧来防备意外发生，关键是要知道你的担忧是否会导致具有建设性的行动。鉴于此，可以将担忧分为“建设性担忧”和

“非建设性担忧”。建设性担忧是一系列的疑问导致解决今天所面临的问题；非建设性担忧涉及一系列有关的问题，“要是……怎么办呢？”这些问题是控制不了和不能真正解决的。非建设性担忧的征兆有：①你在担忧无法回答的问题；②你在担忧事件的连锁反应；③你拒绝解决方案，因为这个解决方案不完美。建设性担忧的征兆有：①你在担心有办法解决的问题；②你的担心聚焦于单一事件，而不是事件的连锁反应；③你愿意接受不完美的解决方案；④你不会被焦虑所左右；⑤你能认识到哪些是你能够控制的和哪些是你不能够控制的。该来访者的担忧既有建设性的部分（如担心感染新冠肺炎而做好自身防护，向领导汇报，进行相关医学处置），也有非建设性的部分（尽管患新冠肺炎的可能性不大，也做了目前能采取的医学措施，但总在想“要是我感染了新冠肺炎怎么办”）。

对于该来访者，她的担忧是有道理的，也是应该存在的，但有非建设性的部分。建设性的担忧是需要她承受和应对的，而非建设性的担忧导致行为被情绪所控，就会陷入痛苦甚至出现忙乱行为而严重影响健康。所以在确定采取了建设性的行为之后，还要讨论如何进行担忧的承受和有效应对。所以让她知道自己的“担忧的想法是一种想法，而不是事实”，让她认识到自己的担忧中非建设性的部分，为自己留出“担忧时间”，停止无效行为，让她从当下的日常生活出发，结合自己的兴趣和爱好，做一些有助于缓解焦虑的行为。

高危环境下的呕吐

案例呈现

我是一位呼吸科主管护师，任武汉新冠肺炎定点医院危重症病区护士。5天前我随浙江省驰援武汉医疗队到达武汉，在武汉经过1天的休整和培训，第2天就进入重症病房污染区进行工作。第3天在上班过程中，突然感到恶心、想吐，尽管知道在污染区是不能脱口罩的，但是当时呕吐没有控制住，一下子吐出很多，下意识地把口罩拉下来了。我马上在同伴的陪同下来到缓冲间进行处理，然后经过严格的脱防护服流程出污染区，带上清洁帽子和口罩来到清洁区，进行口腔清洁及洗漱、消毒后回到驻地休息。尽管后来恶心感消失，也没有再出现呕吐，但是，我在污染区摘下了口罩，属于“职业暴露”，有感染新冠肺炎的高风险。为了避免队员之间的“交叉感染”（我是否被感染尚未知），我被禁足于房间（吃的由队友送到门前，待指定队友离开后再取进去，垃圾自己放门口由指定队友收走）。

干预流程

咨询师：你好，我是驰援武汉杭州医疗队的唐光政医生，你可以叫我唐医生，我怎么称呼你比较合适？

求助者：唐老师好，我叫刘XX，你就叫我“小刘”好了。

咨询师：小刘，听说你昨天在病房里吐了？

求助者：是的，当时不知道怎么回事，一下子没有忍住就吐出来了，还吐了很多，下意识地把口罩拉开了。

咨询师：现在感觉怎么样？

求助者：现在感觉还好，没有什么不舒服。其实我平时喜欢运动，体质也很好的，来武汉后我这几天休息也蛮好，应该没有什么事情的。

咨询师：你的心理素质蛮好的。要是我的话，我可能会蛮担心的，

求助者：这可能与经历有关，我从小就比较乐观、阳光。

咨询师：在这种情况下，乐观绝对是一剂良药！在病房出来后做了一些什么？接下来需要做些什么呢？

求助者：当天护士长就报了医院院感科，现在是在按“职业暴露”的程序进行处理，在驻地进行隔离观察。

咨询师：有在让你吃抗病毒的药物吗？

求助者：在吃阿比多尔和莲花清瘟胶囊。

咨询师：预防性地用一些药物，监测体温和症状，应该问题不大的，会有一点小紧张吗？

求助者：想到这些的时候，还是有那么一点点紧张的，我就做点其他事情，把注意力转移开。遗憾的就是没有办法上班了！

咨询师: 去上班有的是机会，到你隔离结束战斗肯定还在进行中呢！在这种情况下，能够控制自己不去多想，这真的非常不容易，你是怎么做到的！

求助者: 我比较喜欢看纪录片，就看看纪录片呗！我喜欢运动，但不能出去，看纪录片累了就在房间做做俯卧撑吧！也可以写写日记。反正就是告诉自己要有信心，让自己不要多想。

咨询师: 非常好！看来你对这几天的生活怎么安排都有自己的计划了。

求助者: 是的！没有事情的，唐老师。

咨询师: 向你学习！要是我遇到这种情况，可能比你还紧张。那我每隔几天和你简单交流一下，可以吗？

求助者: 可以的！谢谢唐老师。

三天后第二次咨询

咨询师: 这几天体温怎么样？休息得好不好？

求助者: 唐老师，体温正常的，休息也挺好的！

咨询师: 一个人在房间挺无聊的吧，每天做点什么？

求助者: 每天早上拖一次地，看看纪录片；下午运动一下，看纪录片、写日记；按时休息和起床，保持规律。

咨询师: 安排的挺好的嘛！

求助者: 谢谢唐老师，我没有问题。

七天后第三次咨询

咨询师: 小刘，这几天感觉怎么样？

求助者: 体温正常，没有呼吸困难，夜间梦比较多，感觉有什么东西在追，总在跑，今天早上醒后半天不敢睡。

咨询师: 好像梦里有点紧张。白天怎么样？

求助者: 白天都还好。但昨天有些紧张，因为拉肚子了，不过我想拉肚子可能与服用阿比多尔有关。

咨询师: 拉肚子让你有点担心，但随后你能想到可能与阿比多尔有关，这非常好。有些担心也挺正常的，只要不陷进去就可以。

求助者: 是呀，要是想多了，我就赶紧去做些运动。

咨询师: 你做得非常好！再坚持几天就好了！放松训练这几天还在做吗?

求助者: 前几天在做的，这两天没有做。那我再继续做吧。

隔离第 13 天第四次咨询

咨询师: 小刘，这几天都还好吧?

求助者: 还好，体温也正常，也没有什么不舒服，只是人好像有些睡懒了，明天想下去跑步，怕上班了体力跟不上，今天刚做完八段锦。

咨询师: 看样子还是挺不错的嘛！明天是不是就可以解除隔离了！

求助者: 说要后天了！

咨询师: 不过现在感染的可能性已经很小很小！心也差不多可以放下了吧。

求助者: 是呀！现在在考虑上班的事情。

咨询师: 要是让你分享经验，你是如何带着感染新冠肺炎的可能性，这么多天不能出门，还能保持心态平稳的，你会和大家分享什么?

求助者: 我想最主要的是心态吧，相信自己的体质，也对自己进行自我催眠，告诉自己没有感染，保持乐观的心态。

咨询师: 还有什么可以分享的呢?

求助者: 保持生活规律，每天早晚开窗呼吸新鲜空气，做一些自己感兴趣的事情，看电视、看书，做些运动。不要让自己多想。当然，睡不好的时候，也吃一点安眠药物。

咨询师: 还有吗?

求助者: 主要是没有什么症状，要是有症状，还是会有担心的。

咨询师: 人在担心或过度关注的时候，是容易出现身体症状的，你好像都还好。

求助者: 是的。我觉得放松训练和运动还是有用的。

咨询师：谢谢你的分享。恭喜你即将解放！

求助者：谢谢唐老师。

（两天后，小刘又开始到隔离病房上班了）

干预分析

对于本案例发生的情况，听起来都挺吓人的，一般人遇到这种情况都会很紧张、恐惧，属于危机情形。所以，对当事人在危机情形下的反应进行评估是危机干预的第一步。对于本案例，我用的是 Myer 和 Williams（1992）三维筛选评估模型，该评估模型从三个方面评估当事人的功能水平：认知、情感和行为。认知评估包括侵犯、威胁和丧失三项内容；情感评估包括愤怒／敌意、恐惧／焦虑、沮丧／忧愁三项内容。行为评估则包括接近、回避、失去能动性三项内容。这一评估模型被认为是一种简易、快速、有效的评估系统。根据快速评估结果，来指导心理危机干预工作者采用何种干预策略。评分原则遵循从高到低的筛查原则，即不符合高分者，再考虑相应的低分。

通过评估，我发现本案例的总体评分在 3 ~ 12 分之间，只需要给予非指导性干预就行。所以，对于本案例的心理服务，我更多的是予以支持和肯定，然后进行持续性支持，过程中多次使用肯定和赞美。这个案例给我们呈现了一个经历职业暴露而没有发病的例子，可以降低人群对疾病的恐惧。同时，这个案例还很好地展示了一个如何与"担忧、紧张、恐惧"相处的例子，值得大家参考。以下是 Myer 心理危机干预评分表。合计评分 3—12 分适用非指导性干预；13—22 分适用合作型干预；22 分以上适用指导性干预。

Myer 心理危机状态评分

程度	情感	认知	行为
无损害1	情感状态稳定，对日常活动情感表达适当。	注意力集中，解决问题和做决定能力正常。求助者对危机事件的认识和感知与实际情况相符。	对危机事件应对行为恰当，能保持必要的日常功能。
轻微损害 2~3	对环境的情感反应适切，对环境的变化只有短暂的负性情感流露，不强烈，求助者完全能够控制情绪。	思维集中在危机事件上，但思想能受意志控制。解决问题和做决定能力轻微受损，对危机事件的认识和感知基本与现实相符。	偶尔有不恰当地应对行为，能保持必要的日常功能，但需努力。
轻度损害 4~5	对环境的情感反应适切，但对环境变化有较长时间的负性情感流露，求助者能够意识到需要自我控制情绪。	注意力偶尔不集中，感到较难控制对危机事件的思考。解决问题和做决定的能力降低。对危机事件的认识和感知与现实情况在某些方面有偏差。	偶尔出现不恰当的应对行为，有时有日常功能的减退，表现为效率降低。
中等损害 6~7	情感反应与环境有脱节，表现出负性情感，对环境变化有较强烈的情感波动。情感状态虽然稳定，但需要努力才能控制情绪。	注意力常不能集中，较多考虑危机事件而难以自拔。解决问题和做决定能力因为强迫性思维，自我怀疑而受影响。对危机事件的认识和感知与现实情况可有明显的不同。	有不恰当的应对行为且做事没有效率。需花很大精力才能维持日常功能。
显著损害 8~9	负性情感体验明显超出环境的影响。情感与环境明显不协调。心境波动明显。求助者意识到负性情绪，但不能控制。	沉湎于对危机事件的思虑，因为强迫性思维、自我怀疑和犹豫而明显影响求助者解决问题和做决定的能力，对危机事件的认识和感知与现实有实质性的差异。	求助者的应对行为明显超出危机事件的反应，日常功能表现明显受到影响。
严重损害 10	完全失控或极度悲伤。	除了危机事件外，不能集中精力。因为受强迫、自我怀疑和犹豫的影响丧失了解决问题和做决定的能力。对危机事件的认识和感知与现实情况有明显差异从而影响了其正常的生活。	行为异常难以预料，并且对自己或他人有伤害的危险。

天使也有脆弱的一面

案例呈现

我是一名医务人员，一所大型综合性医院的急诊科护士。之前的工作我都能比较顺利地应对处理，年前刚刚开始学习冬季肺炎的时候我根本没有觉得怎么样，但大年初一（2020 年 1 月 25 日）那天夜班（记得那天我急诊预检班）碰到好多发热病人（当然包括之后也有被确诊的新冠肺炎病例）。当时并不觉得怎么样，但随着信息铺天盖地，援助武汉医疗队一批又一批地去，看到感染人数从几百、几千，到现在的几万，我莫名地开始出现紧张、担心，担心家人、小孩会被传染，干什么事情都集中不了注意力，很容易烦躁。现在晚上经常睡不好，常做噩梦，每天下完班虽然全身上下都洗完澡但还是觉得不安全，不怎么敢回家，怕接触父母，怕接触家人，万一我身上携带病毒不是要把家人都传染了？所以每天回家睡得不踏实，经常做恶梦，为此也买了很多的安眠药以及很多的维生素类保健品。

其实本来那段时间虽然紧张、担心，有时候烦躁，但吃一点安眠药后总体还是能坚持下来的。最近这段时间不是大家都是一直居家嘛，我父母亲在家就是看新闻报道，每天回家就说今天又有多少人感染，有多少人病重。说看到很多医务人员支援武汉，父母亲也开始担心，有时候说着说着就哭了，现在父母亲也睡不好。我现在更加紧张、担心、心慌，有时候有心悸的感觉，特别是一个人或者晚上睡觉的时候就会有紧张、担心，甚至有时会有心慌，担心自己会被传染，担心家人会被传染，脑海里也经常浮现那种抢救的场景。

现在小孩在家，本来已经很心烦意乱了，小孩在家还天天网课，要交这个作业，交那个作业，弄得不好么还要在群里面挨批评，导致我每天在家都情绪控制不住，要发脾气。发完脾气呢又很后悔，心情也不太好，感觉对什么事情的兴趣都明显减少了。以前在家我还会陪小孩看看书，现在别说看书了，连电视都不想看，就只想躺着什么都不动。

医生你看看，我怎么办呀？

干预流程

咨询师：你好，女士。你可以叫我罗医生。

求助者：你好罗医生。

咨询师：刚刚听你说的，你表现得很担心，也很害怕，害怕自己以及家人会被感染病毒，对吗？

求助者：是的，我就是经常会这么想，有时候还会做恶梦呢，梦见在跑，一直不停地跑，后面总是有人在不停地追我。

咨询师：那你有没有相关疫情接触史，有没有进行聚集性活动。

求助者：直接接触的可能没有，但在大年初一来医院就诊的发热病人中就有被确诊的。只是当时不是我直接接触的病人，之后的上班中没有遇到过被确诊的病人了，也没有去聚会过。

咨询师：那现在已经几天了？有体温升高以及咳嗽等呼吸道症状吗？

求助者：已经大概20天了吧，到目前为止一直没有任何咳嗽、发热等情况。

咨询师：那你怎么会担心感染上病毒呢？

求助者：其实我也知道，我本身也是一名医务人员，知道它的基本潜伏期在14天以内。但因为最近在家不出去，什么事情都不做，就在看这些新闻，觉得这个病传染性太强了，心里还是很担心的。另外也有报道一些特殊的潜伏期案例，有些是超过14天的，所以我又开始担心，而且有时也会有心跳加快的现象，晚上都会做恶梦。但是在真正上班非常忙的时候又还好，什么都不想，那就什么都不会担心。

咨询师：那你一般什么时候心跳的厉害？平时身体怎么样？

求助者：不看新闻，不看手机，聊天的时候，基本还挺好的。看完新闻后心会慌的，会害怕，害怕自己回家后会身上携带病毒，虽然每次回家前都在单位洗完澡、洗完头。以前身体都是好的，而且每年体检心电图都是正常的。

咨询师：那你家人呢，他们怎么看？

求助者：他们比我还担心，其实我刚刚开始还好，就是稍微有点担心。但是父母一直居家，整天看新闻，表现得比我还担心、心慌，而且经常和我说一些新闻报道的内容，让我也要去看新闻。就这样我也越来越紧张、担心，害怕家人、自己都会与这个疾病有密切接触。

咨询师：那你这几天晚上睡眠怎么样？

求助者：之前配了药，吃的时候还好，就是睡得比较晚，控制不住看这些新闻，看完再睡。这几天加上小孩的作业，家人反复述说哪里有新发的，武汉又怎么样了，我心里就特别紧张，就整个晚上睡不着，有时候很累了才能眯一会。

咨询师：那你心情怎么样？

求助者：总的来说心情平时还是可以的。但是只要谈到疫情，或者老师催我交作业的时候我就特别的心情不好，容易发脾气，什么事情都不想干，最好就是躺在床上什么都不干。

咨询师：那你想过做人没有意思甚至想自杀的情况有吗？

求助者：那没有的，那我还是向往生活的，心情大部分时间还是好的。只是现在居家，有这么多的烦心事，想出去又出去不了，小孩作业又这么多，每天都是一些负面新闻和信息，疾病的传染性又这么强，所以种种事情在一起，我很累 了，有种身心疲惫的感觉。我知道其实只要防护好，少出门，不聚集，勤洗手，勤洗脸，还是可以预防的。还有小孩的学习和作业，我也知道可能大部分家长和我一样都很难应对，但我就是有时候控制不好自己的情绪。这些可能与我的个性有关，我是一个很急躁的人，有点事情就容易烦躁，还有一个呢是因为疫情的原因，另外一个呢是家人的原因，导致我现在的状况比较糟糕。

咨询师：你说的对，其实你对自己的状况非常了解，但就是因现在的疫情很大程度上打破了原先规律的生活，让人很难一下子就适应。你出现的这种恐慌、担忧其实我们很多人都会出现，不单单只有你。其中一部分和社会支持系统的减弱有关，比如说，社交的减少，工作环境的改变，以及生活规律的打乱，运动的减少等等都有一定的关系，所以你需要学会调整它、整理它。

求助者：现在这样的情况应该很多人都会有吧？

咨询师：是的，现在这段时间像你这样的情况还是很多的，因为居家，不工作，缺乏相应的生活规律，整天关注新冠肺炎的新闻，容易出现一些自我诱导进而导致焦虑的症状加重。有些可能周围小区有新发病人的，很多人都有出现紧张、担心等情况的，只要调整好，梳理好，其实很快就会缓解的。

求助者：原来不是我一个人，我在单位都不敢说，我还以为很少的人会这样呢，你这样说我就放心多了。那我以后怎么做才会比较好地应对这样的情况呢医生？

咨询师：首先你作为一名医务人员，应该比普通人群更加清楚新冠肺炎病毒的传播途径和性质，我们平时需要戴好口罩、帽子、护目镜以及勤洗手，回家前洗澡，做好我们自己的个人防护。另外不要随意出门，那么被感染的风险还是不高的。在家安静的时候或者睡前可以试着做一些放松训练，就像你做深呼吸一样，进行自我放松调整。还有就是建议你关注新闻的时候，多关注官方正式报道的新闻。另外虽然居家，但需要进行有规律的作息，保持常态化的生活，适当地进行运动。有机会可以和你父母亲好好地聊聊，让你父母亲关注一些正确的官方的新闻，要规律地生活，不能一直关注新闻。可以安排一些和小孩互动的娱乐活动，这样既可以减轻父母亲对新闻的过度关注，也可以缓解小孩在家的情绪。

求助者：对对，医生，你这样说了之后，我发现好了很多，而且也知道下一步该怎么去做了，谢谢医生。如果有什么问题我再来向你咨询。

咨询师：好的，这是我应该做的。

干预分析

目前在临床一线的医务工作者，因为特殊时期的工作压力，以及特殊时期的工作状态和生活模式的改变，容易导致一些在焦虑边缘的工作者出现相应的紧张、担心、心慌等一些类似于焦虑的症状。其中很大的一部分原因是缘于社会支持系统的减弱，工作环境的压力增加，以及之前相对规律的生活被打破。然而在大环境恢复正常后，基本都会逐渐回归到正常的生活中，会正常上下班，不用在医院洗澡，不用担心家人以及自己的感染，晚上睡觉也会很踏实；小孩的学习步入正轨后，不用担心网课拉下，也不用担心自己的作业完成得不好；同时也会和以前一样去一些公共场所，如去超市、大型商场，会乘坐公共交通等。其中的确有一小部分人容易出现长久的焦虑表现，表现为紧张、担心，甚至伴有心慌等不适的情况，这种焦虑感甚至会逐渐加重。出现这样的心慌、担忧、身体不适等现象的确是一种焦虑的表现，但只要大家察觉到这种现象后，早期进行一定的干预和自我调整，安排一些放松训练和适当的运动，逐渐规律自己的生活，理性地面对新闻，大部分是完全可以缓解的。如果在自我调整后，这种症状仍在逐渐加重，或者伴有情绪方面的改变的时候，建议寻求专业的心理医生帮助。

隔离病房的神经内科医生

案例呈现

我是一名神经内科医生，于2020年1月29号报名参加医院隔离病房工作，与妻子及父母做了简单交代后就一直没有回家。刚开始工作的时候感觉很有激情，所在病房也没有发生病人死亡情况，应该说一切都还好。进入隔离区工作大概一周后有个老年病人因突发说话口齿不清需要会诊，该患者既往有高血压、糖尿病病史，并曾有脑梗死病史，表现为呼吸困难、讲话比较吃力，说话口齿不清晰，当时考虑可能该患者有再次出现脑梗死的可能，经过CT等检查证实了我的判断。当天患者病情加重，最后上了呼吸机。此后我开始出现失眠，睡眠很浅，多梦，夜里出汗。白天手头没有工作的时候静不下心来，要反复检查自己的装备是否完整，我自己也觉得没有必要，连同事都提醒我太焦虑了。目前工作基本没有受影响，能够完成日常工作，也会每天和妻子、儿子保持联系，这次和你联系也是想寻求一下帮助。

干预流程

咨询师：你好，我是朱医生。

求助者：你好朱医生。

咨询师：我看了你写的情况，但我还需要进一步了解你的一些具体情况，可以吗？

求助者：好的，没问题。

咨询师：我们先来谈谈你目前的生活情况吧，你现在住在哪里？

求助者：我们都是医院统一安排住在医院附近的酒店，每人一个房间，酒店离医院很近，步行5分钟就到。

咨询师：酒店设施怎么样？

求助者：还不错的，设施都挺好的，每天的伙食也好。

咨询师：你的睡眠情况和过去有改变，我们具体一点好吗？

求助者：没问题。

咨询师：睡眠不好有多久了？

求助者：10 天了。

咨询师：这 10 天来几点睡的、几点起床？

求助者：我基本是白班，按照习惯是 11 点睡觉，早上 6 点半起床。进隔离病房后，为了保持体力，我们一般是要求 10 点钟睡觉。开始的时候一般躺床上不到半小时就会睡着，现在基本上要到 1 点左右才会迷迷糊糊睡着。早上 6 点不到肯定醒了。

咨询师：在整个睡眠过程中有什么和过去不一样的吗？

求助者：我以前睡眠很好的，基本上是一觉到天亮，现在睡不深，经常做梦，出汗比较明显。

咨询师：有没有感觉很热、很冷，或者呼吸困难这些？

求助者：这些倒不是很明显。

咨询师：有没有夜里醒来要多次上厕所？

求助者：这种情况没有的。

咨询师：一般都会做什么样的梦？

求助者：也不是很清晰，比较模糊，感觉就像过去发生的一些事的模糊记忆。

咨询师：有没有睡眠中突然惊醒的情况？

求助者：那倒没有，不过睡眠很浅，外面有点声音就会醒来。

咨询师：白天情况怎么样？

求助者：睡不好还是有影响的，早上起来觉得比较疲劳，偶尔会有头胀。

咨询师：吃饭胃口怎么样？

求助者：胃口还可以，每天的饭菜都能吃完，但感觉没以前吃得那么香了。

咨询师：现在和同事相处怎么样？

求助者：还可以，因为不能聚在一起，有事只能大家在门口简单说一下，工作之外交流比较少了。

咨询师：现在你怎么打发工作之外的时间的？

求助者：会抓紧学习一下防疫有关的知识，剩下的时间本来想看点书的，但注意力集中不起来。

咨询师: 对疫情相关的报道会关注吗?

求助者: 肯定会啊,但有时不敢多看,也不敢和家里人多说,怕他们担心,所以每天都是报告平安,一切都很好。

咨询师: 家里人理解支持你的决定吗?

求助者: 他们应该是理解支持的,但担心是肯定的。

咨询师: 你有没有后悔自己的决定?

求助者: 这没有什么后不后悔的,这是职业决定的。但让父母、妻儿担心,还是有点愧疚的。

咨询师: 现在心情怎么样?

求助者: 基本上应该算稳定的吧,焦虑还是有的,会反复检查装备,其他的都还好。

咨询师: 同事对你的评价有吗?

求助者: 工作时大家都是打起十二分精神的,所以说话不多,整体上来说偏压抑了一点,可能大家都比较紧张,怕出差错。

咨询师: 有没有因为工作发生互相埋怨的情况?

求助者: 这个不会的,大家都很努力想把事情做好。

咨询师: 你自己分析过之所以会出现一些焦虑的原因吗?

求助者: 没觉得有什么特殊的,我应该也算是经验丰富的临床医生了,也是医院卒中中心的业务骨干,工作强度与平时比不大的。

咨询师: 平时你的个性是什么样的?

求助者: 偏外向,朋友比较多,喜欢唱歌,偶尔会写一些打油诗,对自己要求还是比较高的,所以工作表现还比较好,目前已经担任科室副主任了,在同龄人里面算比较出挑了。

咨询师: 你的亲属里面有没有人有过心理上的问题?

求助者: 我父亲曾经在 50 岁左右有过抑郁发作,医生诊断他是双相障碍,一直服药治疗,病情都稳定,一直工作到正常退休。

咨询师: 家庭情况怎么样?

求助者: 父母都是公务员,从小生活环境还是比较好的,父母感情也好。

妻子也是医生，两个人比较忙，平时孩子都是交给父母带，女儿小学五年级了，学习成绩还不错。

咨询师：通过刚刚与你交谈的内容，可以看出你工作上很认真、负责，对患者也很用心，所以在日常生活中难免会继续挂念患者病情，思虑过重可能会影响到你的睡眠，但目前来讲并没有影响到你的工作和正常的人际交往，所以在工作之余可以多做点自己喜欢的事情，比如像你刚刚提到的唱歌、做打油诗、运动等，相信能调整过来。

干预分析

以人为中心的基本假设是：人在本质上是可信赖的；人具有不需咨询师的直接干预就能了解及解决自己困扰的极大潜能；只要能投入咨询关系中，人们就能朝着自我引导的方向成长。如果给来访者提供一种最佳的心理环境或心理氛围，他们就会动员自身的大量资源去进行自我理解，改变他们对自我和对他人的看法，产生自我指导行为，并最终达到心理健康的水平。在咨询过程中，只要来访者能够感受到咨询师的真诚透明、接纳与共情，来访者就会产生积极的变化。个人认为任何成功的咨询案例，其成功的关键在于咨询关系，而非技术。本案例求助者男性，42岁，医生，工作能力强。性格偏外向，有文艺特长，人际关系良好，家族遗传史阳性。生理方面存在失眠、多梦、出汗、警觉性增高、食欲下降等；认知方面存在注意力不集中、无力感；情绪方面存在焦虑；行为方面存在强迫表现。从求助者的叙述中，他除了父亲有双相障碍这个风险因素外，其他方面都是相当完美的，在他的成长过程中，我们找不出什么特别的地方，没有童年的创伤经历。目前出现的心理问题考虑是由于特殊环境导致的焦虑。按照罗杰斯的自我理论，自我概念最初是由大量的自我经验、体验堆砌而成的，当一个人的自我感知和经验之间出现不一致而异化时，就会出现不协调的状态。由于个体在发展过程中或多或少地摄入、内化了外在的价值观，自我中的这一部分越来越多地支配着个体对经验的加工和评价，当经验中存在着与这部分自我不一致的成分时，个体会预感到自我受到威胁，从而产生焦虑，同时会运用防御方式（歪曲、否认、选择性知觉）来对经验进行加工，使之在意识水平上达到与自我一致。如果某个经验特别重大，或者由于别的原因，个体无法通过防御机制使之与自我概念协调，而受到威胁的这个自我概念又在自我中具有重要地位，就会出现心理适应障碍。

咨询师选择相信求助者，相信在他自己的内部是有辽阔的资源的，他是可以了解自己、改变自己的态度和行为的。只需要给他提供某些支持心理常态的氛围，这些资源是不难解决的。为了能够促成改变，咨询师一直采用真诚交流的技术，给予无条件积极的关注，对求助者给予全面的接纳，同时采取共情的技术，准确地感受求助者的个人体验，理解对方所要表达的内容，去了解他所要澄清的各项意义。整个咨询过程中都是开放式的，甚至没有给予求助者任何所谓技巧性的东西，比如怎么样转移注意力等。也许是开始就建立了比较好的信任关系，在咨询过程中一直是处于比较轻松的氛围里，彼此的交流有点像老朋友在一起叙旧，一起探讨人生、探讨哲学，在讨论之后，焦虑的情况显著缓解，反复检查的行为也得到明显改善。

防疫一线的 90 后医生

案例呈现

我是一名 90 后的年轻医生，今年是我参加工作的第 3 年。我和医院的同事奋战在防疫一线，坚守在医院发热门诊岗位，每天的工作主要是做好发热患者筛查和诊疗。高风险的工作场景下，我偶尔也会感到焦虑和害怕，尤其看到接诊的患者情绪很低落，而我一直需要扮演那个心态积极的人。觉得心好累，身体也累，想懈怠，也想痛哭一场，但是又觉得对不起这身白衣服，不知道偶尔的退缩害怕是否可以被理解……

干预流程

求助者：疫情防控工作开始以来，几乎是不眠不休，身体疲惫，时间紧任务重，工作压力非常大，有时候遇到紧张的患者，自己情绪也会有影响，心态也会不好，需要很长时间恢复。

咨询师：你这个情况有没有和同事聊聊，他们其实也会有这样的心态。作为医护人员护佑着辖区民众的生命健康，做这个事很有贡献很有价值的。疾风知劲草，危难见贞坚，国家危难之际，需要的就是这样勇于担当的人。另外我们长时间坚守在一线工作岗位上本身缺少休息，难免会出现倦怠心理。适当安排休息，做些放松活动，能够改善心态，舒缓情绪。

求助者：家人知道我在抗疫一线非常担心，时常来电话询问。虽然理解家人的想法，但是面对家人的牵挂，也让我产生了不小的压力和负面情绪。

咨询师：当前疫情下，有许多人和您家人一样，都会紧张害怕，对于家人的关爱担心，我们要给予充分的理解，也要积极表达自己的情感。可以把自己工作的情况简单阐述给家人知晓，让他们知道我们防控措施是非常到位的，不必过度担忧；同时要保持与家人的联系，从家人的支持中吸取温暖和力量。

求助者：新闻报道了一线人员不幸感染了新冠肺炎，甚至失去了生命，会让我有些担心，万一我被感染了怎么办？我的父母该怎么办？而且我觉得自己有这样的想法非常可耻，我不配做一个勇敢的医务工作者。

咨询师：一线防控工作非常紧张，建议保证充足的休息时间。可以每天定时查看手机新闻，不是每分每秒在刷屏。出现焦虑情绪时可以做正念冥想或采用腹式呼吸法，放缓身心，让身体慢慢放松下来。允许自己示弱，当感到自己无法承受压力时，及时与负责领导沟通，根据自己的能力做事情，也要允许自己在担心和难过时哭泣。我们医护人员不是神，是普通人，也有不安、恐惧、焦虑和害怕，而且这种情绪是特殊时期下的正常反应，不必自责。

求助者：好的，谢谢。

咨询师：目前还有其他困惑你的问题吗？

求助者：没有了。

咨询师：那我们今天就先到这里。以后有困惑我们再联系。

干预分析

作为一线医务人员，他们面对的是一个看不见的敌人，这个时候心理压力远远大于一般的普通群众。因为他们面对来自不同地方的陌生人，对病人的接触史不清楚，病人可能是有潜在感染风险的疑似患者、确诊的新冠肺炎患者或者隐性的感染者等，他们担心被感染，担心感染后又传染给家人，所以他们的内心会感到紧张和焦虑。

此次暴发的新冠肺炎，他们会担心降临到自己或家人身上，会因为不知道疫情什么时候结束而焦虑，还会因为原先的生活、工作、社交节奏和计划被打乱，感到烦躁或愤怒，甚至带来生理的困扰。面对疫情，广大群众和一线防疫人员都需要专业的心理支持。疫情中出现的这些心理和生理反应都是正常的，这些反应是一种本能的生存预警和保护机制，可以促使我们做好防范、预防感染。如果恐慌心理过度，持续时间过长，或者恐慌情绪在人群中迅速蔓延，会降低人体的免疫力，出现某些非理性行为。案例中来访者及其家人的心理都是重大突发事件发生后正常的应激反应，应给予科学的疏导和干预。

医护人员战斗在一线，经常接收一些负面的信息，这就可能会让人产生哀伤、恐惧、焦虑、情感爆发等一系列心理特征。从积极到消极再回归正常，是一个必经的心路历程，重要的是学会如何合理地去宣泄这些焦虑抑郁等负面情绪，把所有的情绪让它表达出来，不要压抑，也不去回避，做好自我的心理调适。另一种方式就是改变思维方式，改变看待事情的观念和看法，提高整体的应激能力和水平。

对于医护这个行业，社会支持系统的完整性尤为重要。在咨询中要着重挖掘其社会支持系统，给予理解、支持、安慰、希望和赞赏，并传递一种乐观的精神，让其充分意识到自己在做的是多么有社会意义的事，提升职业的荣誉感、使命感。

该案例在整个干预过程中，主要采取倾听、共情寻找突破点的方式，理解一线医护工作者工作的不容易和不简单。同时采用欣赏赞美和赋能的方式，突出医护人员工作的社会价值，勇于逆行是一种社会担当，是这个世界上最可贵的品质。通过挖掘来访者有哪些资源可以为她所用，提升其社会支持力度，增强其内心的力量。最后引发医护人员思考。这次疫情，对医护人员而言就像在探索生活经历以及对重大事件的态度，在生与死的背景下，思考和感受着人性层面的表现。只有在重大事件以及生死面前，人性才能归真，才能直白地表达给自己和他人，这是一种与众不同的经历。原来逆境不全是坏事。

援鄂医生妻子的心苦

案例呈现

我丈夫是某省属医院的一名重症监护室的医生，新冠肺炎疫情期间，响应国家的号召，他毅然决然成为疫情逆行者，主动请缨支援武汉前线。但此时，我们刚刚迎来了自己的孩子。我在得知丈夫的决定后，非常反对，一来是武汉前线太危险；二来是我们的孩子还很小，我也还在产假中；三来就是双方父母都是外地人，由于疫情原因也不能陪伴在身边，更不能帮我分担带孩子的辛苦。丈夫也知道自己家庭的不容易，但是他觉得自己既然是一名重症监护室的医生，就要对得起自己的这身白大褂，要对得起自己的职业。丈夫积极和我沟通，我也渐渐理解了丈夫，也明白了身为医护人员家属的责任和义务，虽然还是有万分的不舍，但最终同意了他的决定。2020 年 2 月 19 日，丈夫跟着援汉医疗队，登上了飞往武汉的飞机。我独自带着孩子在家，所有压力一下子全都落在了我的肩上，紧张、不安、焦虑、恐慌等负面情绪，充斥着我的内心。我也是第一次当妈妈，很多事情自己也不清楚，只能电话询问妈妈，或者网上百度一些育儿经，或者是在“妈妈群”里面求助。最近我总觉得自己食欲减退、白天流泪、晚上失眠，整天昏昏沉沉，也不敢联系丈夫，担心自己不好的情绪会传递给丈夫，担心他因此分心。我在官方公众号中看到心理咨询热线，因此打来了电话。

干预流程

咨询师：你好，我是张医师，请问你有什么需要帮助？

求助者：医生你好，我在家带孩子好难啊。

咨询师：你一个人带孩子吗，孩子的爸爸呢？

求助者：他的爸爸是重症监护室的医生，前两天去武汉支援了，可是我们的孩子才3个月不到啊，现在就剩下我们两个相依为命。

咨询师： 这样啊，那你真的很不容易，不过孩子爸爸也很伟大。孩子的爷爷奶奶外公外婆有帮你带孩子吗？

求助者： 没有，我们都是外地人，而且我们爸妈年纪都大了，本来想着我们俩暂时困难一点没关系，等这段时间过了，再让老人过来，或者请个保姆，可是没想到我老公主动要求去了武汉，我一个人可怎么办啊。

咨询师： 你先别着急，你老公是一名医护人员，你是理解他并且支持他的。而且他是在做一件非常有意义的事情，是国家选派去一线的精英，他在一线战斗，也代表着你们全家在为国家做贡献。

求助者： 是的，我支持他，但是谁来支持我呀？我一个人带孩子，而且老公去了这么危险的地方，万一感染了，我娘俩怎么办？

咨询师： 你的心情我非常理解，而且你们的孩子才刚出生没多久，你出现焦虑和恐惧的情绪，是正常的。但是要适当调节我们自己的负面情绪。首先我们要对一线医护人员的防护措施和保障要有信心，对国家的防控措施要有信心。你的焦虑情绪可以通过别的事情来缓解，适当转移一下自己的注意力，比如安排好在家的具体活动，学做各种美食，学习如何面对孩子等等。你最近的饮食睡眠情况怎么样？

求助者： 最近胃口很不好，但是在给孩子喂奶，我没有办法也要尽力吃一些东西，晚上睡眠不太好，宝宝还很小，半夜要起来喂奶，还有就是想到我老公，我就睡不着。

咨询师： 你做得很好了，不过还是要注意自己的情绪，注意自己的身体。这个时候虽然很难，但是你的宝宝一直在你身边，相信你看见他，也会得到很大的安慰。如果你觉得情绪难以平复，没关系，不需要刻意控制它，你可以做一些放松训练，比如深呼吸，听听音乐，闭上眼睛，什么都不要想，静静放松几分钟。

求助者： 谢谢你给我的这些建议，我会试着学习去做的。我现在不敢给老公打电话，我怕给他传递不好的情绪，让他分心。

咨询师： 我理解你的担心，你害怕孩子爸爸因为担心你和宝宝的情况，在工作中会分心。对于他来说，你和宝宝健康快乐，才是他能奋战在一线的动力，只有家庭这个大后方稳定了，他才能在战场上和病魔作斗争。我相信孩子爸爸最大的希望也是你能好好照顾自己，好好照顾自己的宝宝，身心都健康，他才不会有后顾之忧。你可以选择每天在固定的一个时间点给孩子爸爸报平安，这样也会让你的担忧减少一些。

求助者：医生你说得对，我不能整天唉声叹气的，我要振作起来，我会照顾好自己和孩子的。

咨询师：是的，能这样去思考问题就非常棒。如果你有任何问题，欢迎你再拨打我们的热线，我们是 24 小时开通的。

求助者：好的，谢谢医生，再见。

干预分析

对亲人安危的担忧，本身也是一种亲情的表达。疫情期间，由于一线医护人员直接参与救治任务，每天接触患者，所以他们的家属会因特别担心前方亲人的安危而产生过度的紧张、焦虑、不安、恐慌等负性情绪。严重的不但会造成躯体不适、食欲减退、睡眠障碍等，还会在家庭成员之间互相影响，造成家庭集体性的恐慌，甚至传递给一线亲人。尤其是像本案例中家里刚有孩子就出征一线的家属，他们心理上承受的压力是双倍的。心理工作者在干预的过程中，要基本做到以下三点：一要提高认知。引导咨询者对大量信息理性地判断，对疫情防控要有科学认识，对一线医护人员的防护措施和保障要有信心，对国家的防控措施要有信心。二要优化沟通技巧。对咨询者进行正性暗示，如“小李正在一线做有价值有意义的事情，我们家人应该支持他并为此而感到骄傲和自豪”“小李是国家选派去一线的精英，他在一线战斗，也代表着你们全家在为国家做贡献”，表达明确的立场，如“我希望我们照顾好家庭，维护好健康，不能让小李有后顾之忧。”三要转移注意力。安排好居家的具体活动，以达到转移注意力的效果，比如分配具体家务、学做各种美食，学习如何面对孩子等等。如果负面情绪严重影响到生活或沟通，或出现躯体不适，建议积极寻求专业人员进行咨询和疏导。

亲人在一线工作的担忧、自己被居家隔离，对于任何一个人来说，都不会是一件愉快的事情，甚至都是一种煎熬。但是，如果把这一段时间充分利用好、安排好，则可以改善我们的心理抗压能力、提高自身素质、增进亲情。

一线医护的娃谁来守护

案例呈现

我老婆是一名护士，女儿晓晓今年4岁。作为杭州赴武汉的医护人员，她在大年三十晚上奔赴武汉支援。晓晓醒来后看不到妈妈，持续哭闹，经她外婆安抚可短暂平静下来，接下来又会哭闹。接下来几天几乎不能离开外婆，外婆一言一行都要听她的指挥，指挥外婆反反复复拿东西，从家中这里坐到那里，打开柜子关上柜子等，一旦不如意就会情绪爆发、哭闹，外婆几乎整天不能做家务。

干预流程

咨询师: 你好，晓晓的这些表现是从什么时候开始的?

求助者: 从那天上午起床看不到她妈妈以后，就开始哭闹了。然后为了安抚她，外婆一直陪在她旁边，几乎她要做什么都会马上满足她，这样持续了两天，第三天左右开始就会指挥外婆做这做那。

咨询师: 除此以外有没有其他明显的问题呢？比如食欲、睡眠等等。

求助者: 那倒没有，就是比平时容易发脾气，睡觉前也要闹一下，吃饭要是有不喜欢的菜也会发脾气。

咨询师: 这次之前有出现类似的情况吗？就像这次容易发脾气，指挥家人等。

求助者: 好像没有。平时都是妈妈带的，我不太了解。好像半年前稍微有点强迫，就是鞋子一定要摆摆好，电梯一定要她按，不然就会哭闹这种情况不太严重。

咨询师: 半年前？那大概就是刚上小班的时候?

求助者：对！我们女儿刚上幼儿园很不适应的，不愿意去幼儿园，大概哭闹了有个把月。

咨询师：平时女儿都是妈妈带？

求助者：不是，我老婆是护士，工作忙。原来有个阿姨，在我们家做了三年，女儿一直是她带的，去年阿姨女儿怀孕她就辞职了，后来就是外婆过来带。

咨询师：女儿和妈妈关系怎样？晚上都是和谁睡的？

求助者：很亲密。我老婆虽然忙，但是空余的时间基本都放在女儿身上了。女儿晚上也都是跟妈妈睡，我有时候睡得晚，会睡在书房，妈妈值夜班的时候就跟外婆睡。

咨询师：女儿和你关系怎么样？

求助者：我工作也忙，平时不太在家里的，女儿和我不太亲近。现在因为疫情每天都在家，她也不来亲近我的，我想带她玩，她宁愿和外婆待在一起。

咨询师：女儿平时喜欢玩些什么呢？

求助者：说实话我不太清楚。有时候玩玩手机游戏，看看动画片，然后就是玩那些女孩子的玩偶什么的。

咨询师：有什么是你觉得她比较擅长的？

求助者：我不清楚。

咨询师：和妈妈多久联系一次？

求助者：不太有时间联系。年三十走到现在大概1周多，就连了一次视频，她一看到妈妈就大哭，没办法说什么话。她妈妈精神也比较紧绷吧，后来就匆匆挂掉了。

咨询师：女儿知道妈妈去哪里了吗？

求助者：跟她说了，但一说就哭，没法好好解释。

咨询师：好的，我有几个建议给你。首先，我们要理解孩子目前表现出来的症状可能原因有哪些。妈妈突然离开是很重要的原因，因为妈妈是你女儿很重要的情感寄托，妈妈突然不告而别对她来说非常影响她的安全感，她在强烈的情绪控制下可能并不知道妈妈去干嘛了，不知道妈妈会不会回来。所以她一方面要发泄自己内心因为不安而引发的情绪，表现为哭闹；一方面要紧紧地抓住身边的大人，就像“救命稻草”，外婆现在很显然就是这个被紧紧抓住的对象。所以我认为，你们家人也可以从几方面着手去帮助孩子渡过目前的情绪波动。第一，允许表达，不要刻意去阻止孩子的情绪表达，可以陪在她身边，用“我知道你很伤心”“你真的很生气”“你用这样的方式来表达你很不开心”等类似的语言去表达对她的理解。第二，你营造一个游戏的空间，四周摆上她平时喜欢的玩具，保持每天有半小时到 1 个小时的时间，和女儿一起玩。这个期间关闭手机。如果一开始女儿不愿意和你玩，可以让外婆也参与进来，再逐渐你独自和女儿玩。玩的过程中，不要问问题，专心去理解和叙述女儿都在做什么。第三，在女儿比较平静的时候，多和她说说妈妈的工作，让妈妈发一些语音和照片或者文字过来。等女儿适应了，看到照片听到语音什么的都不太会哭了，再和妈妈约视频，以后最好固定频率进行视频。先按照这个做一些尝试，如果之后有疑问，或者孩子的情况有什么变化，还可以来找我咨询。

求助者：好的，谢谢你。

干预分析

接诊后首先判断主要症状的严重程度和持续时间以及相关的影响因素。晓晓出现症状的诱因主要是由于主要依恋对象（母亲）因为疫情原因在未做好充分告知的情况下突然离开而导致的，症状持续时间大约一周多，对晓晓本人及家庭都造成了相当程度的困扰，外婆因此不能进行日常的家庭事务。由于疫情原因晓晓在家中不能上学，不能判断对晓晓社会功能的影响，但从饮食睡眠状况等信息分析，影响相对较小。综上，判断目前处于为应激状态下的普通心理问题。

针对有限信息，分析晓晓出现此类症状的内在原因，除了主要依恋对象突然离开以外，还有以下几点：①晓晓的性格基础。晓晓之前存在类似症状，表现为上幼儿园期间的分离焦虑。判断晓晓可能具备敏感焦虑的性格特征。②出生后的主要抚养人（阿姨）在半年前离开，晓晓存在对依恋关系突然消失的不安全感经验。③父亲较少参与女儿的抚养过程，缺乏养育经验。在目前情况下难以快速建立与孩子的依恋关系，不能提供应有的心理支持。④妈妈本次离开，家庭内没有做好孩子的告知和教育工作。晓晓存在对妈妈可能从身边消失的恐惧。⑤晓晓不能合理地表达自己的情绪，比较习惯于使用大哭、发脾气等来表达自己的不满。

综合以上分析，初步制定干预策略为：①引导家长理解认识到孩子当下症状的“合理”性，消除家长过分的恐慌，建立信心。②引导家长认识到情绪的宣泄对晓晓的重要意义，要允许孩子表达。③指导父亲和女儿通过游戏的方式重塑亲子关系，并通过亲子游戏过程去理解孩子的想法和行为。④指导家长采用循序渐进的方式逐渐理解和认识到妈妈离开的原因，逐渐和妈妈建立联系，从源头上消除晓晓对于妈妈“消失”的恐惧。⑤指导家长尝试引导晓晓可以用更合理的方式来表达自己的情绪。

由于本次咨询是通过电话给予父亲指导，无法判断父亲是否有足够的意愿和资源及能力来执行干预方案，也不清楚孩子对干预方案的适应度如何，所以需要适时回访和家庭建立联系，根据孩子的现实情况和变化随时调整干预方案。同时，在给予家长专业指导的基础上，也要关注增强他们的胜任感和信心，这对孩子获得较好的干预效果也是非常重要的。

第六章　特殊人群心理干预

CHAPTER 6

第一节　疫情时期特殊人群的心理反应特点

特殊人群是一个特定语境下的词汇，其本质反映的是与一般人群比较而言所表现出来的特定情境下的特殊性和差异性。在新冠肺炎疫情期间，特殊人群大致包括罹患新冠肺炎的患者、新冠肺炎的疑似病例、新冠肺炎的密切接触者、被集中隔离的社区人员、被集中管理治疗的精神障碍患者和被集中管理改造的犯罪人员以及其他特殊人群。

根据新冠肺炎疫情和防控要求而言，特殊人群可表现为以下几个方面的社会人口学特征：

（1）疫情防控期间罹患新冠肺炎的高风险性。特殊人群在新冠肺炎防控期间，存在已罹患新冠肺炎的情况或存在罹患新冠肺炎的高风险性，需要接受相关的治疗或隔离防控措施。

（2）疫情防控期间管理要求的特殊性。特殊人群在疫情防控期间存在集中疫情暴发的可能，这些人群可能需要接受更为严格的防控管理处置。如被集中管理治疗的精神障碍患者和被集中管理改造的犯罪人员等。

（3）疫情防控期间生理心理的特殊性。特殊人群在疫情防控期间存在因生理或心理诸多原因导致的不足、缺陷或障碍，使得他们不能像普通人群那样理解和配合疫情防控措施。如心智尚未成熟的青少年、存在认知功能下降的老年人、存在认知功能障碍的精神障碍患者和存在人格缺陷的犯罪人员或刑满释放的人员等。

（4）疫情期间诉求的特殊性。特殊人群在疫情期间可能会存在不同于普通人群的个人生活、就学、经济、住房、家庭等方面的实际困难和需求。这部分人群除通常所指的社会弱势人群，在疫情防控期间还包括因疫情影响个人经济状况的人群，还包括外出务工无法入城或居无定所的人群等。

新冠肺炎疫情期间，特殊人群是心理危机事件高发的人群，其心身反应亦更为复杂和特殊，在疫情防控期间应给予特殊的帮助、特殊的对待和特殊的干预。与普通人群相比，特殊人群在新冠肺炎疫情期间其心理反应主要表现为以下几个方面的特点：

（1）认知功能缺陷明显。特殊人群因为新冠肺炎疾病本身原因或原本该人群存在的认知功能缺陷，表现为较普通人群更为明显的认知功能缺陷。认知功能缺陷可表现为感知觉功能障碍（个体在应激条件下，感觉阈值上升、知觉速度和准确性下降），注意范围狭窄（伴随着注意的分配及转移功能下降），记忆提取功能下降（表现为难以提取有效既往信息），思维决策速度和效能降低（表现为思维的广阔性和灵活性下降，出现思维定式、偏执和决策困难等）。

（2）情绪反应更为强烈。特殊人群相对于普通人群处于弱势心理状态或特殊情境下，因此在应激条件下，其情绪反应也更为强烈。表现为明显高发的焦虑、紧张和自主神经功能紊乱症状。部分人员还会出现明显的抑郁、无助和绝望感。另外，愤怒和恐惧等负性情绪也常出现在该人群。

（3）负性情绪传染性强。新冠肺炎疫情下，部分集中管理的特殊人群中一旦个体出现负性情绪，由于人际传播更为便利，情绪影响更为快速，因此该人群中负性情绪传染力强，容易引起包括集体性心因性反应等群体性事件。

（4）行为后果更为严重。新冠肺炎疫情下，逃避、退化和敌对攻击是应激下主要行为表现，特殊人群出现以上行为，其后果将更为严重。对于新冠肺炎患者或疑似病例而言，可严重影响患者的诊断与治疗。而对于集中管理的特殊人群而言，则容易出现集体性的恶性暴力事件。

在本章中，我们从特殊人群和特殊场所出发，对可能新冠肺炎疫情下需要特殊关注的人群心理问题及干预实践进行了介绍。需要指出的是，特殊是本书中使用的一个相对概念，强调的是需要更多的关爱。

第二节 案 例

不敢刷牙的女士

案例呈现

2020年1月22日我出现发热、乏力，2月7日咽拭子新冠病毒核酸检测阳性，于2月11日入院。入院诊断是新冠肺炎。住院治疗后躯体不适明显缓解，但是2月24、27日又进行了第二次、第三次咽拭子核酸检查，均阳性，因此开始紧张。26日我隔壁床入住了一位92岁老年女性，病情严重。一次医护人员做深静脉穿刺时候血液溅到了我床单上，我非常紧张、害怕，并有失眠。只要医师护士对隔壁老年患者做操作，我都会先逃到走廊，避免看见。吃饭也都在走廊上，并反复向医生护士提出要换床。

按照病房管理要求，新冠肺炎患者只能在自己房间内活动，所有的水、食物和药品等由护士送到门口。3月2日主管医师提出心理科会诊请求。会诊在当天以手机通话方式进行。

干预流程

第一次咨询

咨询师：张某（名字），你好，我从你的主管医生处了解到了你的情况。你知道今天下午这个通话的事情，对吧？

求助者：是的，是的，耽误您时间了！

咨询师：你住院已经有3个星期了，现在感觉身体怎么样？

求助者：感觉身体状况还好，咳嗽就是隔几天有。晚上还好，然后过几天会又有一阵子咳，就是这样。

咨询师：你平常活动比如洗脸刷牙洗衣服等受到影响了吗？

求助者：有什么影响？（停顿迟疑）我这段时间不敢刷牙。

咨询师：不敢刷牙？

求助者：可能因为那天血溅得到处都是，我有点担心。担心病毒跑到牙刷上去，担心刷牙后病毒越来越多，就不能好了。床单是换了，但是我睡觉不敢睡那边，坐也不敢坐那边。另外在这里洗头洗澡也不方便，没有吹风机，但我的头发蛮长，发量多，怕洗了不干，感冒了，加重了，更加不能出去，也不敢洗。

咨询师：我们病房有吹风机吗？

求助者：没有，什么都没有！

咨询师：能带进来吗？

求助者：不能，我老公在隔离，（沉默）我爸妈住得很远，现在封路了，根本过不来。我婆婆一个人住，年龄大了，60岁，没有交通工具，也来不了啊。（沉默）喂！

咨询师：我知道，我在听。（沉默）你的个人用品呢？

求助者：这个我都能克服，这个我怎么给你说呢。原来我们三个年轻一点的住在一起，说说话，心里要轻松一些。最后那个老奶奶住进来，还是害怕的。最后39床又出院了，剩我一个人，比较害怕。在看医生操作，护士插管，脑子总是会想。也不是刻意去想，就是睡觉啊，或者干嘛，看喜剧，看连续剧，都会想的。

咨询师：都会想起来？

求助者：不是都会想，就是晚上睡觉半夜醒来就会想到那个画面。

咨询师：嗯，你以前如果看过不舒服、难受的画面会经常想起来吗？

求助者：以前看到电视里恐怖的，就提醒自己那是假的，不是真实的。但是这是真的发生在身边的事情，离得又很近很近！这样一个老奶奶年龄大，晚上睡觉半夜会喊人名字，说话。我一个人睡在这个密封的环境，害怕。而且自从她住进来后，我做恶梦，梦感觉很真，把自己吓醒了。那天老奶奶刚来的时候，老是说：来呀来呀。39 床就站在旁边，她说她不敢过去，我也不敢过去。

咨询师： 听你刚刚描述的，老奶奶可能是一些痴呆症状的表现，你可以把这些情况告诉她的管床医生。另外你刚才提到的护士当时做这个操作有血溅出来，后来他们更换床单，都做过标准处理了？

求助者： 嗯，她是擦了，可是我总感觉血还在那个位置。地上、床脚、床档的位置，总感觉有血。下午做卫生的，给我们那个（消毒剂），用那个喷，用浸泡了 84 的抹布擦了。但我总觉得那个位置有，总感觉那个位置有。

咨询师： 嗯。

求助者： 然后又不停洗手。

咨询师： 现在这个特殊时期，不只是生病的人，即使是周围的人也都会出现担心。你什么时候看到这么多人都戴口罩？而且在电梯里设置这个纸巾、消毒液。这是以往我们看不到的。

求助者： 是的。

咨询师： 从某个角度来说，我们很多人都存在过度敏感、担心。

求助者： 嗯。

咨询师： 所以不只是住院的人，生了病的人都这样。

求助者：（沉默）

咨询师： 连我们现在回到酒店，洗澡、擦手等所有清洁的时间，都比既往要长。

求助者： 嗯，我都感觉自己是个病毒，就是好了出院，还能不能像以前一样生活？别人会不会把我当一个病毒？我会不会疏远别人，尽量让别人不要靠近我！

咨询师： 如果你出院，肯定会经过相关的检查。而且医生准许你出院，肯定要符合相关标准，这样你就不会影响他人。

求助者： 但是别人不一定会这样想啊！

咨询师： 是的，别人怎么样想是人家的事情。就像从一开始我们知道，不是每个人都愿意戴口罩。

求助者: 是啊!

咨询师: 所以，我想说的是，只要你恢复健康，只要医生确认你健康了，本身就不会对别人有影响。但是现在公众想法，好多还存在敏感、多疑，这种行为的改变可能需要一个过程。就好像从不戴口罩到戴口罩有一个过程一样。

求助者: 我觉得别人看我的眼神或者无意识做的动作很刺伤人。

咨询师: 所以我们目前的注意力更应该放在配合治疗上，让自己尽快好起来，变得健康。

求助者: 但是能好得起来吗? 你看我是从 1 月 18 日到现在 3 月 2 号，这么长时间。挺长时间，检查结果也不是很好。

咨询师: 你知道你的检查结果?

求助者: 我知道啊，两次核酸检测都是阳性，肺部 CT 检查结果也不是特别好。

咨询师: 但是听起来你自己的感觉、不舒服不是很明显。

求助者: 你是指身体的感觉，还是指什么?

咨询师: 身体的，咳嗽发热啊这些。

求助者: 开始起病的时候有咳嗽，是在家里，发热、浑身无力、昏昏欲睡，但是后来吃药、打针，好些了，再住进来，每天查体温，也都没有烧。咳嗽也是隔三差五咳嗽两声，不是整天都在咳嗽，就是晚上来两下，喝点药，第二天又没事了。

咨询师: 嗯。

求助者: 所以我都不知道要怎么样做。我平时也很努力，比如运动啊，早上起来跟着手机做八段锦。

咨询师: 嗯。

求助者: 也有捶捶腿、拍拍背，但是这些都没有什么用，也吃了这么多药，好像也没有起到好大的作用，该不好的还是不好（声音降低）。

咨询师: 你的家人呢? 孩子呢? 他们知道你的情况吗?

求助者: 儿子和老公一起隔离了 14 天，儿子核酸两次阴性，CT 查出来没有问题就解除隔离了；老公虽然核酸两次阴性，但肺部 CT 显示“右上肺多发片状淡薄影”，被作为疑似患者还在隔离中。当时我们家没人，孩子没法到我妈那里去，因为我妈在东湖，而我家在武昌，跨区了。就想了很多办法，社区对我非常帮忙。社区书记早上五点多，没有吃饭，亲自把我孩子送过去，交到我妈手上。把孩子防护措施做得很好，我非常感谢！（哽咽）孩子现在是健康的。

咨询师:（沉默），你每天和他（儿子）有联系吗？

求助者: 有，心里还是有点害怕（哭泣）。

咨询师: 害怕？

求助者:（哽咽）因为虽然解除隔离，但是我爸爸妈妈年龄大了，我爸爸还做了两次大手术。担心孩子把病毒传给他们。打电话以后还是比较放心的。

咨询师: 你孩子解除隔离多少天了？

求助者: 一个星期都有了。

咨询师: 他现在需要什么治疗吗？

求助者: 孩子根本没有什么治疗，因为他先在酒店隔离了 14 天，现在解除隔离到我妈家也有 1 个星期了。

咨询师: 好，我知道了。你的孩子在解除隔离时候肯定是经过仔细检查的。今天 3 月 2 号，一周前是 2 月 24 号左右，这个时候全国的好多医师护士都已经来了，有充足的人手给隔离的人员做完整的检查、化验。而且在这个情况下解除隔离肯定是经过仔细慎重考虑的，到目前已经 1 周，你听到孩子这一周有什么不舒服吗？

求助者: 没有。

咨询师: 对。

求助者: 就是担心，害怕可能有问题。

咨询师: 可能这个担心总是存在的，尤其是目前关于这个病毒有好多各种各样的消息。有些东西是我们可能还不了解的，不能确定的。再有未知情况，有这种担心是可以理解的。如果可能，争取定期和你孩子保持联系。只有联系，才能缓解你这个担心！

求助者: 他不愿意我打电话，嫌我烦，嫌我啰嗦，每次我提醒他吃饭前要洗手，上完厕所要洗手，提醒他把消毒工作要做好，各人吃各人的盘子，要分餐吃饭，不能像以前一样。所以我们家孩子觉得我比较啰嗦，烦。我以前不让他看电视，现在也管不住。他光想着看电视，打电话过去，也不想和我说。家人电话给我说，他到了晚上睡觉说想妈妈（哽咽）。

咨询师：嗯，我知道了，可能他还不太适应这种转变。他对这个情况重视度还不那么够。他是和你妈妈在一起，你妈妈对于手消毒、分餐能接受吗？

求助者：她能接受，她就是不太习惯。以前不这样，有时候和她说，她说我们老了，怎么怎么样，她越这样说，我越难受（哭泣）。

咨询师：好的，我知道了，除了你妈妈外，你父亲和他们在一起吗？

求助者：在。

咨询师：你爸爸现在身体怎么样？

求助者：做了两次大手术后，身体不太好，都是我妈在照顾。如果我不生病，就不用把孩子放我妈妈那里，他们也累的（哭泣）。

咨询师：好的，我知道了。你家里的情况，病房的护士、医师有人知道吗？

求助者：没有，我肯定不会和他们说这些，这是家事，怎么能说（哽咽）。

咨询师：你说得对，还有一个选择是你觉得方便的时候可以告诉责任护士或医生，你不需要把这些压力都放在心里。哪怕我们可能没法做得更多，但至少你告诉他们，我相信他们能听。包括像现在，你告诉我，我是能听的。而且我觉得你很不容易，你在这边已经治疗了三周，虽然有些指标不好，但是你已经做得很好了。

求助者：（抽泣）我可能比较激动。

咨询师：好，你稍微平静一下，我只是提出这个可能性。你现在不同意，我不会和他们讲。如果你想法改变，你可以再和我沟通。我会再和你联系，好吗？

求助者：好。

咨询师：因为今天沟通的时间已经不短了，我们要结束这个谈话了，你还有什么想跟我讲的吗？

求助者：我谢谢您！

第二次咨询

求助者:（高兴）唉，您好，我刚才没看手机，准备换床，没有听到您电话。

咨询师: 没事，你昨天晚上睡觉怎么样?

求助者: 还行吧，但是这几天因为那个老婆婆的原因，睡得不太好。

咨询师: 那吃饭呢?

求助者: 吃饭没有问题，早上还和护士说要再给我一个馒头。

咨询师: 哦，就是胃口还可以。

求助者: 胃口一直都还好。

咨询师: 嗯，其它心情方面呢?

求助者: 其它的，你是指我心里高兴不高兴?

咨询师: 对。

求助者: 我听到要换床挺高兴的，这边的老婆婆晚上醒来爱说胡话，挺害怕的，今天晚上终于不用断断续续睡了，可以一觉睡五六个小时，很想马上换过去。另外换到那边去至少有人可以说说话，在这边闷的时候，说话的人都没有。

咨询师: 好的，挺为你开心的。那今天就先到这里。

第三次咨询

咨询师: 这几天怎么样?

求助者: 我吃饭和睡眠都挺好的，也敢刷牙了，前面的担心和顾虑也没有了，这边的阿姨都很注意、很自觉。现在白天和同房间阿姨说说话，做做运动，下午会睡会儿觉，很规律。（电话中的声音响亮，语调轻松）

咨询师: 身体有变好吗?

求助者: 嗯，没有再咳嗽了，体温也是正常的。

咨询师: 那现在老公那边怎么样了?

求助者: 他已经结束隔离回家了，就是担心他在家吸烟会多。

咨询师: 孩子呢?

求助者：也挺好的，现在每天和妈妈儿子电话沟通，感觉还可以。

咨询师：嗯，事情都在慢慢变好，相信你应该也很快会出院，回家和他们团聚。

求助者：嗯，是的。

咨询师：好的，那我们今天就到这里。

求助者：嗯，谢谢你，医生。

干预分析

该患者是住院患者，会诊由主管医生提出。了解到的信息显示，患者出现了回避行为，情绪也不稳定，提出的要求在当时是难以满足的。该会诊的实质是具有心理危机干预性质的心理急救。心理急救的核心行为包括：①接触和投入。目标在于回应求助者发出的接触信息，以非打扰性、富有同情心以及乐于助人的态度主动接触求助者。②安全和舒适。目标是提高求助者的直接而持续的安全感，使其得到精神和情感上的舒适。③稳定（必要时）。目标是安抚和引导情绪崩溃或失控的幸存者。④收集信息。目标是识别求助者的直接需求和忧虑，收集额外信息，制作心理急救干预措施。⑤实际帮助。目标是向说出直接需求和忧虑的求助者提供实际帮助。⑥联系社会援助。目标是帮助求助者与家庭成员、朋友等主要援助人员，以及其他援助资源例如社区援助措施等，建立简要及持续的联系。⑦应对信息。目标是提供关于压力反应以及减轻压力反应信息，提高求助者的适应功能。⑧联合协助性服务设施。目标是帮助求助者与他们当时或者以后所需要的服务设施建立联系。

该患者入院当天另外还有四十多名患者在半天的时间里一同住院。由于受时间、病历格式等限制，除了丈夫的联系电话，住院病历没有提到患者丈夫、儿子及其父亲的任何信息。因此咨询师只能在沟通中逐渐了解患者的家庭支持情况，也了解患者回避行为已经扩展到了刷牙、洗澡、洗头，其原因在于对再次病毒感染的恐惧。该患者还表现出失眠、恶梦，并且有闪回，看起来医护人员对隔壁患者的操作对她而言是一个非常强烈的刺激。情绪低落、不稳定、感到无望。无望感慨来自咽拭子核酸检测迟迟没有转阴，也来自父亲的疾病给自己的影响。患者在实际环境、在精神上都处于一种隔离状态。这个患者的症状是一个急性焦虑的表现，甚至达到惊恐的程度。

有点出乎预料，该患者好转很迅速，没有使用任何精神药物。一个重要因素是床位换了，环境也变了；一个因素是咨询师提供了倾诉倾听的机会，给予了支持、澄清，对敏感等应激反应做了解释等有关；还有一个因素是丈夫解除隔离，回到了家。需要注意的是，咨询师并没有向主管医生提出给患者换床位，只是在会诊记录里面提到了患者的实际精神症状，毕竟这是比较严重的症状，也做好了跟进随访的准备。

丧偶的新冠花甲老人

案例呈现

我今年62岁，与丈夫一起生活。春节期间由于外甥被要求居家隔离，到我们家住。其后我和丈夫都被感染，于2月初同时住院，住同一个房间，诊断都是“新冠肺炎”。我丈夫患有呼吸道疾病多年，最近5年病情加重，每年都会住院2~3次。家庭备有呼吸机、制氧机以及常用药物。丈夫在住院1周后病情加重，转入重症监护室行气管插管呼吸机辅助呼吸，后抢救无效死亡。

干预流程

第一次咨询（丈夫去世次日）

咨询师：你好！我是谭医生，我在医生办公室和你通话。我从你的主管医生处知道了你丈夫去世的情况。你的主管医生很关心你，所以我想要和你说几句话。可以吗？

求助者：可以。

咨询师：你昨天晚上睡觉怎么样？

求助者：睡不着，经常醒来。

咨询师：很多人遇到像你这种情况，前几天都可能睡不好，这是自然的。

你昨天晚上吃饭了吗?

求助者: 吃了。

咨询师: 从昨天到今天喝水了吗?

求助者: 喝了。

咨询师: 从昨天到今天身体有什么不舒服吗?

求助者: 胸口有点闷，不舒服。

咨询师: 还有吗?

求助者: 没有了。

咨询师: 现在有什么担心顾虑吗?

求助者: 我没有什么担心，就是想知道他最后走的时候有没有留下什么话。

咨询师: 我知道你的想法了，我会和你的医生沟通这个问题，我们会和重症监护室的医生联系。

求助者:(降低了声音)我想知道他们给他擦过身体吗?

咨询师:(降低声音)医院对于这种情况有流程要求，我们的医生护士他们会按照相关流程来做的。

求助者: 嗯。

咨询师: 医院对病人去世之后的处置有一套流程和办法，是用文字记录下来的。医师护士会按照这个流程去做。所有工作人员都接受过培训，知道怎么样来做。你另外有什么关心的问题吗?

求助者: 他在那边拍照了吗?如果有，我希望看看。

咨询师: 好，我记住了，如果他在那边拍过照片，你希望能够给你?

求助者: 是的。

咨询师: 我们会和重症监护室的医生沟通，后面会答复你。我记住了，你提的第一个问题是他有没有什么留言，第二个问题是有没有在那边拍过照片，如果有，你希望能够拿到照片。

求助者: 是的。

咨询师:(降低声音)好的，你另外还有什么关心或者想要问的问题吗?

求助者:(停顿片刻，轻轻地说)我最关心的是他走的时候胡子刮了吗?

咨询师:（降低声音）我刚才已经回答你了，护士医师会按照流程来做的。

求助者: 那我希望能够看到照片！

咨询师: 好的，我们会和重症监护室的医生联系，如果有照片，一定会给到你。你另外还有什么关心的问题吗？

求助者: 我没有了。

咨询师: 我再给你说一句话好不好？

求助者: 好！

咨询师: 你现在在这里住院，已经将近3个星期，我们是杭州医疗队，我们的医生和护士都很关心你，都希望你好起来。而且你比刚开始入院的时候已经好一些了，对吧？

求助者: 好多了！

咨询师: 所以我们希望你能够继续坚持，继续努力，配合治疗，你一定会好起来。好不好？

求助者: 好的，谢谢！

咨询师: 不用谢！那我们今天先这样，好吗？

求助者: 好。

咨询师: 任何时候，只要你有疑问或者想要和我通话，都可以告诉主管医生，他们有我的联系方式。

求助者: 好。

咨询师: 好，那我们今天先谈到这里。再见！

第二次咨询（第一次咨询后第3天）

咨询师: 你好！首先我想了解一下从昨天到今天你的情况，你昨天晚上睡眠怎么样？

求助者: 昨天晚上睡了几个小时。

咨询师: 睡了有几个小时，好的，今天身体怎么样？

求助者: 出虚汗。

咨询师: 头昏、咳嗽有吗？

求助者: 头不昏，有嗡嗡声音。

咨询师: 我答应你要问的两个问题，我都问过了，和你女儿也说了。

求助者: 我知道了，她和我说了。

咨询师: 你的主管医生和重症监护室医生沟通过，了解到的情况就是……，你丈夫他没有留下什么特别的话，在重症监护室也没有拍照。

求助者: 没有拍照，最后？

咨询师: 是的，那边也不适合拍照。

求助者:（沉默，叹气）没有拍照就算了（无可奈何）。

咨询师:（停顿）他以前在家里，在住院前有拍过照片吗？

求助者: 他最近没有拍过照片。

咨询师: 以前拍过照片？

求助者: 10 月姑娘把他带到新小区拍过照片。

咨询师: 有一个全家合影？

求助者: 嗯。

咨询师: 2019 年 10 月？

求助者: 嗯！

咨询师: 我了解的情况主要就这些，其他的事情医院是按标准流程做的。医院面对这么多人，有一个规定流程。护士是会按规定的流程做。

求助者: 好的，谢谢谢谢！

咨询师: 不用谢！你另外还有什么想和我说的吗？

求助者: 谭医师。

咨询师: 嗯！

求助者: 我就是突然会吐几口气，又没有哭！就好像在要哭的时候，气会吐出来四五口（当地方言，没有听懂）。

咨询师: 哦，我不太听得懂你这两句话。

求助者: 就是没有哭，突然吐了五口气，现在听懂了吗？

咨询师: 我知道了，你想表达的意思是有家人去世，有些时候要哭出来。

求助者: 嗯，我就是没有哭，气吐了五口！

咨询师: 嗯，我知道了。现在情况特殊，你自己生病了也在医院。家人去世后每个人心情经历的过程不都是一样的。所以我和你想说的是，如果想哭，不要紧，就哭出来。如果不想哭，也不勉强。

求助者: 我就不想哭，哭不出来。

咨询师: 嗯，那也不勉强。

求助者: 哭不出来，就是吐几口气。

咨询师: 对，我知道了，每个人不一样的。女儿现在怎么样?

求助者: 女儿已经怀孕3个月了，我在电话中也不太愿意和她讨论她爸爸的事情，怕她伤心。另外女婿身体也不太好，所以我要赶紧好起来，到时出院后和女儿一起住，照顾他们。

咨询师: 嗯，这个想法好的。你这边配合医院的治疗，好了很快就能出院了。

求助者: 好的，谢谢你。

咨询师: 不用谢，后面有需要可以随时让你们主管医生联系我。

干预分析

根据哀伤辅导原则，每一个人的哀伤都是不同的，每一个人的哀伤也都是相似的。在哀伤初期为患者提供支持，帮助获得情感、行为及身体状态的稳定，表达悲痛，接受现实，提升积极应对能力。支持包括情感支持及具体事务方面的指导和安排。也强调倾听，对于哀伤反应进行解释及正常化，适当支持和鼓励哭泣等情感宣泄方式，尊重通过仪式，按照当事人风俗习惯公开表达哀悼与悲痛，减少哀伤慢性化、复杂化的风险。

哀伤反应的回避、面对、适应三阶段模型经常被用来模拟在亲人去世后一个人逐渐出现的生理、认知、感受及社交行为方面的表现与反应。当然不是每个人都一定会按顺序经历这三个阶段。回避阶段（数小时至数周）生理反应表现为麻木、呼吸急、心跳快、肌肉紧张、口干、失眠等；认知反应表现为否认、思维迟缓、难作决定等；感受反应表现为麻木、不真实、梦样状态等；社交及行为表现为失控、无法正常工作、起居、照顾他人、歇斯底里等。面对阶段（数月至两年）生理反应表现为疲倦、受压迫症状如心口痛、头痛、胃痛、肠胃不适等；认知反应表现为不断追忆与死者有关往事、把死者理想化、注意力容易分散；感受反应表现为易忘、空虚、孤单、忧虑、无助、抑郁、绝望，想到自杀；社交及行为表现为疏远他人、易哭、愤怒（指向医护人员、亲友、自己）等。适应阶段（数月、数年甚至一生）生理反应表现为睡眠饮食恢复正常；认知反应表现为接纳改变、能与死者告别，注意力由内在伤痛转移至外在世界；感受反应表现为重新获得自信、盼望，可享受更多正面感觉；社交及行为表现为重新投入工作和社交圈，建立新关系，计划未来。

医护人员可以支持鼓励当事人用语言表达各种复杂情感；在一定空间陪伴、闲谈、回忆、静默；鼓励当事人向死者进行仪式性告别；协助处理生活琐事如起居饮食、住宿与社会支持网络等方面来进行哀伤辅导。

由于抗疫需要，患者及其女儿不能到重症监护室病房陪同，也不能告别。患者去世后遗体会被直接送到殡仪馆火化。患者本人住院，咽拭子核酸阳性，不能出院，女儿也不能来医院探视。因此不能如平常一样进行仪式化的哀悼。在交谈过程中，患者表现情绪出乎意料的平稳，但也主动表述自己哭不出来、长叹气等，提示我们要考虑到目前过分理性、刻意控制，有哀伤转为慢性的可能。从实际情况出发，患者当前首要是新冠肺炎的治疗，只能逐步鼓励哀伤情绪表达，对于其哀伤反应给予正常化，说明哀伤表现存在个体差异，给予情感支持。鼓励患者和女儿保持密切联系，强化家庭支持，鼓励患者与医生护士建立良好关系，并争取把这种关系延续到出院后。鼓励患者找到一些个人化的方式来表达思念和哀伤，如在特定的日子用习俗性方式对丈夫表达纪念，把注意力投注到女儿的孩子等新的人际关系中。

方舱里的“愤怒小鸟”

案例呈现

患者男性，43岁。因畏寒、发热、胸闷、纳呆2周，易怒1周，在武汉市某方舱医院接受救治。2周前出现畏寒、发热，体温最高39.3摄氏度，3天后自觉呼吸费力，偶感胸闷、气促不适，5天后出现食欲差，没有任何胃口，吃东西“没有味道”。1周前，由居家隔离转到武汉某方舱医院接受救治。在方舱医院表现易怒，容易与其他病友起冲突，甚至扬言要和其他病友一起“闹事”，但是被其他病友劝止。在治疗期间，常对医护人员发脾气。言语中表达出要报复社会、报复传染给自己的人的想法。

病友反映，患者独处的时候会一个人流泪。但询问却不肯暴露具体内容。

干预流程

第一次咨询

咨询师：您好，我是精神科主任医师，也是心理学博士，想和你聊聊可以吗？

求助者：好啊，心理学专家啊。那我们聊聊怎么报复搞事情的人。你告诉我，怎么才能从心理上摧残一个人。

咨询师：你说的这个人是？

求助者：把病传染给我的人。

咨询师：你知道是哪个人把新冠肺炎传染给你了？

求助者：应该是他，我们一起吃了一次饭。后来知道他得了新冠肺炎，现在应该住在重症病房里了。TMD，这个傻X。居然把病传染给我们。我们这桌人最后几乎都被传染了。

咨询师：嗯，你判断你是被他传染的。但是，他是故意的吗？

求助者：我管他是不是故意的呢。

咨询师：哦，你所以想报复他。

求助者：是的，这个傻X。

咨询师：你和他吃饭之后，你有没有再和其他人接触。

求助者：有啊，我后来还和一帮朋友打麻将了。想想都可怕，我还与家人一起啊，也没有做任何防护。你说这个人是不是傻X。（激动）我TMD一定要搞他。

咨询师：我理解你的愤怒。

求助者：换成是你，你会不会搞他。

咨询师：不会。

求助者：你装，接着装。

咨询师：我在想啊，如果我报复他，那么会有很多其他人也会搞我。

求助者：怎么说？

咨询师：因为我也在不知道的情况下，可能把病毒传染给其他人了啊。

求助者：（沉默）

咨询师：因此，按照你的逻辑。我要报复的是1个人，但是会有很多人报复我。

求助者：（沉默）

咨询师：（沉默1分钟）

求助者：但是，我真的是被他害了啊。

咨询师：嗯，我知道。这件事给你带来很多不便，也影响了你身心健康。

求助者：算了，不说了。真倒霉。

咨询师：那你先休息，我明天再过来。我这里有两个简单的心理测试表，希望你有空的时候填一下。

求助者：好吧。明天你还来吗？

咨询师：嗯，我想你会欢迎我的吧。

求助者：哈哈，你真的不要脸。

咨询师：怎么说？

求助者：开玩笑的，不过你说得有点道理。冤冤相报何时了，算了。你今天对我还是有点启发的。表格给我吧，明天再见。放心吧，我会认真做的。

（心理咨询师把焦虑自评量表和抑郁自评量表交给患者，并强调是要反映近1周的情况）

第二次咨询

咨询师：您好，昨天晚上睡得好吗？

求助者: 你来了。

咨询师: 嗯。

求助者: 昨晚睡得还好，谢谢关心哈。

咨询师: 能不能看看你做的量表?

求助者: 哦，我都做好了。给你。

咨询师: 稍微等会啊，我算下分（进行焦虑自评量表和抑郁自评量表的计分；焦虑自评量表得分为 72 分，提示严重焦虑；抑郁自评量表得分为 65 分，提示中度抑郁）。

求助者: 结果怎么样？我是认真如实填写的。

咨询师: 评估结果提示焦虑比较严重，另外还有一些情绪低落。

求助者: 唉，倒霉了。人不舒服，情绪不好。

咨询师: 怎么不舒服?

求助者: 我害怕啊，我真的害怕啊。

咨询师: 嗯，害怕。

求助者: 我担心这个病看不好，还有就是即使看好了，也会有后遗症。我听说很多人最后进重症监护室里，还有很多人去世了。

咨询师: 你现在情况不是还好吗?

求助者: 现在是还好，以后会不会加重呢？治疗以后会不会留下什么后遗症呢?

咨询师: 嗯，我理解你的担心。我现在去帮你找一位医生，给你详细地讲解一下这个病以及它的治疗和预后，好吗?

求助者: 好的，那样真是太感谢了。

（在此期间，方舱医院的医师给患者进行了新冠肺炎相关的健康知识宣教，并回答了患者的一些问题。患者对医师的讲解非常满意，人也放松了很多。）

咨询师: 现在知道这个病死亡率并不高，大多数人都能完全康复，而且你也算是轻症患者，你是不是感觉好些了?

求助者: 太感谢了，这个对我太重要了。你明天还会过来吗?

咨询师: 嗯，明天我再过来。再见!

求助者: 再见!

干预分析

1. 新冠肺炎患者心理反应特点分析

新冠肺炎患者一旦得知自己被确诊为新冠肺炎，其第一心理反应期主要表现为“否认”的特点。患者从第一时间被告知确诊，部分患者可能还保留原来的侥幸心理，通过否定医生的诊断正确性来减轻内心对新冠肺炎的恐惧。部分患者会反复要求进行核酸检测或肺CT检测，以确定自己怀疑的合理性。还有部分患者在怀疑否定期可能还会因为过度惊吓从而出现现实解离症状。感觉到周围的世界突然变得陌生、不熟悉，自己像是在做梦一般。有时，这种现实解离症状还会通过“梦魇”的方式进行表达。一部分患者在经过否定期之后，会步入愤怒发泄期。患者会变得易怒、焦躁，容易对医护人员发脾气，指责他人，抱怨社会，甚至产生社会敌对心理或报复心态。认为他人传染给了自己，自己要报复社会。当反复询问医生，自己内心最终确认罹患新冠肺炎之后，经过一段时间的愤怒、焦躁，部分患者可能进入抑郁情绪为主的阶段。这时患者变得绝望、无助、后悔，开始担心自己是否能够被治愈，担心即便治愈后未来是否会留下后遗症。同时，担心被家人和亲朋好友嫌弃。自卑心理加重，从而觉得自己是他人和社会的包袱。行为表现出幼稚化，对他人情感依赖明显，对躯体状态过分关注。

部分患者会长期处于抑郁无助状态，这时其抑郁情绪则会显著影响其免疫功能，反而进一步加重新冠肺炎的病情，不利于新冠肺炎病情的治疗和康复。随着新冠肺炎病情的加重，患者伴随着呼吸窘迫症状，大脑则处于相对缺氧状态，这时患者又再次变得烦躁、紧张和极度恐惧感。而这种烦躁、紧张和极度恐惧情绪则进一步加剧了机体缺氧。因此，新冠肺炎患者理论上从确诊告知开始就应该介入心理危机干预。

2. 新冠肺炎患者心理危机干预原则

（1）积极与新冠肺炎患者治疗组或行政领导沟通心理危机干预的重要性。

由于心理危机干预知识的不对称、可能存在的对心理学的偏见，以及心理危机干预工作必定会占用的资源，所以并不是所有治疗组或行政领导都理解心理危机干预在新冠肺炎治疗中的重要性。开展新冠肺炎患者心理危机干预，首先应积极与新冠肺炎患者治疗组或行政领导进行合适沟通，从而获得他们的支持。

（2）新冠肺炎患者心理反应的评估应成为新冠肺炎评估内容之一。在新冠肺炎的不同时期，患者可能会出现焦虑、抑郁等情绪，不良情绪会影响新冠肺炎患者的治疗，因此新冠肺炎患者应定期进行心理状态评估。

（3）新冠肺炎患者心理危机干预应成为新冠肺炎治疗内容之一。个体良好的心理健康状态是维持机体正常免疫功能的必要条件，因此心理危机干预应成为新冠肺炎患者治疗的内容之一。

（4）新冠肺炎患者谨慎使用苯二氮䓬类药物。研究表明苯二氮䓬类药物能增加肺炎患者的风险，其潜在机制未完全阐明，因此新冠肺炎患者一般应谨慎使用苯二氮䓬类药物。

（5）新冠肺炎患者健康知识宣教是其心理危机干预的主要内容。大部分新冠肺炎患者的否认、焦虑、愤怒和抑郁都与其对新冠肺炎的知识匮乏有关，因此开展新冠肺炎患者的健康知识教育是该人群心理危机干预的主要内容。

（6）不同人格特征的新冠肺炎患者应采用不同咨询策略。不同人格特征的新冠肺炎患者在心理危机处置的过程中，应采用不同的策略。与依赖性或表演型人格特征的患者进行咨询交流时，应强调其个体存在的优点和优势。同时，应注意表演型人格特征的患者其情绪变化对其他病患的影响。对于性格孤僻，少与人接触和交往的新冠肺炎患者，应采用主动接触的策略。在交谈时，注意观察其细微的面部表情和声调变化，从而察觉其情绪反应。对于强迫型或完美型人格特征的患者，应把重点放在新冠肺炎相关知识的宣教和分享上。该人群更容易接纳理性的知识内容，从而说服自己。对于偏执型人格特征的患者，在交谈时切忌采用灌输式知识宣教和咨询方式，可以从他自身利益角度进行切入，给患者一种事事为其考虑的姿态。

（7）家人心理支持是新冠肺炎患者心理危机干预的重要内容。良好的咨询关系决定了 80% 的干预成败，从这个方面来看，良好的家人心理支持其效能可能远胜过心理危机干预处置者短期的接触。因此，新冠肺炎患者的心理危机干预应特别重视家人提供的心理支持。有可能的条件下，在心理危机干预的处置中可邀请患者家属共同参与。

（8）其他注意事项。心理危机干预的过程中，忌讳简单否认患者感受，忌讳“你运气不好”“这都是命啊”等消极言语，应采用“我们都在一起”“相信医生”“相信科学”“相信国家”等正性表达。

分析该案例的处置，在第一次接触中，患者似乎对心理危机干预有明显的抵触情绪。心理咨询师应理解这是心理危机干预的常态现象。这时，心理咨询师自身不能产生阻抗，或者不能理解成被干预者存在严重的阻抗。否则，容易产生挫败感和自我效能感下降。相反，这时心理咨询师应抓住患者言语和情绪变化中反映的有用信息，进行适时和恰当的破冰。

本案例中，患者表露其意图报复他人的想法。这时心理咨询师抓住了其思维逻辑的“错误”，采用苏格拉底式提问的方式，帮助其识别了该信念的不合理性。最后，患者改变了自身的错误信念。这个过程中，心理咨询师并非刻意去改变其认知的不合理性，而是通过引导思考的方式，帮助患者。这既不会产生“情绪冲突”，也能很好地帮助其理性思考。一次正确的、恰当的苏格拉底式提问，在帮助其解决问题的同时，也初步建立了咨询关系。

第二次接触中，心理咨询师重点给患者进行了新冠肺炎的相关知识宣教。由于新冠肺炎是一种相对未知的传染性疾病，这对于患者而言更是如此。解决无知带来的恐惧，则需要通过相关知识的补充来完成。需要注意的是，心理咨询师并没有自己回答患者的相关问题，而是让更有权威的一线医护人员来解答。这样的操作更符合社会心理学的态度转变理论，信息的权威性越大，越能改变个体的态度。

之后的接触过程，心理咨询师的主要工作如下：①帮助患者重构了心理支持系统。在方舱医院的隔离环境下，指导患者通过视频、语言通话的方式，每天与家人、朋友、亲人沟通。②帮助患者纠正了其认知评价系统中常见的以偏概全和绝对化的思维逻辑错误，提高了患者的认知合理性。③帮助患者纠正不恰当的情绪表达方式，改善其认知。④跟踪随访。完成一个阶段的心理危机干预处置，心理咨询师和患者互相留下了微信号，保持必要的跟踪随访。

监区集体癔症发作

案例呈现

某监狱某监区在2020年2月下旬以来陆续有20名接受犯罪改造的人员出现胸闷、头痛、呼吸困难等症状。该监狱一共有10个监区，此次20名出现症状的人员均发生在同一监区。该监区通风情况良好，监区内人员均无疫情相关流行病学接触史。

现场流行病学调查：发现20名接受犯罪改造的人员出现胸闷、头痛、呼吸困难等相似症状后，监狱马上联系当地疾病预防控制中心。疾病预防控制中心开始进行现场流行病学调查和实验室核酸检测。结果提示，20名出现症状的人员均无暴露于新冠肺炎疫情的流行病学风险,20名出现症状的人员多次核酸检测结果均为阴性。

医学实验室检测和影像学检测：对20名出现症状的人员进行血常规、肺部CT检查，除1名改造人员血常规发现白细胞增高、肺CT提示纹理增多之外，其余人员均未见异常。

医学诊断结论：监狱领导邀请当地疾病预防控制中心和传染病学专家对20名出现症状的人员进行会诊，专家组一致认为除1名患者诊断考虑“上呼吸道感染”外，其他所有人员均无异常体征和实验室证据，可以排除新冠肺炎。专家组一致认为：建议开展新冠疫情相关心理危机干预。

心理危机干预团队达到现场后首先了解了前面专家组的检验、诊断和处理结果，并在监狱领导和监区管教民警的帮助下对20名出现症状的人员进行了一对一的个别访谈，以了解相关人员临床表现的特征，具体如下：① 20名出现相同症状的人员均在同一监区，分布在4个宿舍。②此次人员出现的症状基本相似，主要表现为胸闷、头痛、呼吸困难。其中1名学员曾经有过1次严重的惊恐发作，自觉不能透气、濒死感，后送至监狱内医院观察处置，缓解后回到监区。③访谈中发现其中10余名人员均现场目击了惊恐发作的过程，之后再回到宿舍还与其他室友讨论过

“是不是新冠肺炎的表现”。④ 20 名人员中除被诊断为“上呼吸道感染”者外，其他人员均在目击或听闻惊恐发作事件后出现胸闷、头痛和呼吸困难的症状。⑤所有人员均表达非常害怕，担心自己是不是罹患了新冠肺炎，并表示自己也不能确定新冠肺炎到底应该有哪些症状。⑥对 20 名学员进行焦虑自评量表评定，其标准分均高于 50 分，均存在不同程度的焦虑情绪。

心理危机干预专家组结合现场流行病学调查结果、实验室检查结果和心理健康调查结果，考虑为流行性癔症。

干预流程

心理危机干预专家组在明确流行性癔症后，进行了如下干预工作：

（1）邀请传染病学专家与心理危机干预专家共同组成团体心理危机干预队，对除 1 名上呼吸道感染患者和 1 名惊恐发作患者之外的其他 18 名人员，分三组进行了团体心理辅导。团体心理辅导中由心理危机干预专家主持，按照 CISD（紧急事件晤谈）流程，依次进行事实阶段、体验感受阶段、症状阶段、辅导阶段和恢复阶段的干预。传染病学专家作为此次团体心理晤谈的助手，主要回答新冠肺炎疫情的相关问题。

（2）邀请传染病学专家通过广播的方式，对监狱全体民警和犯罪改造人员讲授新冠肺炎相关知识。

（3）心理危机干预专家组技术骨干会同传染病学专家和疾病预防控制专家，编制了新冠肺炎疫情防控知识读本，主要介绍了此次疫情的相关知识、国家疫情防控的举措、个人防控卫生注意事项、自我心理调适方法等内容。

（4）心理危机干预专家组中精神科主任医师对惊恐发作患者开具了相应的医学处方，并给监狱内医院的医生留下了自己的联系方式，便于进一步指导。

（5）在传染病学专家和疾病预防控制专家的建议下，对 1 名有上呼吸道感染的人员进行了隔离和相应的治疗。

（6）心理危机干预专家组完成相应干预后，给监狱领导留下联系方式，确保保持联络。

通过以上一系列的心理干预，效果良好。1 周后上述 19 名人员的症状基本得到了控制和消除。1 名惊恐发作患者继续接受惊恐障碍的药物和心理治疗。

干预分析

群体性癔症又称“群体性心因性反应”、“癔病流行”、“群体性精神疾病”或“群体社会性疾病”，是一种没有相应的器官结构或功能变化的群体性精神性反应，疾病症状和体征可在集聚的人群中迅速扩散。如一种“危险因素”（如有害气体、有毒食品、疫情等）的出现激发起群体的极度焦虑，并引起对化学毒物或致病微生物的恐惧，从而出现一系列临床症状。这种临床症状查不出器质性疾病，所陈述的症状在医学检查中也得不到证实。这种心因性反应事件，因表现为群体发生、集聚倾向、暴发流行，在弱势人群和青少年中最易出现，已成为严重影响公众健康的公共卫生事件之一。

1. 群体性癔症的临床表现

群体性癔症最大的特点是症状多样性，主观症状与客观体征不符，意识一般不丧失，其精神症状随精神状态和环境的变化而改变。个体常出现癔症性精神障碍（分离症状）和癔症性躯体障碍（转换症状），前者表现为意识朦胧、情感暴发、假性痴呆、木僵、神鬼附体等；后者以躯体障碍为主要表现，如出现痉挛或抽搐发作、肢体疼痛、震颤、瘫痪等运动障碍，感觉缺失或过敏、疼痛、失明、耳聋等感觉症状，以及疲乏、面色苍白、四肢发凉、心率加快、换气过度、厌食、恶心、呕吐、腹痛等。这些表现缺乏相对应的阳性实验室证据，无器质性病变，神经系统检查正常，无病理反射。环境、生物样本的鉴定、检验、检测结果与患者的表现不一致。其病情变化与精神状态有关，有较强的暗示性和“传染性”，良性影响下症状好转，恶性影响下症状加重，经对症或安慰治疗后在较短的时间内恢复正常，预后良好。

2. 群体性癔症事件的流行特征

群体性心因反应发病特点多样，发病快，症状相同或相似，个体间互相影响明显，导致群体连锁反应。如不能及时诊断、处理，波及面将逐渐扩大，特别容易影响儿童和青少年以及处于应激情况下的个体；症状往往发生在特定环境下或某一特定病例之后；流行首发以女性为多，且首发患者在同学中或社区中一般都有一定的威信；个体反复发作率较高，富有戏剧性、表演性、夸张性；症状多样化，发作持续时间和恢复时间都比较短暂，呈阵发性发作，间歇期完全正常。

群体性癔症潜伏期短，群体中一人发病后，通过观察或听到他人形象的描述而迅速扩散。其罹患率很高，新发病例成批出现，不断增加公众的恐惧心理。当病人被互相隔开或移出事发环境后可以得到控制，一般没有死亡病例或后遗症出现。

大规模的中毒样、药物不良反应样群体性癔症的识别与化学、生物等因素引起疾病暴发的早期阶段不容易区分。如果群体性发生的事件怀疑一种化学因素或生物因素为病因时，应比较这种疾病暴发特征与群体性癔症的区别，首先排除群体性癔症的可能。

3. 群体性癔症的现场处置和治疗

（1）隔离患者。最易行的办法是分散进行心理疏导，排除其顾虑，减轻社会压力。一旦确定是属于群体性癔症，应立即将患者转移出现场，并置于不同房间隔离治疗。分散处理，分类管理，避免患者之间互相影响及仿效。

（2）消除紧张性情绪环境。要消除或撤离使患者产生情绪激动的精神因素或环境，同时要注意消除周围环境的不良暗示影响，例如家属对疾病的惊恐焦虑、对患者过分照顾等等。由于这些患者具有很高的暗示性，干预人员的态度、言行以及周围环境对患者都可能起很大的作用。干预人员必须认真负责地先作详细检查，然后结合具体情况解释病情，使患者及其家属对治疗建立信心，并用简短有力、充满信心的话对患者进行鼓励和保证。为了防止复发，应帮助患者分析发病的主、客观原因，指导和协助患者及其家属及时解除有关精神因素，发挥患者主观能动性，避免对精神因素的强烈情感反应。

（3）对症治疗。对患者的躯体症状应采用相应的对症治疗措施，对某些精神反应特别强的个体可适当使用镇静药物。

（4）着重治疗关键患者。关键患者是指那些影响力较大的患者，具有榜样作用。着重治疗关键患者可起到事半功倍的效果。关键患者多为本次群体发病的首发病例，或者是班级、家族和社区中活跃、有组织能力的患者。

（5）现身说法。让痊愈患者向其他患者传授其战胜疾病的经验方法，引导其他患者解除思想包袱，可收到较好的效果。

（6）心理治疗。心理治疗是群体性癔症治疗的主要方法，治疗之前要取得患者的充分信任与合作，还要做好家属在治疗时的配合工作，并要将本病的基本知识教给家长，尽可能减少或避免暗示作用。心理治疗的方法可以有：支持性心理治疗、认知行为治疗、暗示治疗等。

戒毒学员的心灵牵绊

案例呈现

戒毒人员张某，男，23岁，小学文化，湖北武汉人。因吸食新型毒品被强制隔离戒毒两年，入所三个月。

最近一直睡眠特别不好，尤其是近期暴发了新冠肺炎，担心武汉亲人，晚上顶多只能睡两三个小时，白天没精神，感到头昏、烦躁、注意力难以集中等。这种状况已持续两周，主动向心理咨询中心申请心理咨询。

干预流程

咨询师：你好，我姓邓，你可以称呼我邓老师。

求助者：邓老师好。

咨询师：听分管民警说你最近有些让你比较烦恼和困惑的事情，能跟我说说么？

求助者：嗯。最近总是失眠，睡眠状况不是很好。

咨询师：能具体描述一下吗？

求助者：晚上顶多只能睡两三个小时，白天没精神，感到头昏、烦燥、注意力难以集中。

咨询师：能告诉我你睡不着的原因是什么吗？

求助者：总是想睡着，越是想睡着就越睡不着。别人睡得很香，我只要想起家里亲人，想到因新冠肺炎死亡那么多人，就非常担心。

咨询师： 持续多久了呢？

求助者： 两个礼拜左右。

咨询师： 白天生产劳动能够坚持吗？

求助者： 比较容易分神，精力难以集中。

咨询师： 噢。好的，情况基本了解，谢谢你的配合。

咨询师： 你觉得感染肺炎的概率很高吗？

求助者： 这个我不是很清楚。

咨询师： 据我了解武汉是千万人口的城市，目前感染的人数虽然有几万，但是实际上跟总数比较，所占比例还是非常低的，你觉得呢？

求助者： 也许是吧。

咨询师： 分管民警说，你入所三个月，父母没有来看你，你担心父母不管你，是吗？

求助者： 是的。

咨询师： 就是因为进入戒毒所后没有来看你，你就觉得他们不爱你，对吗？

求助者： 是的。

咨询师： 那你想想你有没有对不住父母的地方。

求助者：（沉默）有的，我觉得我对不住父母，我长这么大，从 18 岁上就出来闯荡社会，到现在没有往家里交过一分钱，倒是经常在外面闯了祸，这儿一万，那儿五千的，都是家里给出的。

咨询师： 那你父母在你闯祸的时候，都是一直在为你承担责任，你觉得这是不是爱呢？

求助者：（沉默）

咨询师： 你还有什么担心的事情吗？

求助者： 觉得戒毒之后，女朋友会离开自己。想起来这件事就特别烦，晚上经常会不由自主的想到女朋友跟别人跑了，哎！

咨询师： 你跟女朋友关系好吗？

求助者: 刚刚开始挺好的，吸毒之后，关系有点僵，经常为了小事情吵架。

咨询师: 你有没有伤害过她？我的意思是劈腿。

求助者:（沉默）有一个吧。

咨询师: 什么意思，能具体一点吗？

求助者: 就是在进来之前，还谈了一个女朋友。

咨询师: 那既然你都没有那么在乎她，为什么要希望她能够非常在乎你呢？你觉得呢？

求助者:（沉默）

咨询师: 心理学有个黄金交往法则，你想知道吗？

求助者: 嗯？

咨询师: 这句话就是："像你希望别人那样对你一样去对待别人"。

求助者: 似乎明白点什么了。我想她一心一意地对我，首先我要做到一心一意地对她。谢谢老师！

咨询师: 不客气。你回去好好想想，自己该做些什么改变。下次来了，我们再一起探讨。

求助者: 好的。

咨询师: 你的不合理信念有很多，例如觉得父母不爱你，不管你；还有觉得女朋友会离开自己。给你布置一个简单的家庭作业，好不好？

求助者: 嗯，好。

咨询师: 你回去之后可以反复地想自己不合理信念，自己同自己辩论，从而逐步建立合理信念。同时写出对自我的评价，发现自己的积极评价，否定消极评价，并把所反思的结果记下来。下次来的时候交给我，我们一起讨论。

求助者: 好的，老师。

干预分析

通过良好咨访关系的建立，求助者很认同咨询师的分析，并表示了强烈的求治愿望。咨询师通过谈话使之认识到，发生改变的决定性因素在他自己，咨询师不能为他解决问题，但可以帮他认识到问题的根源，找到解决问题的途径和方法。

针对求助者的具体情况，双方商定把咨询过程定为三个阶段。第一个阶段：初步缓解失眠的状态；第二个阶段：分析形成初始失眠的原因，解决失眠背后的深层心理问题；第三个阶段：巩固阶段，通过自我思辨巩固前两个阶段所掌握的知识，并把它运用到现实生活的其他方面。针对此个案，决定采取合理情绪疗法。通过理性分析改变造成情绪困扰的不合理观念，并建立起合理的观念，帮助求助者克服自身的情绪问题，改变错误认知。

在咨询师的帮助下，求助者回顾了近半个月里自己心理状况的变化过程，对自己有了一个更清楚的认识；明白了自己失眠的原因，意外不是一定就会发生的，意外是概率性事件，不一定会发生在与自己相关的人身上；认识到自己在处理与父母、对象关系时的错误；并表示以后在生活中与人交往时也要多从别人的角度去想一想。咨询师在充分肯定他的进步的同时，和他一起分析了今后可能出现的一些问题和应注意的地方。双方愉快地结束了咨询。

该案例主要使用了合理情绪疗法，通过引导求助者逐步认识自己的不合理信念，并在进行自我思辨的过程中用合理的信念来代替，在新冠肺炎肆虐时期，能够理性地看待当前的问题，最终帮助其摆脱了抑郁、焦虑情绪和失眠的痛苦。求助者的焦虑、紧张、抑郁等不适情绪明显好转、自罪自责消失，饮食睡眠情况正常。同时，求助者的社会功能状态有良性发展，人际关系恢复正常，端正戒治态度。民警反映求助者与他犯的沟通交流明显增多，学习、劳动、日常生活规范能达到监区要求。与求助者共同生活戒治的戒毒人员也反映自从求助者进行心理矫治以来，性格开朗了很多，在一起交流也融洽了许多；遇到事情时，求助者能做到“三思而后行”，脾气改变了不少，不像以前那样会大发脾气、消极戒治，已达心理矫治的预期目的。

战疫民警的团体心理辅导

案例呈现

由于新冠疫情的防疫需要，根据上级要求，自1月28日起，某女子强制隔离戒毒所开始实行封闭式执勤模式。封闭执勤区民警面临工作强度高、工作压力大、远离家人、生活条件简陋等困难。封闭执勤一段时间后，疲倦、焦虑、紧张、睡眠障碍等问题开始影响民警身心健康。为帮助民警调节情绪、缓解压力，维护好自身心理健康，戒毒所组织民警开始一系列团体心理辅导，本案例为其中一次团体心理辅导。

干预流程

步骤一：咨询师自我介绍、团体心理辅导介绍。

心理咨询师进行简单的自我介绍，并说明此次团体心理辅导的目的、主要过程和注意事项。

步骤二：渐进式肌肉放松训练与指导性音乐想象团体活动。

操作方法：15分钟渐进式肌肉放松训练，然后10分钟的指导性音乐想象。

渐进式肌肉放松台本：请你调整一下姿势，尽量让自己感到放松和舒适。然后闭上眼睛，开始深呼吸。想象一下，当吸气的时候，把你身上的疲劳、紧张以及头脑中一切不愉快的念头和烦恼统统聚集起来，而当呼气的时候，把这些疲劳、紧张和不愉快的念头统统呼出去。（这时候仔细观察来访者的呼吸，当对方吸气的时候就说："聚集起来……"，当对方呼气的时候就说："呼出去……"，就这样呼吸3~5次）随着你的呼吸，你的身体变得越来越放松了……

请把全部注意力都集中到你的双脚，双脚放松了……放松了……越来越放松了……（停顿10秒钟）放松的感觉让你的双脚开始微微发热了……发热了……发热了……（停顿10秒钟）仔细地体会双脚放松和发热的感觉。（停顿15秒钟。同样的语句，依次小腿、大腿、臀部、腹部、背部、双手、手臂、肩部、脖子、头部）请把注意力集中到你的全身，全身都放松了……都放松了……更加放松了……（停顿10秒钟）仔细体会全身放松和发热的感觉……

指导性音乐想象台本（大海）：当音乐响起的时候，请开始想象一下，你来到了大海边……你的面前是一望无际的蓝色海洋……你可以看到海浪不断地冲刷着海岸……放眼望去，远处蓝天白云……海鸥在自由地飞翔……一艘艘海轮正在起锚远航……深深地呼吸一下海边潮湿而清新的空气……敞开你的胸怀，仔细地体验海风吹在皮肤上的感觉……再仔细地体验一下，你的脚踩在柔软的沙滩上的感觉……把你的脚放到海水里仔细地感觉一下清凉的海水冲刷着你的脚面的感觉……此刻你的心情无比开阔……用你全部的身心去体验这大自然的气息……阵阵海风带走了你身体上所有的疲劳和紧张……也带走了你心中所有的烦恼……让自己全身心地投入这大自然的怀抱，感受着大自然的力量……想象一下，此刻你登上了一艘巨大的海轮……海轮乘风破浪，向前航行，带着你奔向远方，奔向你所向往的地方，奔向你人生的理想……你站在船头上的甲板上，你要迎接人生所有的挑战……让你的想象力自由地发挥，去体验这最美好的景色，体验生命中最美妙的时刻……（音乐结束）音乐已经结束了，再仔细地体验一下你面对大海的感觉……带着 这种感觉慢慢地回到现实中来……感觉一下身下的床或者椅子，呼吸一下新鲜空气……活动一下双手……活动一下双脚，好，清醒了，不要着急，等你舒服的时候再慢慢地睁开眼睛。

步骤三：OH 卡牌游戏获得

1. 单张 OH 图像卡探索

操作方法：①取出 OH 图像卡，充分洗牌，将图像卡面朝下放在桌上。②抽出一张图像卡，正面朝上放在桌面上。③每名团体成员任意旋转图像卡，仔细观看抽出的这张图像卡，觉察自己看到图像卡时第一个出现的念头。④每名成员轮流分享自己看到图像卡的一个念头，“从这张牌上，我看到……”

2. 选牌自我介绍

操作方法：①取出 OH 图像卡，将 88 张图像卡正面朝上铺开在桌面上，每个人逐一观察不同图像卡，选出一张能够代表自己的图像卡。这张图像卡可能是自己最近的状态、职业、社会角色、当下的心态或是对自我的期待。②每名团体成员轮流拿着自己的图像卡向团体成员做自我介绍。自我介绍的内容包括下述几句话：大家好，我的名字是 XXX；我选的这张牌是……；我选这张牌的原因是……。

3. 故事接龙

操作方法：①洗好 OH 图像卡牌，牌面朝下放成一叠。②由一名团体成员，翻开第一张卡牌，依照牌面说一至三句话开始一个故事。③依次由下一位团体成员翻开一张牌，接续前一位说的内容，讲出对于翻出卡牌的描述。讲完后，将卡牌放在前一位参与者卡牌的右边。④接下来的团体成员，根据同样的方式进行故事接龙，直到每名团体成员讲完 3 张卡牌为止。⑤讲述最后一张卡牌的人要为这个故事做一个结尾。⑥故事接龙结束后，团体成员回顾刚才的故事进行分享。

步骤四：咨询师对本次团体辅导进行小结，团体成员分享感受和收获。

干预分析

由于本案例中带领者的咨询师与团体成员都是同一个所朝夕相处的民警，彼此之间较为熟悉、人际交往密切，且辅导的目的是为了缓解压力、释放负性情绪，因而在辅导过程中以体验积极情绪、促进自我觉察为主，不做过多、过深自我暴露和人际学习。

在第一个活动环节，用渐进式肌肉放松训练和指导性音乐想象取代常用的破冰游戏。常用的破冰游戏通常用于增加人际互动、促进团体成员熟悉从而促进团体形成，而本案例中的团体成员彼此已经非常熟悉，且已经较长一段时间处于高浓度的人际交往环境中，因此常用的破冰游戏对本案例而言并不是好的选择；而肌肉渐进式放松可以引导人进入“意识转换状态”，让其压抑的负性情绪和积累的压力体验浮现，为进一步的宣泄和自我觉察做准备，指导性音乐想象则可以激发人的想象力和创造力，引导其感受积极的情绪体验。本案例中的团体成员较长时间离开家人，在封闭的工作环境中重复高强度单调的管理工作，想象力和创造力受到压抑、较少体验到积极情绪，因此肌肉渐进式放松和指导性音乐想象非常适合这个团体。无论在辅导过程中，还是辅导结束后的反馈中，团体成员都表示很喜欢这一环节的活动。

在第二个活动环节，OH 卡牌游戏是以 OH 潜意识投射卡牌为媒介，让团体成员通过观察、表达、倾听他人表达，来实现自我觉察和与日常环境不太一样的积极人际互动。我们在开展心理咨询尤其是团体心理咨询时应该充分重视心理咨询当代发展趋势的三个倾向——“普适化、游戏化、可视化”，即心理咨询更多地关注普通人而非心理疾病患者的需求，更多地以游戏化形式进行、可视化的方式呈现。对于在压力情境中的民警而言，他们希望自己的感受、情绪被看到被尊重，但不希望因此而被贴上“心理健康状态不佳”的标签。因此“普适化、游戏化、可视化”的心理辅导更能贴合他们的实际需求。OH 潜意识投射卡作为一种心理工作的工具已经有近半个世纪的发展，在多领域成功，可以高效地促进参与者增加自我赏知、实现有效表达、促进人际沟通、刺激创造力和想象力。在本案例中，在第一个游戏单张 OH 图像卡探索中，咨询师鼓励团体成员仔细观察和独立表达，让团体成员在观察和表达中感受到自己的独特性和与他人的共同点。在第二个游戏二选牌自我介绍中，咨询师让每一个团体成员通过选择卡牌、将卡牌与自身的感受相联系、自由充分的表达，让团体成员体验自己的感受和需求被充分尊重，增加控制感。在新冠肺炎这样的疫情下，个人常常感受到自身的渺小和无力感。在戒毒所这样高度组织化、纪律化的工作环境中，基层工作者也时常容易感到无法控制，个体控制感的削弱会增加对压力、疲劳、消极情绪的易感性。帮助个体通过一些体验增加控制感，可以让其更好应对压力、疲劳和消极情绪。在第三个游戏故事接龙中，通过故事接龙成功实现个体在团体中融合对他人表达的传递和自我表达的需求，帮助团体成员体验良好的人际互动模式和积极情绪。在本团体辅导中，团体成员觉察和表达了自身的疲劳、紧张、迷茫、孤独感，而良好的觉察和真实的表达是一切疗愈的开始。

关爱帮扶解社区患者之忧

案例呈现

我今年 48 岁。诊断精神分裂症近 20 年，最后一次住院是 10 年前。能够坚持服药维持治疗，病情稳定，独居在杭州市某某区某街道自己家中，平时到街道办的仁爱家园工疗站（日间康复机构）进行康复，和工作人员及病友相处融洽，能够参与工疗站的“三疗一教育”活动，有时还利用周末参加街道的志愿者服务。

春节前工疗站安排了简短的放假，我觉得时间不长，刚好可以准备过年的时候看看父母，家人团圆一下，还有就是趁春节景区人少，可以到西湖及周边景点逛逛，安排得也还充实。新冠肺炎疫情发生、武汉封城的消息传来后，我本以为离自己远着呢，没多想。但是接下来小区封闭式管理，计划好的家人团聚和外出游玩全部不能实现，每天自己在家无所事事。虽然工疗站工作人员和社区卫生服务中心的责任医生会经常打电话来询问我的情况，但是工疗站放假的时间延长了，为了配合管控，自己也很少出门。

开始这样的生活方式还能适应，努力坚持原来的生活节奏。但是慢慢地有时候晚上会睡不着，早上爬不起来，后来想想反正也没事可做，干脆就在床上刷手机不起来，一日三餐也没有规律了，随之而来的就是不按时服药，因为会担心没吃饭服药自己身体受不了。有一天自己一边吃饭一边刷手机看疫情的消息，了解到这个病毒很狡猾，门把手上都检测出来了，还有就是可以通过粪口传播，突然觉得自己也很不安全。杭州已经有 100 多确诊病例了，会不会自己之前到外面买菜的时候遇到过呢？自己的饭菜吃着也怪怪的，是不是有人通过特殊办法在饭菜里做了手脚，让自己生病呢？自己家的门把手会不会有人故意抹上有病毒的口水？这些想法让我很害怕，更睡不好，惶惶不可终日。

三天后，责任医师打电话来询问我目前药物服用情况及还有没有药物储备，我把自己的担心告诉了责任医师，他觉得我病情不太稳定，建议精神科医师专业指导。

干预流程

责任医生与求助者电话沟通后，第一时间对求助者进行安抚，告知会上门进行随访；同时联系了社区关爱帮扶小组成员，在做好个人防护的基础上，按照约定的时间进行联合上门随访。敲门后，求助者开了门。

以下责任医生简称 Z，社区帮扶人员简称 S，求助者简称 J。

S：J，你好。我和 Z 医生来看你。

Z：J，你好。还认得我吧。我们之前电话里约过的，今天来看看你。

J：有什么好看的，你们离我远一点，就在门口那里吧。我怎么确定你们没问题。

S：我们进小区的时候，门卫那里检查过了，我们有杭州健康码的绿码，体温也是正常的。我们也带了测体温的工具，给你也测个体温吧。（配合测体温，正常）

Z：你放心，现在不管是疑似还是确诊的新冠肺炎患者，还有一些密切接触者都在接受医学隔离观察和治疗，是进不了小区的。而且之前我们也是认识的，你应该记得我们吧。

J：记得，您是Z医生。但是现在是特殊时期，一切还是小心点好。你没听说吗？楼上的确诊，楼下的过段时间也确诊了，没准真的有的生这个肺炎的人，心理不平衡，要到处害人呢。

Z：那你现在觉得你家安全吗？

J：不安全啊，现在哪里都不安全，没准空气里都是病毒。还有就是我自己做的饭菜，味道都不一样了，我昨天都没敢吃，觉得有人动了手脚，就想让我生病。

Z：你觉得是什么人这样做呢？你的饭菜不对你是怎么感觉到的？

J：应该是之前要害我的那些人又在使坏了。饭菜不对是因为昨天我吃的时候觉得有股消毒水的味道，那个吃下去人会死的。

S：也就是说你昨天没吃东西？

J：饭菜扔了，吃了点之前买的包装好的饼干。那个饼干是我自己拆包装后立即吃下去的，他们应该还没来得及做手脚。

Z：那你睡觉怎么样？睡得着吗？

J：其实我没吃药，没吃药睡觉肯定不好，不过也没关系，反正现在也不出门，白天困了再睡呗。

Z：为什么不吃药呢？我记得之前你自己会按时吃药的，还说过自己知道不吃药会发病，要去住第七人民医院的。

J：我很多年没住院了，应该还好的，也就这段时间不吃药，等没人在我饭菜里动手脚后我会吃药的。你想一想，饭没吃，光吃药是不行的。我记得之前住院的时候，医生反复和我强调要按时吃饭，这样吃药后才不至于不舒服。

Z：你不吃药是因为没吃饭，怕不吃饭后吃药身体不舒服是吗？

J：是的。

Z：那你家里还有药吗？能给我看看吗？

（患者拿了两种药给责任医生看，药物还可以维持一周左右）

Z：你看这样啊，我们带你到专科医院去看看可以吗？

J：我不去，现在出门不安全。

Z：那这两种药你先吃起来，早晚各一次，按照之前医生的建议吃，饭的问题我们帮你想办法可以吗？

J：你们有什么办法？

S：这样，我们现在上班有工作餐，是统一配送的。我们社区的所有工作人员，还有你们小区门口的执勤人员都是吃这个饭的。每天上午十一点半、下午五点，他们会送过来，你到时候戴好口罩到小区门口，自己选一份吃，这样就没人能够在你的饭菜里做手脚了。

J：你确定你们都是吃这个配送的饭吗？

S：是的。

J：那有没有可能他们知道我吃这个饭后，他们在所有的饭菜里都下毒？

Z：你之前说是那些要害你的人在饭菜里做手脚，这些人我们不认识，没必要害我们，而且饭菜到时候你自己选一份，在那之前没人知道您要选哪一份，所以是没办法下毒的，放心好了。

J：我不想出门，要不你们拿两份送过来，我选一份。

S：好的，那最近我来给你送，你记得吃完饭要吃药。

J：我会的。

Z：最近这几天有没有觉得很想发脾气，或者把家里的东西摔坏以发泄自己情绪的情况？

J：没有，这我还是控制得住的。

……

干预分析

对求助者进行的随访干预过程主要包括以下环节：

（1）随访评估、专业指导。随访中首先解释了目前防控的要求，对患者进行了体温测量，之后按照社区随访规范对患者进行了病情和危险度评估，整个随访过程尽量与患者保持了约 1.5 米的距离。通过沟通了解到患者服药不规律，存在失眠的症状，有猜疑表现，存在焦虑情绪，危险度为 0 级。在与患者充分沟通后，建议转诊精神科就诊。但是患者明确表示最近疫情还没有很好控制，自己想尽量不出门，去医院就诊要接触很多人，自己也有点担心。综合考虑目前确实是疫情防控的特殊时期，安排社区每天两次给患者送饭，同时督促患者服药。责任医生则隔天就和患者电话沟通一次，做好病情评估。

（2）持续跟进、了解动态。在初次面访后，关爱帮扶小组成员一直持续跟进患者的情况，尤其是服药后病情的变化。由于患者不想出门，人也比较紧张，在患者药物快服完的时候，社区干部还拿了患者医保卡到当地的精神专科医院代配药一次，以保证患者的维持用药。大约一周左右患者的睡眠有明显改善，人也没有之前那么紧张害怕了。

（3）生活支持、个案指导。由于是独居患者，在疫情防控期间病情又有波动，社区在生活上给予了很多的支持，除了之前的送餐外，还给他送了一些生活必需品和疫情防控所需的口罩，让他的生活能够得到保障。关爱帮扶小组依据《严重精神障碍管理治疗工作规范（2018 版）》中个案管理服务计划，和患者共同制定了近期的个体服务计划，主要围绕规律作息和服药管理开展，明确各方责任，定期检查进度，患者配合得不错。

（4）双向转诊、绿色通道。一天，患者的邻居突然报警，说听到隔壁有很大的动静，吵得他们不能休息。公安接警后立即与社区联动，上门处置，了解到是患者在家中拿木棍敲打脸盆，同时又有自语自笑的行为。看到警察上门后患者能够安静下来，社区联系了患者的父母，但是两位老人年事已高，不能赶来协助处置。社区在取得患者父母的书面委托后，由社区干部及公安警联合将患者送到了当地精神专科医院急诊。医院为社区、公安联合送诊的有肇事肇祸倾向的患者开通了绿色通道，急诊询问新冠肺炎的流行病学史、完善相关检查、进行精神症状评估后收治入院。责任医师将做好后续的随访，在患者病情稳定出院后及时进行社区随访。

该患者为杭州市的在管患者，之前病情稳定，按照国家卫生健康委员会下发的《严重精神障碍管理治疗工作规范（2018版）》，社区“精防”人员每三个月随访一次。杭州市精神卫生工作协调小组办公室在2020年春节前后分别下发了关于加强春节期间社区严重精神障碍患者综合管理工作的通知和关于加强新冠肺炎疫情期间居家严重精神障碍患者综合管理的通知，要求特殊时期加强社区随访工作，关注在管患者维持用药是否受疫情影响，加强相关健康教育工作及心理支持服务，也正是这样的工作部署，患者及早得到了干预。

在疫情防控期间，杭州市医疗保障管理服务中心下发了相关通知：允许在疫情防控期间，有用药需求的居家养老、老弱病残以及行动不便等特殊情况的本市参保人员可委托亲属或社区工作人员凭相关证明代配所需药品，这也就保障了本案例中的患者能够在不出门的情况下配到精神科药物。

该患者病情一直比较稳定，也能积极参与社区康复活动，但是在新冠肺炎疫情防控背景下，生活节奏完全被打乱，相比其他人群更容易受到影响。因此在社区综合管理中应加强随访，及时疏导患者的恐慌、焦虑等不良情绪，引导患者利用心理援助热线、网上咨询等手段和工具获得及时的心理支持和安抚。在初步处置显效的情况下，也不能松懈。本例患者就是在初期好转的情况下病情突然恶化，这时部门联动处置就显得极为重要，将肇事肇祸倾向控制在萌芽状态。处置过程中，社区—医院—社区的双向转诊机制也为患者的全程管理提供了保障。

封城之后的艾滋病患者

案例呈现

我今年29岁，是A市在管的艾滋病患者。过年期间回武汉老家过节，正值新冠肺炎疫情暴发，老家的路被封了。但是，我的抗艾滋病药物只能维系7天。治疗艾滋病的药物不像水果粮食，可以在市面上买到，也不是随便一个医院都可以取药，按属地管理原则，只能在户籍所在地或长期居住地的医院取药。但是，封村期间，我没有办法出去，快递也不能寄到，封村虽然给一般人带来安全感，却给我们这些面临断药的人带来了巨大的恐惧。在不知情的家人面前，我还需要掩饰住内心的慌乱。大年三十那天，收到封村的消息之后，我就只能每天打电话求助管辖地疾控中心的值班电话。而疾控中心的答复几乎是一致的：跨省协调药物加上封城，是极其困难的。无力感、绝望感、卑微、脆弱、边缘群体、被遗忘的人等等标签，在此时，都一一浮现。偶然一次机会，我在朋友圈看到全国的心理援助热线，就拨通了心理援助电话。

干预流程

咨询师：你好，我是黄医生，请问你有什么事情需要帮助?

求助者：黄医生你好，我的情况有些特殊，我也有点难以开口，我可以向你诉说吗?

咨询师：如果你愿意并且相信我的话，可以向我说说你的情况。

求助者：我是一名艾滋病患者，长期住在这里，假期回武汉老家，但是现在封城了，我回不来了，最要命的是现在我的药快没了。

咨询师：这样啊，这真的是件棘手的事情。你的药还能坚持几天呢?

求助者：7 天。

咨询师：时间还是蛮紧的，你向有关部门或者家人朋友寻求帮助了吗?

求助者：我打了疾控中心的电话，每天都要打好多次，但是得到的答复都是一样的，跨省调配药物很难，物流也停了，但是他们承诺尽快帮我协调。我现在很害怕。

咨询师：你的心情我非常能理解，在这种特殊情况下，既要面对疫情带来的恐慌，也要面对断药带来的焦虑，我相信和你有类似情况的，不止你一个人。有恐惧、焦虑的情绪都是正常的，但是你要用积极的方式来应对这件事情，你向有关部门寻求帮助，这非常好。

求助者：但是我不知道能不能帮我解决，每天都好焦虑、好担心。

咨询师：你已经提出帮助了，有关部门一定会想办法解决的，况且他们也承诺你尽快协调了，在特殊时期你更要相信有关部门和政府。另外你可以适当转移一下自己的注意力，不要无时无刻都在想这件事情，不然你的焦虑感和恐惧感只会增加。你最近饮食睡眠怎么样？

求助者：饮食还凑合吧，在家也感觉不到饿，但是晚上不怎么能睡着，我会控制不住自己去想这件事情，我也没有告诉我的爸妈，他们还不知道。

咨询师：你可以找你的病友或者好友说说话，也可以向他们了解一下，有没有什么好的方法可以解决。当然也可以在家多帮爸妈做些事情，多和他们说说话，聊聊天。你不是一个人，你的家人、亲朋好友都会帮助你。当然你还可以做一些放松训练，比如深呼吸，或者肌肉放松，听听舒缓的音乐，这些都是比较容易做的放松的好方法，也会对你的睡眠有所帮助。

求助者：好的，我大概有所了解了。我会按照你说的尝试一下。我也知道只能交给政府，我也没有办法控制这个事情。

咨询师：是的，当然你能做的其实不止这些，还可以有很多方式方法让自己充实起来。但是调整好自己的心态和情绪，是要放在首位的。

求助者：我知道了，谢谢你医生。

咨询师：不客气，如果你有任何需要，都欢迎你拨打热线。

求助者：谢谢。

干预分析

艾滋病患者群体是一群特殊的群体，尽管现在的医疗水平可以让艾滋病患者表面看起来和正常人一样，但是他们的心理状态是十分复杂的，经常会伴有自卑、恐惧、焦虑、抑郁、无助等等，还有极重的病耻感。这位患者的病情未告知父母，独自承担马上停药的恐慌等不良情绪，各方面的信息确认、协调等工作要在巨大压力下偷偷完成，这对他的心理会造成一定创伤。这个案例侧面说明了艾滋病患者还是弱势群体，患者本身和周围的人对该病都不够重视，尤其是患者心理健康问题。疫情期间，艾滋病患者的心理遭受着多重打击，在面对这部分来访者的时候，心理工作者需要积极引导这部分人群培养正性的应对措施，可以从以下几点方面入手：①保持良好情绪。不管是疫情还是断药，都会给艾滋病患者带来巨大的恐惧和焦虑，这是正常的，但是长期沉浸在这种不良情绪中，对来访者本身有百害而无一利。我们要引导患者保持乐观的情绪，积极向有关部门寻求帮助，要相信政府、相信有关部门，一定会帮助解决实际问题。②适当转移注意力。心理工作者应该适当引导来访者在日常生活中尽量保持自己的自立能力，比如帮家里做一些家务，还可以从中体会到自身的价值，分散自己的注意力。③获得同伴支持。可以与其他艾滋病患者进行交流，诉说自己内心真实感受，了解更多有效信息。可以和亲友适当诉说，要让来访者知道，他并不孤独，在社会上有许多人，包括亲朋好友都在关心和帮助他们。④进行放松训练。引导来访者多做深呼吸、肌肉放松、冥想等放松训练，调节不良情绪，寻求内心安稳。除了在疫情防控期间，在平时的工作中，相关工作者要通过健康教育的措施，减少甚至消除患者本身和周围人偏见、歧视，减少病耻感；同时也要通过心理危机干预、心理支持和疏导、个体及团体心理治疗，使患者能有效处理由于疾病而产生的诸如焦虑、抑郁、报复等不良情绪。

居家患者的父女冲突

案例呈现

我女儿被诊断精神分裂症20余年，长期住院。新冠肺炎疫情期间，因过农历年接回家，目前能坚持服用抗精神病药物，病情基本稳定。但是居家照料时，常与我闹矛盾。今天陪她来精神病医院专科门诊咨询。

干预流程

求助者父亲：女儿经常会无故发脾气，医生能不能给她加点药？

医生：女儿经常发脾气。您具体讲讲看，她怎么发脾气的。能不能讲个具体的例子？

求助者父亲：我对女儿很好的，二十几年来，都是我一个人照顾她，她妈妈是不管的。

医生：嗯，您真的很不错。

求助者父亲：尽管她一直在吃药，医生说症状控制得也还好的。但是，我总是觉得她还是有点不对。

医生：您说的是发脾气。

求助者父亲：是的，比如说昨天晚上，我给她倒水让她吃药。她突然对我说："干嘛把杯子重重地放在桌子上啊？"接着就对我发脾气了。我总是觉得还是没好。

医生：您昨天晚上发脾气了？

求助者：嗯……

医生：什么事情让你生气啊？

求助者：我爸爸他给我倒水的时候发脾气的。

医生：给您倒水不好吗？

求助者：倒水就倒水，干嘛把杯子重重地放在桌子上啊。

医生：杯子放得重一些，是什么意思呢？

求助者：他是在嫌弃我，给我个信号。

医生：什么信号？为什么要嫌弃？

求助者：我都生了20年的病了，都是他养我，我也不能孝顺他，他肯定会嫌弃我的了。

医生：那杯子放在桌上给的是什么信号？

求助者：放得很重，意思是提醒我注意了。

医生：注意什么？

求助者：告诉我，要自知自明了，别不知好歹，我知道自己不是他亲生女儿。

医生：不是他亲生女儿？

求助者：是的，我老早就知道了。

医生：那他为什么养你这么多年？

求助者：想让我给他养老。

医生：你能具体告诉我，你怎么知道自己不是亲生的吗？

求助者：我感觉到的，我不是他亲生女儿，所以他这样对我。

医生：怎么感觉到的？

求助者：您看他那张嘴脸，笑都是假的。

医生：他的笑有什么问题吗？

求助者：他的意思很明显，我对你好，你要对我好。

医生：你问过他吗？

求助者：没有问过，这有什么好问的。

医生：有没有怀疑过自己的想法是否不对？

求助者：这还用怀疑？

医生：心情所以不好？

求助者：是的。

医生：我们现在有一种叫康复训练方法，可以让你心情好一点，也可以缓和你和周围人的关系。你愿意尝试吗？

求助者：好的啊。

医生：非常高兴听到你这么说，你愿意提高自己，这是非常积极的一面。我相信我们一起努力，一定会收获很大。

……

医生：第一个阶段治疗下来，你觉得有收获吗？

求助者：嗯，原来我之前觉得所有人脸上的表情都一样的，都很呆板。现在开始能感受到他们的喜怒哀乐了。这个对我来说真的很重要。我知道他们有时也会很喜欢我。当然，他们有时也有生气的时候。但是，我不知道为什么对我生气。

医生：不知道生气的原因？

求助者：是的，我只能猜。有时就会认为他们对我不好，或者是我自己不好。

医生：好的，谢谢你坦诚。那，我们接着开始第二阶段的治疗。

求助者：谢谢医生。

……

医生：怎么样？第二阶段治疗后有收获吗？

求助者：嗯，最大的收获是知道不能乱下结论了。

医生：你很会学习。

求助者：嗯，你也别先下结论。

医生：哈哈。

求助者：关键是，我怕现在懂了，以后真的碰到事情又会老毛病重犯。

医生：所以，还要继续训练啊。

求助者：后面怎么练。

医生：嗯，以后如果生活中碰到什么事情，你可以过来。我们再一起复习，重温下如何用这些技术，帮助自己改变情绪和想法。

求助者：好的，谢谢医生。

第二阶段治疗后，患者后面陆陆续续带来了几个生活中人际交往的问题，与医生进行了沟通。医生与患者利用前面所学技术进行了分析和再训练。

患者父亲对医生的帮助表示感谢，并称赞自己的女儿进步非常明显，感觉像换了一个人似的。最后，还表示女儿认为自己不是亲生父亲，这都不要紧。关键是她自己情绪要好，不然病情复发就麻烦了。

干预分析

社会认知损害常见于精神分裂症及其他精神病性障碍，被认为是其社会功能障碍的主要原因之一，也是导致社会人际交往问题的潜在基础。社会功能损害和社会人际交往障碍是精神分裂症的主要临床特征之一，其独立于阳性精神病性症状和阴性精神病性症状，与疾病复发密切相关。开展精神分裂症患者的社会功能康复训练对患者本人及其家庭有着极为重要的意义。首先，社会功能损害是精神分裂症患者本人及其家人的主要治疗需求之一。其次，改善精神分裂症的社会功能水平也有助于提高患者的主观生命质量。然而，简单的药物治疗方法对精神分裂症患者的社会功能的改善并不明显。

患者是一名精神分裂症患者，因为疫情发生刚好是农历新年，因此回家与家人一起过年。在与家人接触的过程中暴露出一定的精神病症状和社会认知功能损害，从而影响居家照料，为此前来就诊。医生根据患者描述判断，患者尽管存在猜疑，但简单药物治疗可能无效。因此本案例中针对患者的问题，医生采用了个体化的社会认知交互训练的方法，帮助患者提高了情绪知觉水平和心理理论能力，并纠正了其归因偏差。一是通过社会认知矫治治疗技术帮助患者进行情绪知觉能力的训练。主要通过识别面部表情线索、模拟他人面部表情训练和细微、快速面部表情强化训练三次矫治课程，提高了患者的面部情绪识别能力，改善了其存在的情绪阅读障碍问题。一是通过社会认知矫治治疗技术帮助患者进行第二阶段归因和心理理论的训练。主要通过对猜疑重新定义、学会区分事实与猜测、学会收集更多的证据和强化 20 问训练的四次课程，帮助患者注意识别猜疑的陷阱，避免草率定论的思维错误，提高其心理理论的能力，极大地改善了其归因偏差和心理理论缺陷。由于患者本身一般神经认知功能保留较好，学习能力较强，因此治疗取得了较为满意的结果。

单亲妈妈的新烦恼

案例呈现

因为不堪忍受前夫频繁家暴，去年我结束了 7 年的婚姻，选择了单亲生活，一边工作一边在父母的帮助下抚养年幼的孩子。为了换个环境重新开始，我去了大城市工作，孩子目前和父母在老家生活。我准备等工作稳定后把孩子和父母接过来生活。平时工作很忙，过年难得有时间回家。

疫情期间，有了更多的时间和父母孩子相处，陪伴孩子学习和玩耍，也能更多地陪伴辛苦带娃的父母。可是心始终静不下来，我总是觉得很不安全，总是担心父母和孩子会被传染病毒。每天反复督促父母和孩子，让他们不要出门，出门要戴口罩。每天安排孩子休息后很晚才睡，总是关注微博上有关新冠肺炎的消息，总是多梦早醒，我每天早上打开手机第一件事情就是看当地新冠肺炎增加人数，不知何时能复工，担心我的工作受影响，担心不能靠自己的力量撑起一个家。结果什么事情都不想做，整天无精打采。

父母相对冷静一些，他们担心我的状态，他们觉得我应该把精力放在孩子和家人身上，而不该只关注疫情信息。他们希望我回家后放下手机。我经常为此和父母争吵，事后又会自责，觉得对不住一直在默默付出的父母。但是我总是心烦意乱，听到父母抱怨就会发火，为此吓哭孩子好几次。事后也会反思，但还是很烦躁，控制不住怒火。并且感觉自己不能耐心陪伴孩子，看到小孩玩，看电视时间太长，不学习，也会发火，结果弄得母子关系紧张。我非常想和家人和睦相处，但不知道该如何做，所以想问问咨询师怎么办。

干预流程

咨询师：你好，女士。你可以叫我罗医生。

求助者：你好罗医生。

咨询师：刚刚听你说的，你是一位在职单亲妈妈是吗？

求助者：是的，我去年结束了婚姻，因为前夫家暴，从开始的热暴力数次，到我报警后冷暴力多次，让我身心都受到了很大的伤害。在艰难的挣扎后，我选择了放弃这段婚姻，带上孩子重新开始。

咨询师：现在你的孩子是你的父母在帮你带是吗？

求助者：嗯，他们辛苦一年了，一边工作一边帮我带孩子，因为我还没有稳定，还没有能力把孩子接过来生活，但是我会努力，尽快把他们接过来。

咨询师：刚刚听你说，你很担心父母和孩子被病毒感染是吗？

求助者：是的，他们是我唯一的亲人了，我不希望他们生病，希望他们健健康康的。我爸爸妈妈辛辛苦苦一辈子，还没有享受到女儿带给他们的幸福，还顽强地做我的依靠，支持我的选择。疫情暴发后，我很担心他们，听说病毒专门挑抵抗力差的人，所以我很担心他们和孩子。

咨询师：他们和你接触过疑似人群和确诊人群吗？

求助者：这倒是没有的，过年假期我们一直都是在家的，过年聚会也没有参加过，没有直接接触过病人或者疑似人群。

咨询师：那你怎么会担心感染上病毒呢？

求助者: 因为最近在家不出去，什么事情都不做，每天各种各样的新闻，还有不断增长的确诊人群数字，还有小区里有一栋楼有了病人，就感觉到这个病传染性太强了。每天刷微博、抖音、新闻，不断有新的信息推送，这心情就跟坐过山车一样，起起落落，太烦躁。

咨询师: 那你家人呢，他们怎么看?

求助者: 爸妈他们都还好，他们觉得不出去就没啥。他们倒是焦虑我，觉得我还没长大，天天抱个手机刷新闻，也不知道帮家里做做事，带小孩都不耐心了。其实我刚开始还好，就是稍微有点担心，但是我总是会刷手机上的新闻，除了关注老家，还会关注工作的地方，一看到不好的消息就会胡思乱想。这样我变得越来越焦虑，紧张、担心，害怕家人、自己都接触到这个疾病。我看手机的时候，我爸妈看到了就唉声叹气。我一看到这样，就心烦，想跟他们吵架。

咨询师: 那你这几天晚上睡眠怎么样?

求助者: 睡得比较晚，会控制不住看这些新闻，看完再睡。半夜会醒来，刷刷手机，然后又睡着了，一大早就醒了，醒后又是看今天增加多少人。总体睡得不是很好。

咨询师: 那你心情怎么样?

求助者: 刚开始还行，很久没和爸妈小孩见面了，很高兴。可是最近这些日子不淡定了，只要谈到疫情，爸妈又批评我没做好，我就特别心情不好，容易发脾气，要么就跟他们吵，要么就什么事情都不想干。事后就会很自责，明明想要做好一个单亲母亲，为什么还这么幼稚，没有长大，能不能成熟一点?夜深人静的时候会哭。

咨询师: 那你有想过活着没有意思甚至想自杀吗?

求助者: 没有的，我还是想和爸妈孩子一起好好生活的，哪怕现在的家庭有了残缺。心情大部分时间还是好的，只是现在正逢疫情，想出去又出去不了，每天都是一些负面新闻和信息，疾病的传染性又这么强，想到自己已经到了上有老下有小的年纪，未来肩负的责任很重，种种事情堆在一起，感觉到自己很疲惫。还有小孩的成长有个过程，我应该多一点耐心，而不是跟他喊叫，应该多一些陪伴和交流的，既然选择了这条路，就应该坦坦荡荡地走下去，单亲妈妈一样可以活得很精彩。

咨询师：那你以前碰到一些事情，也会这样担心吗？会心情不好吗？

求助者：嗯，我总是感觉有什么在追赶自己，觉得如果做不好，对不起现在成为我依靠的父母，觉得对不起孩子，我想把工作和生活都做好了，只有妈妈好了，才能成为孩子的榜样。一旦哪里做得不好了，我就会焦虑，会反复担心，心情也因此而起伏不定。这次更是这样，当孩子面跟父母吵架，吵完了就觉得对不起父母，对不起孩子，很自责。

咨询师：其实你现在的心情大多数人都会有，这是面对疫情出现的应激性反应。大家都会出现紧张、担心等情况的，只要调整好，梳理好，其实很快就会缓解的。

求助者：嗯，其实我也知道不止我会焦虑。可能我更多的问题还有来自自身和家庭生活吧，除了担心现在的新冠肺炎，我还担心未来能不能过得好，能不能给父母和孩子想要的生活。

咨询师：其实你自己也知道自己的问题出在哪里，实际上就是你太过于担心，虽然你已经跟过去的生活勇敢说再见，但是对于自己现在的身份，却小心翼翼，你不接纳现在的自己。对于单亲妈妈来说，生活的确会有很多艰难和一些不为人知的痛苦。你难得休假回家，回来后要面对带孩子疲惫了一年的父母和未长大的孩子，更何况现在疫情暴发，又多了很多不确定因素。面对疫情，大多数人都会有不同程度的应激反应，比如恐慌和烦躁，也有对未来的担忧。但是对于你来说，又要面对妈妈的埋怨、爸爸的指责、还要带孩子，一定会让你更加烦躁，并加重对自己的一些否定。还有过去你的婚姻生活中的家暴给你带来的不止肉体的痛苦，心理上可能也有了对自己的否定，导致你周而复始地不自信。面对冲突时，通过争吵逃避，控制不住自己的情绪，也会当着孩子面发火，这样又会加重对自己的自责和深深的不接纳。就一直在这样情绪圈里循环着。

求助者：是的，咨询师，我一直在自责，我觉得对不起孩子，不能给他一个健全的家。对不起父母，不能给他们一个温暖的依靠。我明白很多人面对疫情，都会有应激反应，也会焦躁，也会不安，这些都是正常的。但是因为离异，我一直以来都好像背着一个包袱前行，生怕父母和孩子防护不当，感染上病毒，我支撑不住这种状况，所以我不断否定自己，可是越这样、越焦虑。

咨询师: 是的，你要学着接纳自己。首先，你要看到自己的不易，自己的情绪的背后，也是对自己的要求，也有无法满足父母的期待而对自己的愤怒。情绪不是用来控制的，情绪是信使，通过它我们看到自己想表达的部分，接纳它才有可能去消解情绪带来的张力。其次，父母对你一直是有要求的，在他们眼里你没有长大，不能独立，因此父母焦虑和烦躁；这一年来他们带孩子的艰辛没人倾诉，你又独自去远方，他们心疼。

求助者: 是的，他们一直期待我变成他们想要的女儿，能支撑起这个家，能给孩子带来幸福生活的成熟的母亲。因此我变得更焦躁不安。

咨询师: 这就要提到“界限”的问题，他们一直期待女儿变成他们想要的女儿和成熟的母亲，但是，作为你需要思考的是自己的人生，学会正视自己的现状，并接纳它。所以现在的你要放下包袱，轻装上阵，顺应自然，为所当为。面对疫情，我们战术上要藐视它，战略上要重视它，了解疾病特点，不去人多的地方，注重防护，戴口罩、勤洗手，尽量待在家里。在家时，可以充实自己的生活，放下手机，不要再把心思放在疫情上面，关注重点放在陪父母、带孩子、干家务、适当学习上面。规律的生活和自我的掌控是应对焦虑恐慌的良药，同时会让整个人充满正向能量向着积极的方向发展。所以我们首先需要制定一个相应计划：安排好每天要做的事情，特别是要保证规律的饮食和睡眠，不要昼夜颠倒，不要熬夜，一个好的睡眠会让自己有个好心情。其次我们给自己定一个小目标，当自己有一个目标，多想的状态就会适当减轻，因为自己会朝着目标去努力而适当的转移相关的注意力。最后增加适当的娱乐或者运动。这是缓解焦虑的很好的措施。比如可以看看书，听听音乐，或者和孩子举行一下娱乐游戏（搭积木、跳绳等）。只有坦然地面对和接受，以行动为本，以建设性的态度去追求自己的生活目标，才能打破目前的现状。

干预分析

单亲妈妈是现实社会中一个特殊的群体，现在社会上有多方面的原因导致单亲妈妈的存在。对于单亲妈妈来说，她们不但要独立承担抚养孩子的责任和重担，还要承受外界所给的压力。本文这个案例，是讲述了一位在疫情笼罩之下单亲妈妈的困惑和焦虑。因为新冠肺炎疫情，多数人都会出现这样的心慌、担忧、身体不适等现象，这些都是正常的生理心理反应。只要大家察觉到这种现象后，进行一定的自我调整，是完全可以得到缓解的。如果在自我调整后，这种症状仍没有改善，建议寻求专业的精神心理医生指导。对于这位妈妈来说，不仅是疫情的压力，她面对的还有对自己的不认可和不接纳。其实作为多数单亲母亲来说，似乎生活的全部就是“父母和孩子”，可是她们有时候并没有意识到要成为健康、有效的母亲，首先必须成为健康、有效的人。单亲妈妈要学会照顾好自己，学着改变和成长。尽管改变和成长有时候可能会痛苦，但是“烦恼即菩提”，现在的经历一定会给妈妈们带来新的学习和成长。

孤独的老人

案例呈现

我俩是一对六十多岁的老伴，2015 年独女 30 岁去世。在女儿离世前，我们与同事朋友交往较多，女儿去世后不再与同事朋友交往，仅夫妻俩关系密切。感觉女儿没有了就什么也没有了，自觉亲戚朋友、邻里乡亲都看不起我，偶有听到有人说我是不祥之人，害怕会把这种不祥之气带给别人。逢年过节，即使亲戚会主动来接触，但我们夫妻两人也尽可能减少甚至隔绝一切人际交往，也由此陷入了越来越孤独的境况中。也正因为孤独，就更想念孩子、放不下孩子的离开。

这次疫情的隔离早期，让我们感到前所未有的愉悦和开心，因为不用再为过年走亲戚而烦恼了，不会成为别人谈话的对象了，戴上口罩会感觉特别有安全感。但是随着隔离时间的拉长，又感到了原来的失落感，感觉憋屈地活着，没有任何希望，因而前来求助。

干预流程

第一次咨询

咨询师: 李阿姨，你好，我是心理援助队员，今年春节哪里过的呀?

求助者: 你好，你又来关心我了，谢谢谢谢。今年没有出去，在家里过的，疫情出去也不方便。

咨询师: 看你今天语气比上次好很多，我也挺高兴的。

求助者: 今天这个春节过得好，也不用走亲戚，我们待在家里很舒服，自从女儿走了，今年最开心了。

咨询师: 是哦，今年没人来问东问西了吧?

求助者: 今年总算不用逃出去避风头了，但是想起女儿还是难过的，毕竟过年还是挺想她的。

咨询师: 你们最近在家做点什么?

求助者: 最近睡眠好起来了，没吃安眠药，背有点疼，老毛病了，其他都好的，也没做什么。

第二次咨询

咨询师: 李阿姨，你好，今天来看看你们，送点米和油，最近背好点没?

求助者: 好起来的，老头子戴口罩出去走走，谢谢你们志愿者。

咨询师: 你们有没有兴趣做做志愿者?

求助者: 算了，我们力气也没有，帮倒忙了。

咨询师: 戴着口罩，大家谁都不认识谁，你们如果有想法，可以到小区门口量量体温，活动活动。

求助者: 我们老头子可能有这个想法，戴了口罩，他特别愿意出去走走，没人背后说不好听的话了。

咨询师: 还是担心人家说不好的话，要慢慢调整过来了，这次是好机会。

求助者: 人嘛，总是怕背后说的话，老观点，没办法改变了。但是你说的办法，我们倒可以试试，蛮有意义的。

第三次咨询

咨询师： 李阿姨，你好，听说王叔叔去当志愿者了？

求助者： 是的咯，劲头很足了，现在家里总算不聊我们女儿的事了，都在聊疫情的事了。

咨询师： 是不是感觉舒服多了？

求助者： 是的，自己看自己都舒服了，不是特别的人了，戴口罩舒服。

咨询师： 戴着口罩，大家谁都不认识谁，你也可以出去多走走啊。

求助者： 过段时间，摘了口罩，我们老头子估计又不要出去了，还是怕人家说东说西。

咨询师： 还是要学会放松，大家都在过日子，不参与就好。

求助者： 嗯，还是要走出去，不好老是逃避。

干预分析

（1）失独家庭面临的社交困境。失独家庭，尤其是失独老人，普遍存在较低的自我认同感，早期会出现明显的难以融入社区生活的表现。对于延长哀伤的失独人群，该表现甚至可以延续终身。根据“社会断裂理论”，失独家庭面临与其他人等的社会关系的中断，表现出自我孤立或地域逃离的行为模式。早期干预（半年内）对于失独家庭成员所表现出来的痛苦、麻木、创伤后持续性回避等，有明显的改善作用，可以改善个体形成边缘化的生活模式和孤僻的心理，回归其正常的交流。干预中应重点让失独家庭成员宣泄情绪、重新认识情绪、从而接纳情绪。可以使用认知行为疗法解决当前的问题并矫正功能不良的（不正确的和/或没有帮助的）想法和行为，进而改善情绪。

基于失独家庭成员常常表现出来的社交/认同受损，其诱因可能在于侵入性反刍思维 。即失独家庭的父母意识到自身与他人的不同 ，无法进行自我肯定，无法维系正常的人际活动，无法与他人进行足够的情感互动，社交网络萎缩。而研究发现，个体对于社交的回避倾向越严重，就越无法融入人群，或被人群排斥在外从而产生痛苦体验，个体的孤独感也就越强。孤独感强的个体，缺乏对于外界风险的确定感和控制感，导致安全感较弱。

（2）如何建立正常社交。疫情期间出现了大量社交中断的现象，导致了很多家庭面临着家庭关系困境。“社会融入理论”认为，从心理、文化和行为的层面上进行社会生活的恢复，使失独家庭逐渐走出自我封闭的“类属圈”，从而缓解失独家庭的“社交饥饿”。干预应该从个体、人际关系和社会层面进行恢复。如传授失独家庭学习新的社会应对方法，发掘和培养养生、运动等爱好，或者协助其通过收养等合法手段重新建立家庭。

心理干预者可以借助这次疫情所造成的中断现象，拉齐社会大众与失独家庭的心理自我认同程度，在感觉“非异常、非另类”的体验中，帮助失独家庭重新回归社会，融入社会。应该协助其建立自我认同感，对于新的角色身份进行自我接纳，扩大其社会支持的范围和内容，能够有效提升其生活应对能力。鼓励参加社区中同质性或异质性的组织，比如志愿者活动。戴口罩可以减轻其不适感，逐步体会融入社会组织的感觉，建立新的人际关系来完成情感上的依恋，从而增强对自我的认识，重拾信心。

各级政府对失独家庭的帮助给予了很高的重视。2013 年，国家卫生计划生育委员会联合民政部、财政部、人力资源社会保障部、住房城乡建设部印发《关于进一步做好计划生育特殊困难家庭扶助工作的通知》；2014 年，财政部、民政部、全国老龄办印发《关于建立健全经济困难的高龄、失能等老年人补贴制度的通知》；2017 年，国务院办公厅印发《关于制定和实施老年人照顾服务项目的意见》。在各级政府的帮助下，失独家庭的经济困境逐渐缓解。但是对于失独家庭而言，生理上“活下去”了，心理上能否“活下去”，还需要摸索。

焦虑症患者的焦灼

案例呈现

我今年 29 岁，温州人，但一直居住在杭州，既往有焦虑障碍病史。1 月 23 日开车去温州老家，1 月 25 日回杭。到温州时我状态还好，25 日回杭州后就发现到处都在谈论新冠肺炎疫情，并且发现确诊的患者越来越多。我逐渐变得害怕惶恐，不敢出门。开始还好，虽然有担心，偶尔心慌，但是通过在家运动、做家务、看书，加上我长期服用抗焦虑药物，能缓解这样的焦虑。夜间睡眠还是好的，基本能睡着。但是过了大概1周，发现药物快吃完了。因为疫情，不敢出门买药。我担心药物不够，就自行将药物减半。现在发现整晚睡不着，而且晚上经常会想到那种抢救的画面。为了晚上能睡个好觉，早上起来强迫去运动、跳绳，但是根本没法正常进行，做事情也没有办法集中注意力，比如做饭都忘记放水。另外感到头晕、心慌十余天无法缓解。我感到非常痛苦，想问问医生该怎么办。

干预流程

咨询师： 你好，女士。你可以叫我罗医生。

求助者： 你好罗医生。

咨询师： 刚刚听你说的，你表现得很担心，也很害怕，有时候根本睡不着，对吗？

求助者： 是的，最近我就是这么个状态。

咨询师： 你好，看你前面说的既往在我们医院看过，有焦虑障碍病史。那是什么时候的事情，以及服用药物多久了，之前的状态怎么样？

求助者： 我是大概去年6月份左右，因为工作压力的原因出现夜间睡眠不好，紧张，担心，有时候也会有心慌的情况。后来来这里咨询，考虑焦虑障碍，配了药治疗，一直吃到现在，一直都很好，紧张、担心都消失了，夜间睡眠也是非常好的。

咨询师： 你是1月23日去的温州，1月25日回杭州是吗？

求助者： 是的。

咨询师： 那你回去进行聚集性活动了吗？有没有相关疫情接触的情况？

求助者： 肯定没有的，我是1月23日自己开车回去的，回去后我就是一直在家，家里人也在家准备过年的东西，没有出去过。大年初一我们家里看到这样的新闻，就没有出去拜年，我下午就直接开车回杭州了，肯定没有相关疫情接触的情况，也没有进行聚集性活动。

咨询师： 那现在已经超过 14 天了，你有体温升高以及咳嗽等呼吸道症状吗？

求助者： 现在已经 15 天了，没有任何咳嗽、发热等情况。

咨询师： 那你怎么会担心感染上病毒呢？

求助者： 我其实刚刚回杭州的时候还是基本没有问题的，虽然有点紧张、担心，但基本不影响自己的情绪和睡眠。通过在家运动、做家务、看书等等来缓解这种焦虑，夜间睡眠还是好的。但是过了大概 1 周左右，我吃的药也快吃完了，又不敢出门，我就自己把原来吃 2 片一次的药换成了 1 片，有时候吃半片。大概又过了 10 天左右我发现基本整个晚上也睡不着，而且晚上经常会想到那种抢救的画面，现在做事情没有办法集中注意力，总是感觉不知道干什么好。

咨询师： 那你一般什么时候心慌得厉害？上次来医院就诊的时候检查心电图正常吗？

求助者： 我之前来医院也是因为心慌，检查心电图是好的，后面一直吃药也是好的。这几天没有做过检查，我想想应该是好的，和上次的表现差不多。

咨询师： 那你心情怎么样？

求助者： 总的来说心情平时还是可以的。

咨询师： 那你有过做人没有意思甚至想自杀的情况吗？

求助者： 那没有的，那我还是向往生活的，心情大部分时间还是好的，主要就是控制不住的心慌、担心、心烦。

咨询师： 那你以前碰到一些事情，也会这样担心吗？会心情不好吗？

求助者： 是的，以前只要有事情，心里就会惦记着，会担心。去年就是因为工作压力大，总是担心做不好，担心有什么差错，后来就停不下来了，来医院一看说是焦虑障碍。

咨询师： 那我们来看看你这次的情况，结合我们刚刚聊的，可以明确以下几点：①你没有相应的确诊病人和可疑病人接触史，也没有到人多的地方去过，现在在家居家隔离已经超过 2 周，且没有任何咳嗽，发热等情况；②你本身存在一定的容易敏感，多疑的性格基础；③之前有焦虑障碍的病史，且一直在服用抗焦虑的药物，因担心药物不足，存在自行减药的情况；④目前一直居家，无法与外界进行接触和交流，导致社会支持系统存在不足。从以上几点来看，你很大的可能是几种情况刚好凑在一起导致你出现现在的情况。

求助者：是的，是的，就是这么个情况。医生那我现在该怎么办呢？

咨询师：第一你要逐渐恢复你的药物剂量，保证原先的焦虑症状得到改善；第二你要保持规律的生活，虽然居家，但仍然需要保持规律的生活，适当的运动，适当的学习，按时睡觉。同时观看一些官方的新闻，这个可靠性更高，而且你的情绪也不会被带着走；第三如果还有什么担心可以电话联系我们心理热线寻求帮助。

干预分析

求助者本身进行过相应的咨询，且之前的治疗疗效非常好，所以建立良好的咨询关系也相对容易。求助者很认同咨询师的分析，并表示了非常强烈的求治愿望。咨询师通过谈话，让求助者回顾了近 10 余天自己焦虑状况的变化过程，对自己的紧张、担心的变化有了一个相对清楚的认识和了解，明白了自己再次出现明显的失眠、紧张、担心、心慌的原因。该案例主要使用了认知疗法，通过引导求助者对自己状况的认知，让求助者逐步认识自己出现不合理的紧张、担心、失眠的原因，通过合理的引导做出一些合理的判断和处理，最终解决患者的焦虑。

附录 1
Appebdix

武汉抗疫医生手记

我是杭州支援武汉医疗队第三批的一员，2 月 9 日到达武汉，已经 3 周。

从 1 月 23 日武汉封城开始，甚至更早，不知不觉，我已经了解了不少关于新冠肺炎疫情的信息。但是在知道要来武汉，我发现自己了解的、准备的还是远远不够。尽管不确定性是我们生活的一部分，但我们的很多行为、计划都是为了增加确定性。2 月 9 号在杭州我看到大家虽然都戴着口罩，但是交谈还是比较自由，比较放松；而在到达机场，经过安检，登上飞机之后，交谈的话语在减少，声音在降低。机舱里一下子非常安静，让人不习惯。

很快，一个多小时后我们到达了这次战役的前线——武汉。飞机上的餐食好多队员没有吃，很多人都把吉祥航空的卡通娃娃礼物拿在手里。飞机着陆，准备出舱，有些人又拿出了一个口罩，罩在第一个外面，还特别仔细地进行了检查。我心想，现在都戴两个，到了病房戴几个？大家表情严肃，排成一行默默行走。就是想拉开与他人的距离，也是徒劳。后来才知道，这天天河机场有 41 架包机到达，来自全国的 6000 位医疗队队员来到了武汉。到处都是人，空气中有一种沉重的气氛，又夹杂着兴奋。就在我们走出机场，准备进入大巴的那一个时刻，看着窗外黑乎乎的天，我似乎变得敏感，好像连空气都不怀好意，好像病毒无处不在，而且可以遁形。乘坐大巴的经历似乎在印证我们的猜测，最后上车的我们上了后面一辆空的大巴，为了自己坐得宽松一些，也为了前面的车不那么满。但是后来被要求下车，把前面的车坐满。进入大巴，只剩下了最后两排的几个空位，几乎没有多想，就坐下来，毕竟出飞机已经站着等了1个多小时了。想起了我们预防新冠肺炎要采取的措施，再想起我们把行李就这么扔进了大巴的行李箱。等到坐下来之后才发现，我没有做任何消毒。我没有随身带手消液，也没有酒精片，所有的防护用品都在箱子里，只能不动。看看周围的队友，都一脸倦容。我知道大家从凌晨接到通知，到坐16:00的飞机出发，很多人仅仅10个小时不到，甚至有些人只有三四个小时。

乘坐大巴到达酒店已经是21点，再从4辆开放式车厢的大卡车找到我们的行李，进入房间已经23:00。在分配房卡的时候，出现了一路没有的热闹。很多人聚集在一起，大声说话聊天。也有距离太近的，旁边就会有人提醒，离得远一点、保持距离。房间在13楼，坐电梯，到房间门口，准备刷房卡，突然想起了在门把手发现病毒的一个报道。我开始犹豫起来，门把手可以摸吗？酒精棉片，免洗手消都在行李箱子里，我不能在走廊的过道里打开箱子吧。谁知道这个地毯有没有消毒过？后来还是开门进了房间，插卡取电。马上就面临行李箱怎么放？在飞机上已经仔细看过了协和、华西医疗队的文章，提到在驻地也要加强预防病毒感染的管理，要参考预防医院感染的措施，要把房间分为三个区，进门口的地方是污染区、卫生间及过道作为缓冲区，再往房间里面，应该作为清洁区。所有的物品，除非经过检查、消毒，否则不应该进入清洁区。于是我把装防护用品的拉杆箱放在缓冲区最外面，把装药品的纸箱放旁边，把装个人用品的箱子放在最里面，最靠近清洁区。但是电脑包一直随身背的，只有放清洁区了。心想我只要把电脑取出，少碰包外面就可以了。换鞋，鞋子放污染区；脱掉外衣外裤，放缓冲区箱子上；然后再进入盥洗室洗手，再换上自己带的拖鞋，进入房间，算是到了清洁区了。到窗户旁，伸手开窗，突然犹豫了，外面的空气新鲜吗，有病毒吗？房间空调不能开，飞机上领队已经说过。多篇医疗队的经验介绍也提到绝对不能开空调，除非房间装的独立空调。还有，我要怎么样开窗呢？就这样开始了在武汉的抗疫生活。

现在回想起来，前面的这些过程很多时候自己可能是过于敏感、过于担心了。在面对危机的时候，要么我们重视度不够，忽视；要么我们反应过度，过分警惕。后面三个星期的生活，忙碌的时候很辛苦，在三个小时内和队友一起把 15 吨的物品从 1 楼搬到 18 楼，包括一个 1.8 米高的双开门冰箱；想象一下，一大帮人，每个人都戴着口罩，有些还戴着帽子，在汗流浃背做搬运接力，略微空闲的时候就感觉到单调。进房间和出房间都需要一个流程，进门换上缓冲区的拖鞋，脱掉外衣，外裤，洗手；摘掉口罩帽子，洗手；换上清洁区拖鞋，穿上清洁区的衣裤；要从清洁区到缓冲区，换鞋；要出门，先脱掉清洁区衣裤；换鞋到缓冲区，戴上口罩帽子，穿上外出的衣裤，换上外出的鞋。即使到旁边的电梯间用用微波炉，也按流程来。似乎这套仪式化的流程能够让自己放心一些，毕竟很多人都这么做。自我安慰即使不能把病毒完全隔绝在外，至少可以减少一些吧。预防接种和感染治病的一个差别不就是病毒和细菌量的差别吗。

另外一种辛苦发生在医院内，同样汗流浃背，但都是默默地流。杭州医疗队接管的是华中科技大学同济医学院附属同济医院光谷院区 E1–3 和 E1–4 两个重症病房，收病人的时间是 2 月 11 号，不到半天，收治了 50 个患者。2 月 10 日，所有队员都到光谷院区接受了院感及医院分区介绍的培训。光谷院区有来自全国的 17 支医疗队，2300 多人，收治患者 840 人。流程再造只用 3 天时间就完成了，把全院分为清洁区和污染区，而且从清洁区到污染区的所有物流都是单向。从清洁区例如医师办公室，要进入污染区，如患者所在的房间，要经过 4 个缓冲间。分别叫做第一缓冲室、第二缓冲室、第三缓冲室、第四缓冲室。医生查房后从患者房间回到医师办公室，也需要经过这四个缓冲间。第一个第二个缓冲室是穿戴隔离衣和防护服及口罩帽子护目镜用，第三个和第四个是脱。和外科医师手术前进行消毒准备不同的是，脱防护服和隔离衣比穿更重要。因为防护服暴露在外面的一侧被假定是污染的，包括护目镜、口罩、帽子。而脱衣服的过程中要尽可能避免接触外侧面，更要避免直接接触病毒。穿的过程相对简单，逐步如下：手卫生（免洗手消毒），戴内层帽子，内层口罩，外层帽子，外层口罩，戴护目镜，穿隔离衣，内层手套，套在隔离衣袖口外面，胶带扎紧，避免滑脱，穿内层鞋套，穿防护服，戴外层手套，套防护服袖口，胶带扎紧，穿高帮鞋套，完成穿戴。在进入污染区工作之后，要回到清洁区，需要逐步小心脱衣，有摄像头把脱的过程传到医生办公室，便于相互监督。具体如下：进入缓冲间第四室，手卫生，解开高帮鞋带，手卫生，解开防护服拉链及联合服，从上到下，由内向外卷，如同金蝉脱壳，全程不能触碰防护服外表面，避免抖动，外层手套和高帮鞋套和防护服一起脱掉，轻轻放入医疗垃圾桶，手卫生，摘掉护目镜，把护目镜放入专用桶浸泡消毒，手卫生，摘掉外层口罩，抓住系带放入专用垃圾桶，手卫生，摘外层帽子，放入专用垃圾桶，手卫生，然后进入缓冲间第三室，手卫生，脱内层鞋套，手卫生，脱内层手套，手卫生，脱隔离衣，手卫生，再进入缓冲间第二室。完成前述过程共有 10 次手卫生。穿上这一套装备，即使只穿手术衣和手术裤，出来后几乎全身湿透。因为手术服不够，医院安排大家穿病号服，出舱后（从污染区出来的另一个名称）再换上自己的衣服，病号服留在医院洗涤，也减少一点医师护士洗涤劳动量。毕竟酒店没有专门的晾晒衣服场所，烘干机在两周后才到，洗衣机大家不敢用，都是手洗。

在去过医院，再回到酒店后，我对于房间污染区和清洁区的概念有些模糊了。我似乎更加理解了我的一些临床的队友，有的队员在酒店会穿着拖鞋到餐厅取饭，或者在电梯厅和过道里穿着拖鞋聊天。刚开始我觉得很奇怪，而经历了医院穿脱防护服的整个流程之后，我似乎意识到，酒店对于他们来说好像就是清洁区。另外一个现实的问题，他们很多人来得匆忙，只有脚上的一双鞋。而这一双鞋是专门用于他们从医院往返酒店以及医院上班时候穿的。在回来之后，他们就只有酒店的拖鞋可以换了，而酒店的鞋被认为是安全的。就是穿着拖鞋，我的这些队友们完成 15 吨集装箱货物的搬运。对于没有去过医院的人，没有去过病房污染区的人，病毒似乎无处不在，从走廊到电梯都是危险的，是需要戴两层口罩的。现在酒店的生活好像让我感觉到轻松一些，我不再那么严格的遵守最初的划定的污染区、缓冲区和清洁区的标准，有时候一进门脱掉上衣，外裤还没换，就跑到清洁区来了，想起来再赶紧退出去。摘帽摘口罩之后也不一定都会洗手了，也有穿着清洁区的衣服，就跑去外面用微波炉热饭。只有自我安慰，除了手碰了微波炉，鞋子接触了外面，其它衣物都只接触外面的空气。现在回忆起来我前一段时间的行为，感觉是有点神经过敏。当然，我也不知道现在是否进入了麻痹大意阶段。神经细胞就是这样，对于新奇刺激开始是敏感，之后就迟钝。湘雅的吴安华教授在 2 月 13 日来酒店给我们做新冠肺炎防控的培训，应邀到了我们的驻地指导，在看了我们的管理流程要求、房间布置之后，评价是：神经过敏，防卫过度。但这个评价似乎是医疗队队长需要的。

出发时候杭州市委领导对医疗队的要求是“打胜仗，零感染”。我刚开始对零感染并不是太理解，作为临床医生，我认为在一线工作总会有风险。为了加深对新冠肺炎传播过程中密切接触者定义的了解，参照新型冠状病毒肺炎诊疗方案（试行第六版）定义，选择了2月26日这天对自己的密切接触者进行了计数，共22人。当然，我没法估计这22人的密切接触者有多少，就按平均每人20计算，就是440人。我们医疗队总共266人。你可以计算一下，在一天24小时内，自己接触了哪些人？有多少人属于密切接触者？当然这个密切接触者的定义还包括，没有采取足够的预防措施。而什么样的预防措施是足够的呢？

谭忠林

2020年3月4日于武汉洪山区

附录 2
Appebdix

新型冠状病毒感染的肺炎疫情紧急心理危机干预指导原则

本指导原则应当在经过培训的精神卫生专业人员指导下实施。

一、组织领导

心理危机干预工作由各省、自治区、直辖市应对新型冠状病毒感染的肺炎疫情联防联控工作机制（领导小组、指挥部）统一领导，并提供必要的组织和经费保障。

由全国精神卫生、心理健康相关协会、学会发动具有灾后心理危机干预经验的专家，组建心理救援专家组提供技术指导，在卫生健康行政部门统一协调下，有序开展紧急心理危机干预和心理疏导工作。

二、基本原则

（一）将心理危机干预纳入疫情防控整体部署，以减轻疫情所致的心理伤害、促进社会稳定为前提，根据疫情防控工作的推进情况，及时调整心理危机干预工作重点。

（二）针对不同人群实施分类干预，严格保护受助者的个人隐私。实施帮助者和受助者均应当注意避免再次创伤。

三、制定干预方案

（一）目的

1. 为受影响人群提供心理健康服务；

2. 为有需要的人群提供心理危机干预；

3. 积极预防、减缓和尽量控制疫情的心理社会影响；

4. 继续做好严重精神障碍管理治疗工作。

（二）工作内容

1. 了解受疫情影响的各类人群的心理健康状况，根据所掌握的信息，及时识别高危人群，避免极端事件的发生，如自杀、冲动行为等。发现可能出现的群体心理危机苗头，及时向疫情联防联控工作机制（领导小组、指挥部）报告，并提供建议的解决方案。

2. 综合应用各类心理危机干预技术，并与宣传教育相结合，提供心理健康服务。

3. 培训和支持社会组织开展心理健康服务。

4. 做好居家严重精神障碍患者的管理、治疗和社区照护工作。

（三）确定目标人群和数量。新型冠状病毒感染的肺炎疫情影响人群分为四级。干预重点应当从第一级人群开始，逐步扩展。一般性宣传教育要覆盖到四级人群。

第一级人群：新型冠状病毒感染的肺炎确诊患者（住院治疗的重症及以上患者）、疫情防控一线医护人员、疾控人员和管理人员等。

第二级人群：居家隔离的轻症患者（密切接触者、疑似患者），到医院就诊的发热患者。

第三级人群：与第一级、第二级人群有关的人，如家属、同事、朋友，参加疫情应对的后方救援者，如现场指挥、组织管理人员、志愿者等。

第四级人群：受疫情防控措施影响的疫区相关人群、易感人群、普通公众。

（四）目标人群评估、制定分类干预计划。评估目标人群的心理健康状况，及时识别区分高危人群、普通人群；对高危人群开展心理危机干预，对普通人群开展心理健康教育。

（五）制定工作时间表。根据目标人群范围、数量以及心理危机干预人员数，安排工作，制定工作时间表。

四、组建队伍

（一）心理救援医疗队。可单独组队或者与综合医疗队混合编队。人员以精神科医生为主，可有临床心理工作人员和精神科护士参加。有心理危机干预经验的人员优先入选。单独组队时，配队长1名，指派1名联络员，负责团队后勤保障和与各方面联系。

（二）心理援助热线队伍。以接受过心理热线培训的心理健康工作者和有突发公共事件心理危机干预经验的志愿者为主。在上岗之前，应当接受新型冠状病毒感染的肺炎疫情应对心理援助培训，并组织专家对热线人员提供督导。

五、工作方式

（一）由精神卫生、心理健康专家及时结合疫情发展和人群心理状况进行研判，为疫情联防联控工作机制（领导小组、指挥部）提供决策建议和咨询，为实施心理危机干预的工作人员提供专业培训与督导，为公众提供心理健康宣传教育。

（二）充分发挥“健康中国”、“12320”、省级健康平台、现有心理危机干预热线和多种线上通信手段的作用，统筹组织心理工作者轮值，提供7*24小时在线服务，及时为第三级、第四级人群提供实时心理支持，并对第一、二级人群提供补充的心理援助服务。

（三）广泛动员社会力量，根据受疫情影响的各类人群的需求和实际困难提供社会支持。

应对新型冠状病毒感染的肺炎疫情联防联控工作机制

2020年1月26日

附录 3
Appebdix

针对不同人群的心理危机干预要点

一、确诊患者

（一）隔离治疗初期。

心态：麻木、否认、愤怒、恐惧、焦虑、抑郁、失望、抱怨、失眠或攻击等。

干预措施：

1. 理解患者出现的情绪反应属于正常的应激反应，做到事先有所准备，不被患者的攻击和悲伤行为所激怒而失去医生的立场，如与患者争吵或过度卷入等。

2. 在理解患者的前提下，除药物治疗外应当给予心理危机干预，如及时评估自杀、自伤、攻击风险、正面心理支持、不与患者正面冲突等。必要时请精神科会诊。解释隔离治疗的重要性和必要性，鼓励患者树立积极恢复的信心。

3. 强调隔离手段不仅是为了更好地观察治疗患者，同时是保护亲人和社会安全的方式。解释目前治疗的要点和干预的有效性。

原则：支持、安慰为主。宽容对待患者，稳定患者情绪，及早评估自杀、自伤、攻击风险。

（二）隔离治疗期。

心态：除上述可能出现的心态以外，还可能出现孤独、或因对疾病的恐惧而不配合、放弃治疗，或对治疗过度乐观和期望值过高等。

干预措施：

1. 根据患者能接受的程度，客观如实交代病情和外界疫情，使患者做到心中有数；

2. 协助与外界亲人沟通，转达信息；

3. 积极鼓励患者配合治疗的所有行为；

4. 尽量使环境适合患者的治疗；

5. 必要时请精神科会诊。

原则：积极沟通信息、必要时精神科会诊。

（三）发生呼吸窘迫、极度不安、表达困难的患者。

心态：濒死感、恐慌、绝望等。

干预措施：镇定、安抚的同时，加强原发病的治疗，减轻症状。

原则：安抚、镇静，注意情感交流，增强治疗信心。

（四）居家隔离的轻症患者，到医院就诊的发热患者。

心态：恐慌、不安、孤独、无助、压抑、抑郁、悲观、愤怒、紧张，被他人疏远躲避的压力、委屈、羞耻感或不重视疾病等。

干预措施：

1. 协助服务对象了解真实可靠的信息与知识，取信科学和医学权威资料；

2. 鼓励积极配合治疗和隔离措施，健康饮食和作息，多进行读书、听音乐、利用现代通信手段沟通及其他日常活动；

3. 接纳隔离处境，了解自己的反应，寻找逆境中的积极意义；

4. 寻求应对压力的社会支持：利用现代通信手段联络亲朋好友、同事等，倾诉感受，保持与社会的沟通，获得支持鼓励；

5. 鼓励使用心理援助热线或在线心理干预等。

原则：健康宣教，鼓励配合、顺应变化。

二、疑似患者

心态：侥幸心理、躲避治疗、怕被歧视，或焦躁、过度求治、频繁转院等。

干预措施：

1. 政策宣教、密切观察、及早求治；

2. 为人为己采用必要的保护措施；

3. 服从大局安排，按照规定报告个人情况；

4. 使用减压行为、减少应激。

原则：及时宣教、正确防护、服从大局、减少压力。

三、医护及相关人员

心态：过度疲劳和紧张，甚至耗竭，焦虑不安、失眠、抑郁、悲伤、委屈、无助、压抑、面对患者死亡挫败或自责。担心被感染、担心家人、害怕家人担心自己。过度亢奋，拒绝合理的休息，不能很好地保证自己的健康等。

干预措施：

1. 参与救援前进行心理危机干预培训，了解应激反应，学习应对应激、调控情绪的方法。进行预防性晤谈，公开讨论内心感受；支持和安慰；资源动员；帮助当事人在心理上对应激有所准备。

2. 消除一线医务工作者的后顾之忧，安排专人进行后勤保障，隔离区工作人员尽量每月轮换一次。

3. 合理排班，安排适宜的放松和休息，保证充分的睡眠和饮食。尽量安排定点医院一线人员在医院附近住宿。

4. 在可能的情况下尽量保持与家人和外界联络、交流。

5. 如出现失眠、情绪低落、焦虑时，可寻求专业的心理危机干预或心理健康服务，可拨打心理援助热线或进行线上心理服务，有条件的地区可进行面对面心理危机干预。持续 2 周不缓解且影响工作者，需由精神科进行评估诊治。

6. 如已发生应激症状，应当及时调整工作岗位，寻求专业人员帮助。

原则：定时轮岗，自我调节，有问题寻求帮助。

四、与患者密切接触者（家属、同事、朋友等）

心态：躲避、不安、等待期的焦虑；或盲目勇敢、拒绝防护和居家观察等。

干预措施：

1. 政策宣教、鼓励面对现实、配合居家观察；

2. 正确的信息传播和交流，释放紧张情绪。

原则：宣教、安慰、鼓励借助网络交流。

五、不愿公开就医的人群

心态：怕被误诊和隔离、缺乏认识、回避、忽视、焦躁等。

干预措施：

1. 知识宣教，消除恐惧；
2. 及早就诊，利于他人；
3. 抛除耻感，科学防护；

原则：解释劝导，不批评，支持就医行为。

六、易感人群及大众

心态：恐慌、不敢出门、盲目消毒、失望、恐惧、易怒、攻击行为和过于乐观、放弃等。

干预措施：

1. 正确提供信息及有关进一步服务的信息；
2. 交流、适应性行为的指导；
3. 不歧视患病、疑病人群；
4. 提醒注意不健康的应对方式（如饮酒、吸烟等）；
5. 自我识别症状。

原则：健康宣教，指导积极应对，消除恐惧，科学防范。

应对新型冠状病毒感染的肺炎疫情联防联控工作机制
2020 年 1 月 26 日

附录 4
Appebdix

新型冠状病毒肺炎疫情防控期间心理援助热线工作指南

为指导各地卫生健康、教育、民政、文明办、工会、共青团、妇联、残联等部门及心理健康相关学会、协会等社会组织进一步加强社会心理服务，做好新型冠状病毒肺炎疫情防控期间心理援助热线（以下简称热线）工作，根据《新型冠状病毒肺炎疫情紧急心理危机干预指导原则》《关于设立应对疫情心理援助热线的通知》等要求，制定本工作指南。

一、热线工作目标

为疫情防控期间不同人群提供心理支持、心理疏导、危机干预等服务，帮助求助者预防和减轻疫情所致的心理困顿，寻找和利用社会支持资源，维护心理健康，防范心理压力引发的极端事件。

二、热线工作原则

（一）坚持公益服务。为在疫情防控中有心理困顿的人员提供免费的心理援助服务。

（二）坚持专业服务。运用专业的方法和技术，为求助者提供规范的情绪疏导、情感支持、危机干预等有针对性的服务，并定期开展专业督导，保障热线服务的专业性。

（三）坚守伦理要求。遵守善行、责任、诚信、公正、尊重的职业伦理和职业精神，避免对求助者造成伤害，维护其身心健康。

三、热线设立要求

（一）基本要求

1. 精神卫生医疗机构（精神专科医院、具有精神科特长的综合医院）、高等院校学生心理健康教育与咨询中心、心理健康相关协会学会等社会组织，可在卫生健康、教育、民政、共青团、文明办、残联等对应行业（领域）主管部门的领导下设立热线，并负责热线日常管理和维护。

2. 热线要接受对应行业（领域）行政部门的管理和业务指导。

3. 热线原则上应当提供 24 小时服务。

4. 在疫情发生前已开通的热线，在疫情期间维持原服务内容的基础上，设立应对疫情心理援助服务的专门坐席。

（二）硬件要求

1. 接听场所。应当设有固定的接听场所，环境相对封闭、安静。每条热线至少开通 2 个坐席，负责疫情相关心理援助服务。

2. 接听设备。应当配备专用接听设备，具备接听、记录、转接、录音等功能。如目前仅有电话，尚未配备相关设备，则应当保证工作状态下的通信信号畅通稳定。

（三）工作团队

热线内部可根据条件设立行政管理组、咨询工作组、督导组，各个团队应当相互配合做好热线服务。行政管理组由热线主办机构的行政管理人员组成，主要负责热线运行管理和运行保障等，咨询工作组由热线咨询员组成，主要负责接听求助者电话，提供心理支持、心理疏导等服务。督导组由高年资、有热线工作相关经验的精神医学、临床与咨询心理学等相关专业人员组成，负责热线咨询员业务督导工作。

四、热线咨询员要求

（一）基本要求

1. 自愿参加热线服务，具有良好的专业素养和敬业精神，有良好的职业操守。

2. 语言表达清楚，沟通、交流的意愿和能力强。

3. 具备相关专业背景，包括精神科医护人员、心理治疗师、心理咨询师、心理健康相关社会工作者等。

（二）专业要求

1. 具备专业能力。掌握热线服务基本理论和技能、热线接听技能、服务伦理要求等，具备处理心理应激问题的能力。

2. 掌握特定技能。了解危机干预的基本理论，能够识别常见精神障碍和危机状态，及时对高危人员进行危机干预或转介。

（三）实践操作要求

1. 熟悉热线服务的处理流程，包括确立关系、澄清问题、确定工作目标、探讨解决方法、总结等过程，熟练掌握设备操作和完成相关记录等。高危及可能危害他人及社会安全的来电应当向行政管理组汇报，并寻求督导。

2. 掌握热线服务的各种基本技巧，如倾听的技巧，提问的方式，如何表达理解、提供建议、进行总结、把握时间等。

3. 熟悉有关疫情的最新政策和科普知识。

4. 熟悉热线服务中的评估要求，包括基本的状态、严重性、危险性、效果的评价演练。

5. 熟悉危机来电的识别和处理基本原则，包括基本步骤、风险程度评估、资源的利用等。

（四）工作职责

1. 按热线管理要求收集有关电话内容和求助者信息。

2. 向求助者提供准确的疫情防控相关信息。

3. 提供规范的心理援助和危机干预服务。

4. 必要时，为求助者推荐其他适当的资源或服务。

5. 定期接受岗位培训和督导。

6. 遵守心理健康服务伦理要求。

五、热线督导要求

（一）督导目的

确保求助者的健康权益，促进热线咨询员的专业发展和个人成长。

(二)督导员基本要求

1. 具有精神医学、临床与咨询心理学、危机干预等方面的专业教育及培训背景。

2. 有丰富的理论和实际工作经验。

3. 有教学的意愿和热情，有教学能力。

4. 有成熟的人格和进取的人生态度。

5. 对热线工作比较熟悉。

(三)督导员工作职责

1. 对热线相关工作进行指导，对热线咨询员的专业知识、服务技能等方面进行专业培训，提高热线咨询员的业务能力。

2. 定期为热线咨询员提供个体或团体督导，解答热线咨询员的疑难问题，维护热线咨询员的身心健康，帮助其自我成长。

3. 配合热线管理人员对热线咨询员进行招募、选拔、考核等，定期对热线咨询员的工作状态进行评估。

4. 会同热线管理人员制定热线服务质量评估内容，及时评估热线咨询员的业务能力，向热线咨询员反馈接线中存在的问题。

5. 指导热线咨询员应对高危来电、特殊来电、高危事件；协助高危来电、特殊来电、高危事件的转介处理。

6. 密切关注热线运行情况，及时提出切实可行的改进热线工作的意见建议。

7. 在督导中发现的疑难问题，可向中国心理学会、中国心理卫生协会专家团队（名单由学会协会在相关网站对外发布）寻求专业督导。

六、热线管理要求

(一)开展热线服务质量评估

热线管理部门可以采取自评、他评、即时评定和定期抽查相结合的方式，对热线服务质量进行评估。评估内容包括：

1. 热线咨询员的接线态度、交流技巧、接电过程，对一般心理问题来电、危机来电、特殊来电进行评估干预的实施要点。

2. 求助者的问题类型、求助者使用服务过程的反应、服务结束时的满意度

（如：对热线咨询员态度、服务有效性的评价）。

（二）规范采集和保存热线业务资料

1. 制订热线电话登记、处理记录及评估表格，对热线服务情况进行记录，建立热线咨询员交接班记录。

2. 热线服务的文字记录、电子记录、录音资料需要由专人保管，相关资料至少保存3年。在资料采集保存过程中或资料对外转送、网络传输时应当遵循保密、及时、完整的原则。

（三）完善实施相关服务规范

1. 督导员定期对热线业务资料进行抽查，依照服务质量评估内容开展检查，并提出改进意见。

2. 可以采取盲法评估，也可以与相关热线咨询员一起复习业务登记资料，共同评估热线服务的合理性、有效性。

3. 针对质量检查发现的问题，开展在岗继续教育，提升热线服务质量。

（四）开放举报投诉等反馈渠道

可以设立举报电话、网站论坛、问卷调查等，接受社会对热线服务情况的监督。

（五）定期开展总结评估。

1. 汇总分析热线服务人次、举报问题次数、民意测验结果，评估机构的社会影响水平。

2. 汇总分析求助者的基本信息、求助问题类型、满意度等数据，评估热线服务的合适程度。

3. 汇总分析热线咨询员的自评、他评结果，评估热线咨询员的工作状态。

七、热线服务伦理要求

（一）具备政治责任感

热线咨询员应当具备基本的政治责任感，在遵守国家法律法规的基础上开展工作，及时传达有关法律法规和政策，没有违背法律和道德的言行。

（二）科学准确传播信息

热线咨询员应当认真学习相关专业知识，不断更新自己的知识，以确保及时、准确、科学地传播相关信息。

（三）及时处理应急事件

热线工作团队有义务防范和处理个人、团体和社会应急事件。在面对应急或突发事件时，要沉着冷静，及时恰当地进行处理，不得违反相关职业守则。对应急事件不可隐瞒或弄虚作假。

（四）保持客观公正

热线咨询员应当尽最大可能保证每一位求助者得到同等的机会，获得满意的答复。应当以客观、科学、公正的态度对待每一位求助者，尽量减少个人价值观对求助者的影响，多提供专业服务，不给予道德价值评判；多提供选择方案，不给予直接指令。

（五）遵守知情同意及保密原则

热线咨询员如对热线服务过程进行录音，应当事先取得求助者的知情同意。热线咨询员应当充分尊重求助者的隐私权。在接听电话过程中可以对求助者的问题做必要的记录，但这只是为了以后接受督导，对自己的工作进行总结所用。除保密例外的情况外，未经求助者知情同意，严禁将求助者的个人信息、求询问题以及相关信息透露给第三方，更不可利用上述信息谋取私人利益。

应对新型冠状病毒肺炎疫情联防联控机制
2020 年 2 月 7 日

附录 5
Appebdix

新型冠状病毒肺炎疫情防控期间网络心理援助服务指南

为了指导各地规范地利用网站、APP 等网络形式开展新型冠状病毒肺疫情防控期间心理援助服务工作，在国家卫生健康委疾控局指导下，中国心理学会、中国心理卫生协会、中国社会心理学会根据《新型冠状病毒肺炎疫情紧急心理危机干预指导原则》等要求，制定本指南。

一、工作目标

通过网络形式为疫情防控期间不同人群提供心理支持、心理疏导、危机干预等服务，帮助求助者防和减轻疫情所致的心理困顿，预防心理应激所致的急性应激障碍和创伤后应激障碍，连接社会支持资源，维护心理健康和社会稳定，防范由于心理压力引发的极端事件。

二、工作原则

(一) 坚持公益服务。为在疫情防控中有过度心理应激反应的人员提供免费的心理援助服务。

(二) 坚持专业服务。运用专业的方法和技术，为求助者提供规范的情感支持、情绪疏导、认知矫正、危机干预等有针对性的服务，并定期开展专业督导，保障网络心理援助服务的专业性。

(三) 坚守伦理要求。遵守善行、责任、诚信、公正、尊重、保密的职业伦理和职业精神，避免对求助者造成伤害，维护其身心健康。

三、开展网络心理援助服务要求

(一)开设机构。精神卫生医疗机构、高等院校学生心理健康教育与咨询中心、心理健康相关协会学会、社会心理服务机构等，可以在原来提供面对面心理健康服务或心理援助热线服务的基础上，通过建立网站、开发 APP 等网络服务形式开展心理援助服务。鼓励商业化运营的心理咨询平台，发挥网络系统技术特长、流量优势和专业人员作用，酌情提供专门针对疫情防控的公益性免费服务。

如有爱心人士或志愿者等自愿通过网络形式提供心理援助服务的，要由受过一定专业培训的人员开展具体工作。提供网络心理服务人员均须学习《精神卫生法》《关于加强心理健康服务的指导意见》《新型冠状病毒紧急心理危机干指导原则》等相关法律法规政策文件要求，接受相应的学术组织的专业指导，接受相关部门的监督管理。

(二)管理要求。开展网络心理援助服务的机构或平台要建立组织管理架构，建立心理援助工作人员值班制度和工作规范，要对工作人员安排培训和督导，建立案例记录保管要求及紧急案例上报机制，特别是组织开展网络心理援助服务工作要点及相关伦理规范的研讨学习。

(三)服务环境及设备要求。网络心理援助服务要在独立的、安静的空间环境中进行，不得有他人在场或闯入及有噪音影响等。服务环境既要符合保密需要，也要有利于沟通。网络心理援助服务要依托在可信任的、有法律保障的、网络信号稳定的网络平台，并做好网络平台信息保密。

四、网络心理援助服务工作人员要求

(一)基本要求

1. 自愿参加疫情防控期间网络心理援助服务，具有良好的专业素养和敬业精神，有良好的职业操守。

2. 语言表达清楚，沟通、交流的意愿和能力强。

3. 具备相关专业背景，包括精神科医护人员、心理治疗师、心理咨询师、心理健康相关社会工作者等。

（二）专业要求

1. 具备专业能力。掌握心理援助服务基本理论和技能、服务伦理要求等，具备处理心理应激问题的能力。

2. 掌握特定技能。了解心理援助服务的基本理论，能够识别常见精神障碍和危机状态，及时对高危人员进行危机干预或转介。

3. 熟悉有关疫情的最新政策和科普知识。

4. 了解网络运行知识。了解网络运行、预约服务、平台互动以及信息加密等相关知识，保障网络服务顺畅。

（三）工作职责

1. 提供心理支持、心理疏导、危机干预等服务，并对服务内容的专业性、科学性、规范性负责。必要时，为求助者推荐转介其他适当的资源或服务。如发现可能患有精神障碍及相关病症的，应当推荐去精神卫生专科医疗机构。

2. 按照所属网络服务机构要求，在遵循心理援助服务伦理要求的准则下，收集寻求网络心理援助服务的内容和所必要的求助者信息。

3. 向求助者提供准确的疫情防控相关信息，但应慎重处理相关敏感信息。

4. 定期接受培训和督导。遵守心理援助服务伦理要求和网络健康服务相关规章制度。未经求助者同意，不得擅自将求助者的可识别个人信息、求助问题细节及其他相关信息透露给任何第三方。

5. 在遇到应急或突发事件时，应当及时、恰当地进行处理；并在第一时间内向管理人员和当天的督导专家进行报告，报告过程须按照伦理规范进行。

6. 疫情期间网络心理援助属于应急服务，应以伦理为守则，不以鼓励转为长时程咨访关系或将求助者转化为面询为目的。

7. 维护自身良好的身心健康状态，及时开展自我心理评估；如遇自身情绪无法疏解时，需主动暂停为他人提供心理援助服务；如以往有重大创伤经历，不宜参与心理援助志愿服务，避免对双方情绪的负面影响。

五、网络心理援助服务督导要求

（一）督导目的

确保求助者的健康权益，促进网络心理援助服务工作人员提供专业化、规范化服务，提升其专业胜任力。

（二）督导人员基本要求

1. 具有精神医学、临床与咨询心理学等方面的专业教育及培训背景。

2. 有丰富的督导理论和实际工作经验。

3. 有督导的意愿和热情，有教学能力。

4. 有成熟的人格和进取的人生态度。

5. 对通过网络提供心理援助服务工作比较熟悉。

（三）督导人员工作职责

1. 对网络心理援助服务工作进行指导，对心理援助工作人员的专业知识、服务技能、人文素养等进行专业培训，提高其业务能力，维护其身心健康。

2. 定期为网络心理援助服务工作人员提供个体或团体督导，解答网络心理援助服务的疑难问题，提升工作人员个案处理能力，维护求助者的身心健康。

3. 指导网络心理援助服务工作人员应对高危、特殊案例的咨询；协助转介处理。

六、网络心理援助服务管理要求

（一）开展网络心理援助服务质量评估

可以采取自评、他评、即时评定和定期抽查相结合的方式，对网络心理援助服务质量进行评估。评估内容包括：

1. 网络心理援助服务工作人员的服务态度、服务水平和技巧、危机案例处理等。

2. 求助者使用服务过程的反应、服务结束时的满意度。

（二）加强工作人员心理支持

提供心理援助服务的平台；机构要合理安排工作人员的作息时间，避免工作者长期工作而造成耗竭；可以通过同行督导、团体支持小组等方式，帮助工作人员相互支持、疏导自身情绪，避免其职业耗竭。

（三）规范采集和保存咨询资料

1. 制订网络心理援助服务的登记、处理记录及评估表格，对服务情况进行记录，建立交接班记录。

2. 网络服务的文字记录需要由专人保管，如有录音、录像等资料也需要由专人保管，相关资料至少保存 3 年。在资料采集保存过程中或资料对外转送、网络传输时应遵循保密、及时、完整的原则。

3. 在开展研究、写作、发表文章等需要引用网络服务资料时，必须经开设机构管理部门批准并存档备查，同时要对求助者个人信息和咨询内容作保密处理，确保求助者隐私及个人信息不泄露。

（四）完善实施相关服务规范

1. 督导员定期对网络心理援助服务资料进行抽查，依照服务质量评估内容开展检查，并提出改进意见。

2. 针对质量检查发现的问题，通过培训或继续教育，提升服务质量。

（五）开放举报、投诉等反馈渠道

可以设立举报电话、网站论坛、问卷调查等，接受社会对网络服务情况的监督。

（六）定期开展网络心理援助服务总结评估

1. 汇总分析网络心理援助服务人次、举报问题次数、民意测验结果，评估机构的社会影响水平。

2. 汇总分析求助者的基本信息、求助问题类型、满意度等数据，评估网络服务效果。

3. 汇总分析网络心理援助服务的自评、他评结果，评估心理援助服务工作人员的工作状态。

七、网络心理援助服务伦理要求

（一）具备政治责任感和守法意识

网络心理援助服务工作人员应当具备基本的政治责任感，在遵守国家法律法规政策的基础上开展工作，及时传达有关法律法规和政策，不做违反疫情防控相关法律法规政策及违背道德的行为。

（二）保持专业胜任力

网络心理援助服务工作人员应当认真学习相关专业知识，不断更新自己的知识，以确保及时、准确、科学地传播相关信息。

（三）及时处理应急事件

网络心理援助服务机构有义务防范和处理应急事件。在面对应急或突发事件时，要沉着冷静，及时专业规范进行处理，不得违反相关职业守则。不得隐瞒应急事件或弄虚作假。

（四）保持客观公正

网络心理援助服务工作人员应当尽最大可能保证每一位求助者得到同等的机会，获得满意的答复。应当以客观、科学、公正的态度对待每一位求助者，尽量减少个人价值观对求助者的影响，多提供专业服务，不给予道德价值评判；多提供选择方案，不给予直接指令。

（五）遵守知情同意及保密原则

网络心理援助服务工作人员如进行录音、录像、录屏、截屏等操作，应当事先取得求助者的知情同意，充分尊重求助者的隐私权。除保密例外的情况外，未经求助者知情同意，严禁将求助者的个人信息、求询问题以及相关信息透露给第三方，更不可利用上述信息谋取私人利益。

中国心理学会　中国心理卫生协会　中国社会心理学会

2020年2月12日

附录 6
Appebdix

疫情应对心理健康口诀

医务人员

营造愉悦氛围，调节心理预期；
觉察负面情绪，互相肯定打气；
找到放松方法，合理安排作息；
充分理解患者，冷静乐观鼓励；
科学心理防护，定能战胜瘟疫。

普通人群

减少过分担忧，做好信息过滤；
合理饮食睡眠，维持作息规律；
通风洗手口罩，平静耐心戒躁；
获取社会支持，接纳焦虑恐惧；
关注心理异常，专业援助勿虑。

疑似人员

避免侥幸心理，及时上报就医；
消除疾病耻感，直面焦躁压力；
思考切勿片面，科学认识疫情；

耐心等待结果，寻找生活意义；
增强心理韧性，身心和谐统一。

确诊人员

切忌恐惧疾病，乐观面对治疗；
合理心理预期，掌握应对技巧；
取得心理支持，避免抱怨急躁；
寻求专业帮助，医患相互依靠；
鼓励配合医护，争取早日转好。

陈致宇、施剑飞、宋海东、徐鸥、赵圆、陈秋霞、祝绮莎编

2020 年 1 月 28 日

附录 7
Appebdix

疫情防控心理疏导 20 问

家校防护篇

1. 低龄儿童，长期居家，易发脾气，如何安抚？

答：安抚儿童前先关注认真倾听感受。鼓励孩子说出自己内心的感受，做到积极交流，耐心倾听，充分理解。

用孩子听得懂的语言，比如把病毒比喻成喜欢动画片里类似的角色，把防护措施比喻成某种盾牌。

父母的不良情绪不要传染给孩子，如果出现负面情绪，转移注意力。

保障儿童的营养和睡眠，根据不同年龄段，为孩子安排丰富有趣的游戏。

2. 居家网课，节奏不合，亲子冲突，如何缓解？

答：居家网课需要高度的自觉性，对于不少习惯于被监督的青少年来说，比较容易出现懈怠，学生无法有效跟进网络课程的节奏。很多家长也同样有问题，会因为被逼每天打卡，对于网课时，孩子出现的心不在焉、完不成作业等问题，会出现抱怨和不满，时间一长，耐心被磨得消失殆尽，甚至激发亲子冲突。

建议家庭制订劳逸结合的计划，合理调配上课和作息时间，每天留出独处的时间，适当运动放松，脱离网课内容，进行亲子互动，减少无谓指责。

3. 线上教学，进度延误，情绪爆发，如何关爱？

答：各大学校延迟开学，学校要求教师进行线上教学，对于部分教师来说，对电子设备的熟练度不足，无法把控学生教学进度，都会蓄积不良情绪。在家授课，同时影响到家人，稍有与焦虑相关的事情，就会促使焦虑情绪大爆发。

建议要审视自己特殊时期的教学能力，不要高估和过度评价。和家人的沟通情况，居家工作需要全家参与和调整；学校主动关爱部分无法适应网课的教师，切忌强制规定教学目标。缓解过度焦虑，给予合理的途径去宣泄。比如，增加体能锻炼，跑跑步；在室内摔摔抱枕、打打拳击等，定期宣泄自己的不良情绪，让情绪波动变小；循序渐进地向家人进行科普，让他们慢慢加强防控意识。

特定人群篇

4.家有孕妇，过度焦虑，忧己忧子，如何调适？

答：首先要理性接纳。孕产妇期间本身就容易感到焦虑，在疫情影响下，会更明显，要学会接纳自己的情绪。需要家庭营造安静、舒适的环境。除产检外，尽量不要外出，居家休息。合理安排生活。保持规律作息。

如果出现担心自己健康和胎儿健康的情况，建议通过查询权威资讯，包括医疗机构的线上咨询，学习孕期医学健康知识，同时避免信息过载，做适当的家务和居家运动。

建议必要时向家人、朋友倾诉，或寻求专业人员支持，及时调适和排遣不良情绪。

5.老人宅家，外出受限，习惯打破，如何替代？

答：老年人免疫功能弱，是传染病的易感人群和高危易发人群。日常习惯良好，喜于广场活动以及老年人间沟通交流的方式，而与家人的沟通反而不多，宅家后突然与家人交流沟通增多，会出现明显不适。

建议家庭替代及时跟进，说出自己内心真实的想法，听听家人的看法和建议；合理安排自己的户内生活，如读书、练字、做饭、做手工等；利用微信视频、电话等与老朋友进行沟通和交流，排解郁闷情绪；做一些适合自己的居家健身和放松运动。切勿擅自预防性服药。如果负面情绪得不到改善，可拨打心理援助热线寻求专业帮助。

6.慢性病人，长期服药，担心断供，如何解决？

答：为了减少需要长期服药的慢性病患者在疫情期间外出配药次数，杭州市医疗保障局下发了《致全市参保人员书》，告知因慢性病需长期服药的参保人员，可至就近医疗机构按长处方规定配取不超过12周的药量。

如果您担心免疫力低，外出风险大，在出门和服药之间进退两难，焦虑徘徊，除了让家人帮忙配药外，您还可以寻求社区的帮助。杭州市允许在疫情防控期间，对有用药需求的居家养老、老弱病残以及行动不便等特殊情况的本市参保人员，委托亲属或社区工作人员凭相关证明代配所需药品。

总之，对于慢性病的维持用药，全市已经形成合力，确保不断供。

7.疫情期间，亲人去世，悲痛哀思，如何表达？

答：亲人间要及时、简洁、清晰地传达去世的消息；让情绪稳定的成年人照顾悲痛哀思家人的生活，尽可能地安排稳定和规律的生活；调整追思方式，避免聚集，通过电话、网络等方式，给予亲子的合理表达，重新调整哀思情绪的表达途径。放松减压，避免将自己的情绪转嫁给他人，避免制造更多伤害。

社区防控篇

8.睡眠不佳，日夜颠倒，规律作息，如何养成？

答：首先疫情居家需要我们养成良好的规律作息习惯；睡前避免浏览疫情信息，避免接触让自己情绪激动的事情；认真安排饮食，营养均衡合理；学习自我放松的技巧，例如心理着陆技术、呼吸放松等；每天做一些居家锻炼，建议达到心率120次/分，微微出汗，每天持续20—40分钟为宜，但不要在睡前运动。

9.小区邻里，新冠确诊，诚惶诚恐，如何释怀？

答：评估邻里确诊，对自己的威胁有多大，并找到应对措施。没有任何接触可能的情况下，意味着自己被感染的可能性是很小的。学会对恐惧的释怀，专注做好个人的防护很关键。

建议分散注意力。做一些感兴趣的事情分散一下注意力。听歌、看书、看剧，都是很好的方式。

10.夫妻宅家，百看不顺，摩擦频频，如何调和?

答:在疫情下，两个人每天24小时宅家，就像牙齿咬到舌头难以避免一样，总会出现磕碰。但事实不一定是这样，可能这种摩擦早就存在了，只是在特定环境下爆发了出来。

建议从现在开始:夫妻之间建立一种特定交流行为，如每天两人对视5分钟;建立正常的作息要求，按照既往上班规划，各自在家有自己的独立办公时间;如果两个人都想改变，可以趁着这段时间多聊聊，说一说共同的目标、有什么困难，将来的需求和希望;交流也是一种互动艺术，要多培养和学会说话的技巧。

11.弱冠青年，待业宅家，收入无着，如何立命?

答:待业青年，由于疫情原因，不能出门找工作，长期在家，没有收入，对今后生活、职业前景产生担心。信息化时代，可以通过网络进行网上求职、云面试，找到适合自己的一份职业。在未找到合适的职业之前，可以在家进行自我充电，进行相关知识的储备和技能提高。这样既充实了自己的生活，也缓解了情绪的焦虑。

战“疫”一线篇

12.志愿服务，助人自助，阻力重重，如何克服?

答:志愿者的工作本来是助人自助的活动，可以提升个人精神生活体验。建议不要预设肯定得到正面反馈的假设，要允许服务对象存在负面情绪宣泄的情况。如得不到家人的支持，自身不要憋着，和家人好好交流沟通，相信他们终究会理解和支持您;不要忽视和亲朋好友的倾诉，“抱团取暖”很重要;积极地自我对话，肯定自己的价值;合理安排生活，适当从疫情中抽离出来，不要因为志愿服务，冷落家人，工作以外的时间在家做些喜欢的事情。

13. 医务人员，救死扶伤，内心忐忑，如何平复？

答：疫情期间，医务人员只是掌握了医学知识的普通人，救死扶伤的同时，同样存在恐慌的情绪。

遇到这种情况，建议充分掌握服务对象的流行病学信息，减少不必要的恐慌。及时寻求专业同行的援助，抱团取暖，在交流过程中可以互相帮助。

医务工作中要学会放下，学会放松，告诉自己不可能面面俱到，设置好职业隔离，减少自身的影响。

14. 社区防控，沟通桥梁，缺乏理解，如何疏通？

答：在目前的疫情背景下，人们对于不太了解的事情，总是更容易想到不好的一面，这有利于做好预警和预防。但其实大家内心都不希望发生不好的事。另外，对于疫情过度关注的人，也容易出现各种悲观的猜测。

杭州疫情信息的透明度一直是很高的。部分群众仍然会对社区防控中的信息存在不信任，其实不是因为他们觉得数据不真实，而是可能他们从其他“小道消息”等接收到的信息跟我们说的不一致，许多人宁愿相信各种“消息”，因而不信任社区工作人员。

建议积极搭建沟通桥梁，从如何做疫情防护或者聊点生活常识入手，引导他们避免过度聚焦在疫情相关的谣言上，合理疏通错误信息带来的不良社会心理反应。

15. 物业保安，测温验码，情绪烦躁，如何排解？

答：疫情期间，物业保安要对每位进出小区的人员进行体温检测，健康码的检查，工作量明显加大，常会遇到进出人员的不理解，容易出现情绪方面的问题，导致焦虑抑郁的爆发。此时，要关注自己情绪的变化，平时蓄积的压力、焦虑，要找到合理的途径去宣泄。比如，增加锻炼，居家俯卧撑、引体向上等；也可以在室外适当跑跑步，宣泄自己的不良情绪，让情绪波动变小。

16. 快递小哥，穿城走巷，人员繁杂，如何心安？

答：特殊时期，居民出门购物不便，都选择网上购物，快递小哥工作量明显增加。在配送过程中，接触的人非常多也非常杂，快递小哥面临工作压力和感染的双重压力，容易出现恐惧和焦虑的负性情绪。收发快递是目前居民生活保障的重要一环，快递小哥要意识到自己在疫情防控期间的价值所在，增加自己的职业荣誉感，有利于消除自己的负性情绪。

复工复产篇

17. 商场超市，人群聚集，忧虑重重，如何支持？

答：商场超市等公共场所，存在人群聚集的情况，建议遵守恢复营业前的物质和心理准备，做好营业期间的卫生管理，做好消毒和清洁，建立切断传播途径的信心。

如果仍然感到紧张和焦虑，或者有发热、乏力等，要及时安排就近就医，并且告知经营场所。积极配合治疗，坚定信心，可以通过热线电话或者网上心理平台，求助专业的心理医生得到帮助。

18. 持续加班，负荷过载，健康预警，如何调整？

答：复工复产后，部分员工存在持续加班情况，工作负荷过大时，情绪和身体都会受到影响，出现紧张、焦虑和各种身体反应。

建议适当调整工作量，注意休息；可以做一些放松练习，比如冥想、正念；如果仍无改善，可以寻求专业医生的帮助。

19. 早出晚归，公共通勤，担心风险，如何防范？

答：上下班途中，尤其是没有私家车必须通过公共交通，如地铁、公交车上班的人群来说，人与人的接触难以避免。

建议出门错峰而出，出门戴好口罩，乘坐公共交通工具配合体温检测，出示杭州健康码，与他人保持一定距离，隔空而坐，勤洗手，做好身体防护，降低心理恐惧。

20. 业绩下滑、钱包瘪了，品质生活，如何保障？

答：在疫情防控期间，企业延期复工复产，是全国防控措施的一部分，是我国全民参与的一场抗疫阻击战，受影响的不是某个行业或某个企业。目前，全国上下已经在加强疫情科学防控的基础上，有序推进复工复产工作。但是由于原来的业务发展节奏和发展策略受到影响，业务下降，收入下降，应该是普遍存在的。

如果还是觉得担忧，可以尝试和领导、同事进行更多的沟通交流，共同探讨应对目前业务困境的措施，制定后续发展策略。其次，如果这种担忧造成您情绪和身体的不适反应，可以寻求线上或线下的心理咨询服务，进行认知分析和调整，制定问题解决和行动计划，产生自我控制感，采取积极有效的行动。

宋海东、徐鸥、孙晓花、祝绮莎编

2020年3月11日

附录 8
Appebdix

严重精神障碍患者社区随访危险度评估

危险性评估分为 6 级：

0 级：无符合以下 1-5 级中的任何行为；

1 级：口头威胁，喊叫，但没有打砸行为；

2 级：打砸行为，局限在家里，针对财物，能被劝说制止；

3 级：明显打砸行为，不分场合，针对财物，不能接受劝说而停止；

4 级：持续的打砸行为，不分场合，针对财物或人，不能接受劝说而停止（包括自伤、自杀）；

5 级：持械针对人的任何暴力行为，或者纵火、爆炸等行为，无论在家里还是公共场合。

严重精神障碍管理治疗工作规范（2018 版）

附录 9
Appebdix

严重精神障碍患者应急处置工作流程

（1）伤害自身行为或危险的处置。伤害自身行为或危险，包括有明显的自杀观念，或既往有自杀行为者，可能出现自伤或自杀行为者；已经出现自伤或者自杀行为，对自身造成伤害者。

获知患者出现上述行为之一时，精神卫生防治人员应当立即协助家属联系公安机关、村（居）民委员会及上级精神卫生医疗机构，由家属和（或）民警协助将患者送至精神卫生医疗机构或有抢救能力的医院进行紧急处置，如系服药自杀，应当将药瓶等线索资料一同带至医院，协助判断所用药物名称及剂量。

（2）危害公共安全或他人安全的行为或危险的处置。发现患者有危害公共安全或他人安全的行为或危险时，社区精神卫生防治人员或其他相关人员应当立刻通知公安民警，并协助其进行处置。社区精神卫生防治人员应当及时联系上级精神卫生医疗机构开放绿色通道，协助民警、家属或监护人将患者送至精神卫生医疗机构门急诊留观或住院。必要时，精神卫生医疗机构可派出精神科医师和护士前往现场进行快速药物干预等应急医疗处置。

（3）病情复发且精神状况明显恶化的处置。得知患者病情复发且精神状况明显恶化时，社区精神卫生防治人员在进行言语安抚等一般处置的同时，应当立即联系上级精神卫生医疗机构进行现场医疗处置。必要时，协助家属（监护人）将患者送至精神卫生医疗机构门急诊留观或住院。

（4）与精神疾病药物相关的急性不良反应的处置。发现患者出现急性或严重药物不良反应时，社区精神卫生防治人员应当及时联系上级精神卫生医疗机构的精神科医师，在精神科医师指导下进行相关处置或转诊至精神卫生医疗机构进行处置。

严重精神障碍管理治疗工作规范（2018 版）

附录 10
Appebdix

沁园春·新冠

宋海东

庚子春初，黄鹤楼下，江城阒悄。
冠状新疫毒，寡情肆虐；
巷陌空寂，别坊盈溢。
岂曰无衣，与子同袍，白甲天使逞人道。
众贲育，救死暨扶伤，岁旦逆眺。
曾至神州四海，心聆援助岂敢告劳。
镇坪泥石流，汶川山摇；
寿昌鹞落，温铁撞腰；
蓝色钱江，杭州公交，怎经蓄意纵火烧。
今安在，东瓜依马待，静候征诏。

注释：

1. 作者为中国心理卫生协会危机干预专业委员会委员、中国心理卫生协会儿童心理卫生专业委员会委员。

2. 下阙都是作者本人亲历的历次干预：杭州蓝色钱江保姆纵火案、杭州东坡路公交纵火事件、浙江建德寿昌直升机失事事件、7.23 温州动车特大交通事故等。

3. 2005 年陕西镇坪泥石流后心理干预是由作者带队的五人干预小组受民政部委托，在联合国儿童基金会资助下完成。

参考文献

[1] 中国疾病预防控制中心 . 新型冠状病毒感染的肺炎公众防护指南 [M]. 北京：人民卫生出版社，2020:9–14.

[2] 疾病预防控制局 .《中国 – 世界卫生组织新型冠状病毒肺炎（COVID–19）联合考察报告》发布 [EB/OL]. (2020–02–29). http://www.nhc.gov.cn/jkj/s3578/202002/87fd92510d094e4b9bad597608f5cc2c.shtml.

[3] 世界卫生组织 . 世卫组织总干事 2020 年 3 月 12 日在 2019 冠状病毒病（COVID–19）疫情代表团通报会上的讲话 [EB/OL]. (2020–03–12). https://www.who.int/zh/dg/speeches/detail/who–director–general–s–opening–remarks–at–the–mission–briefing–on–covid–19–––12–march–2020.

[4] 中华人民共和国国家卫生健康委办公厅，国家中医药管理局办公室 . 关于印发新型冠状病毒肺炎诊疗方案（试行第七版）的通知 [A/OL]. (2020–03–03). http://www.gov.cn/zhengce/zhengceku/2020–03/04/content_5486705.htm.

[5] 张文宏 . 恐慌与激情过后：以理性与科学抗击新型冠状病毒 [J]. 微生物与感染，2020，15(1)：1–4.

[6] LINDEMANN E. Symptomatology and management of acute grief[J]. Am J Psychiatry, 1994,151(6 Suppl):155–160.

[7] KANRL C. A guide to crisis intervention[M]. Belmont: Cengage Learning, 2011: 135–167.

[8] MYER R A, WILLIAMS R, OTTENS A J, et al. A three—dimensional model for ravaged[J]. J Mental Health Counseling, 1992, 14(2): 137–148.

[9] BRENDA J O. Coping with floods: assessment, intervention, and recovery processes for survivors and helpers[J]. J Contemp Psychother, 1998, 28(2): 107–139.

[10] WILSON J P. Theoretical perspectives of traumatic stress and debriefings[J]. Int J Emerg Ment Health, 1999,1(4):267–273.

[11] MITCHELL J T, EVERLY G S. Critical incident stress debriefing: an operations manual for the prevention of traumatic stress among emergency services and disaster workers[M]. Ellicott City: Chevron, 1993:270–278.

[12] SHAPIRO F. EMDR therapy: an overview of current and future research[J]. Eur Rev AppI Psychol, 2010(142): 13–21.

[13] 丛 中，吕秋云，阎 俊，等 . SARS 病人及相关人群的心理特征与心理干预 [J]. 北京大学学报（医学版），2003，35，47–50.

[14] COUTURE S M, PENN D L, ROBERTS D L. The functional significance of social cognition in schizophrenia: a review[J]. Schizophr Bull, 2006, 32 Suppl 1: S44–63.

[15] WANG Y, ROBERTS D L, XU B, et al. Social cognition and interaction training for patients with stable schizophrenia in Chinese community settings[J]. Psychiatry Res, 2013,210(3):751–755.

[16] WANG Y, XU B, ZHAO G, et al. Is quarantine related to immediate negative psychological consequences during the 2009 H1N1 epidemic?[J]. Gen Hosp Psychiatry, 2011,33(1):75–77.

[17] JOHAL S S. Psychosocial impacts of quarantine during disease outbreaks and interventions that may help to relieve strain[J]. N Z Med J, 2009,122(1296):47–52.

[18] WINKELMAN J W. CLINICAL PRACTICE. Insomnia disorder. N Engl J Med, 2015, 373(15): 1437–1444.

[19] 蔡欢乐，朱言欣，雷璐碧等．新型冠状病毒肺炎相关知识、行为和心理应对：基于网络的横断面调查 [J]. 中国公共卫生，2020，36(2)：152–155.

[20] 中国睡眠研究会．中国失眠症诊断和治疗指南．中华医学杂志，2017，97(24)：1844–1856.

[21] 周雅，范芳．睡眠相关情绪记忆加工、情绪调节及其对心理疾病的作用探讨 [J]. 中国健康心理学杂志，2017，25(11)：1756–1760.

[22] 中国心理学会心理学普及工作委员会．应对疫情企业机关单位心理建设手册 [EB/OL].(2020–02–09)[2020–02–09].https://h5.kepuchina.cn/article/article?id=AR202002092239060286&member_id=CM201911130915515654&check_code=d14d56703c09340afc7ab70abcbc87fa&from=singlemessage&isappinstalled=0.

[23] 汤明靖．呼吸放松训练对生理反应和疲劳的作用 [D]. 苏州：苏州大学，2018.

[24] 陈吉．自然联结降低物质主义：正念与自我觉察的中介作用 [D]. 武汉：武汉大学，2018.

[25] 孙成武．进城务工人员希望对心理适应的影响：有调节的中介效应 [D]. 上海：上海师范大学，2018.

[26] 应艳琴，温宇，赵瑾珠，等．2019 新型冠状病毒病流行期间儿童分级防控建议 [J]. 中国儿童保健杂志，2020，28(3)：237–241.

[27] 刘素珍，李继平，刘常清，等．新型冠状病毒感染疫情的社区防控 [J]. 中国胸心血管外科临床杂志，2019，26(3)：237–240.

[28] 齐欣．我国突发性公共卫生事件应对策略研究—基于历史事件应对经验的比对 [D]. 大连：东北财经大学，2016.

[29] DONNA M S. 认知行为治疗培训与督导 [M]. 王建平，等译．北京：人民卫生出版社，2019: 268–297.

[30] RUSS H. ACT，就这么简单 [M]. 祝卓宏，等译 . 北京：机械工业出版社，2016: 244–256.

[31] 施剑飞，骆宏 . 心理危机干预实用指导手册 [M]. 宁波：宁波出版社，2016: 3–122.

[32] ZINDEL V S, J.MARK G W, JOHN D T. 抑郁症的正念认知疗法 [M]. 余红玉，译 . 北京：世界图书出版公司，2017: 244–256.

[33] JUDITH S B. 认知疗法基础与应用（第二版）[M]. 张怡，等译 . 北京：中国轻工业出版社，2013：179–187.

[34] BOB S, Elisha G. 正念生活，减压之道：正念减压工作手册 [M]. 祝卓宏，等译 . 江苏：江苏美术出版社，2013：186–190.

[35] ROBERT L L, STEPHEN J F H, LATA K M. 抑郁和焦虑障碍治疗计划与干预方法（第二版）. 赵丞智，等译 . 北京：中国轻工业出版社，2014：55–76.

[36] HEIDE O. 职业化关系：巴林特小组的理论与实践 [M]. 曹锦亚，等译 . 北京：中国协和医科大学出版社，2015：55–60,80–93.

[37] JOHN W J. 哀伤平复自助手册 [M]. 胡连新，等译 . 北京：人民卫生出版社，2011：55–145.

[38] National Child Traumatic Stress Network, National Center for PTSD. 心理急救：现场操作指南（第二版）[M/OL]. 童慧琦，等译 . 美中心理治疗研究院，www.nctsn.org 和 www.ncptsd.va.gov

[39] 美国精神医学学会 . 精神障碍诊断与统计手册（第五版）[M]. 张道龙，等译 . 北京：北京大学出版社，2014：123–134.

[40] 国家卫生健康委疾控局 . 卫生健康委关于印发严重精神障碍管理治疗工作规范（2018 年版）的通知 [EB/OL].（2018–05–28）. http://www.gov.cn/gongbao/content/2018/content_5338247.htm.

[41] 中华人民共和国传染病防治法 . 突发公共卫生事件应急条例 . 国家突发公共卫生事件应急预案 [M]. 北京：中国法制出版，2020：35–51.

[42] ELISABETH K R. On Death and Dying: What the dying have to teach doctors, nurses, clergy, and their own families. New York: Scribner Book Company，2014: 51–69;186–190.

[43] 李牧 . 千年战疫 [J]. 当代教育家，2020，(1)：18–25.

[44] Rick A. Myer, Assessment for Crisis Intervention, [J]. Journal of clinical psychology,2006,62(8):959–970.

图书在版编目（CIP）数据

突发公共卫生事件期间公众心理干预实践/陈致宇，宋海东主编.—杭州：浙江大学出版社，2022.12
ISBN 978-7-308-22399-7

Ⅰ. ①突… Ⅱ. ①陈… ②宋… Ⅲ. ①公共卫生－突发事件－心理干预－研究 Ⅳ. ①R493

中国版本图书馆CIP数据核字（2022）第040772号

突发公共卫生事件期间公众心理干预实践
陈致宇　宋海东　主编

责任编辑　沈　敏
责任校对　刘丽娜
封面设计　林智广告
出版发行　浙江大学出版社
（杭州市天目山路148号　邮政编码　310007）
（网址：http：//www.zjupress.com）
排　　版　杭州林智广告有限公司
印　　刷　杭州宏雅印刷有限公司
开　　本　710mm×1000mm　1/16
印　　张　19.25
字　　数　304千
版 印 次　2022年12月第1版　2022年12月第1次印刷
书　　号　ISBN 978-7-308-22399-7
定　　价　58.00元